药物临床试验质量管理规范丛书

药物临床试验运行与管理

OPERATION AND MANAGEMENT OF DRUG CLINICAL TRIALS

主编 程金莲 刘 真

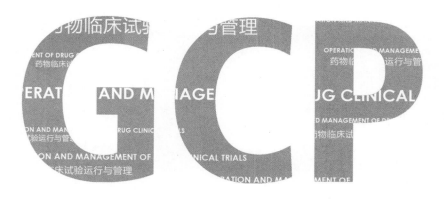

U0217547

北京科学技术出版社

图书在版编目（CIP）数据

药物临床试验运行与管理 / 程金莲，刘真主编. —北京：北京科学技术出版社，2023.3

（药物临床试验质量管理规范丛书）

ISBN 978-7-5714-1238-8

Ⅰ.①药… Ⅱ.①程… ②刘… Ⅲ.①临床药学-药效试验 Ⅳ.①R969.4

中国版本图书馆 CIP 数据核字（2020）第 233050 号

责任编辑：张　田　曾小珍
责任校对：贾　荣
责任印制：李　茗
封面设计：昇一设计
版式设计：崔刚工作室
出　版　人：曾庆宇
出版发行：北京科学技术出版社
社　　　址：北京西直门南大街 16 号
邮政编码：100035
电　　　话：0086-10-66135495（总编室）
　　　　　　0086-10-66113227（发行部）
网　　　址：www.bkydw.cn
印　　　刷：三河市国新印装有限公司
开　　　本：720 mm×1000 mm　1/16
字　　　数：530 千字
印　　　张：29.5
版　　　次：2023 年 3 月第 1 版
印　　　次：2023 年 3 月第 1 次印刷
ISBN 978-7-5714-1238-8

定　　价：169.00 元

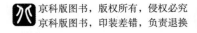

药物临床试验质量管理规范丛书

丛书主编 孙力光

丛书编委 （以姓氏笔画为序）

王　进　首都医科大学附属北京世纪坛医院

王　彦　首都医科大学附属北京中医医院

王少华　中关村玖泰药物临床试验技术创新联盟

王兴河　首都医科大学附属北京世纪坛医院

王来新　重庆迪纳利医药科技有限责任公司

王美霞　首都医科大学附属北京佑安医院

王淑民　首都医科大学附属北京同仁医院

白彩珍　首都医科大学附属北京天坛医院

曲恒燕　中国人民解放军总医院第五医学中心

刘　真　首都医科大学附属北京妇产医院

刘文芳　首都医科大学附属北京安贞医院

齐　娜　首都医科大学

江　旻　北京大学肿瘤医院

孙力光　首都医科大学

肖　爽　首都医科大学附属北京中医医院

吴　伟　首都医科大学附属北京安贞医院

宋茂民　首都医科大学附属北京天坛医院

张　黎　中国人民解放军海军军医大学

林　阳　首都医科大学附属北京安贞医院

赵志刚　首都医科大学附属北京天坛医院

赵秀丽　首都医科大学附属北京同仁医院

郜　文　首都医科大学

曹　彩　国家药品监督管理局食品药品审核查验中心

程金莲　首都医科大学附属北京中医医院

Simbab le Marin　中国医药生物技术协会

《药物临床试验运行与管理》

编者名单

主　编　程金莲　刘　真

副主编　吴　伟　肖　爽　江　旻　王　彦
　　　　朱雪琦　贾　敏

编　者　（以姓氏笔画为序）
　　　　王　彦　王美霞　曲恒燕　朱雪琦
　　　　刘　真　江　旻　肖　爽　吴　伟
　　　　周　文　贾　敏　顾　俊　曹　玉
　　　　程金莲

丛书前言

《药物临床试验质量管理规范》（GCP）是药物临床试验全过程的标准规定，包括方案设计、组织实施、监查、稽查、记录、分析总结和报告，真实、规范、完整的临床试验是药品安全性和有效性的源头保障。

2015年7月起，原国家食品药品监督管理总局对药物临床试验数据进行了两批大范围核查和技术审评，这两批核查被称为"史上最严"的临床试验数据核查。核查中发现，除数据真实性问题，很多药物临床试验的规范性和完整性也存在重大隐患，主要问题包括：部分临床数据缺失，无法判断药物的有效性和安全性；违反GCP规定，如试验药品管理混乱、违背试验方案操作、生物样本分析不科学、方法学评价与样品检测交叉等。针对上述问题，原国家食品药品监督管理总局表示将以临床试验管理的薄弱环节和核查中发现的突出问题为切入点，全面开展临床试验相关培训工作，落实GCP相关规定，从源头上确保药品研发数据的科学、真实、可靠。

原国家食品药品监督管理总局于2017年加入国际人用药品注册技术协调会（The International Council for Harmonisation of Technical Requirements for Pharmaceuticals for Human Use，ICH），2018年当选为ICH管理委员会成员。这意味着我国正在按照国际最高标准研发新药，探索适应我国国情、符合国际通行规则、高效运行的药物临床试验管理和评价技术新模式，提高对创新药的临床试验伦理审查能力和审查效率，培育国际水准的临床研究队伍和领军人物，深入研究临床医疗、临床研究与临床试验数据，推进临床医学成果转化，使优秀的医学科研成果尽早应用于人类疾病的预防和治疗。

近年来，国家行政主管部门、开展药物临床试验的医院、部分科研院所和部分企业分别开展了大量GCP培训，但截至目前，国内尚没有一套权威的、成体系的GCP丛书，这对GCP培训的规范化、制度化及培训质量的提升都是不利的。

为此，首都医科大学组织有关专家编写了"药物临床试验质量管理规范丛书"，编者均是工作在临床试验一线的临床试验研究者和管理经验丰富的中青年专家，大部分编者参与了我国1998—2018年国家药品监督管理的几次药品检查专项行动。编者从各自工作实践的角度审视、思考、总结并编撰了6个分册，分别从GCP政策法规、GCP项目运行管理、GCP伦理、早期临床试验、Ⅱ～Ⅳ期临床试验、生物样本分析等几个方面进行阐述，内容涵盖药物临床试验各方面的理论知识及操作技术，具有很强的实用性，可使受训者对药物临床试验的实施、管理及相关法规有全面透彻的了解。

本丛书也可供临床各专业医护人员、对药物临床试验感兴趣的药学人员和相关专业人员、医药类院校学生、药物临床试验的管理者及其他工作人员和稽查人员等阅读、参考。

本丛书是在2015—2018年国家药品监督管理提速改革时期编撰的，GCP的相关知识和编者的认识也在不断发展和改变，书中难免出现错漏和不足，敬请读者批评指正！

前　言

药品安全是关系民生的大事，党中央、国务院明确指出，落实"最严谨的标准、最严格的监管、最严厉的处罚、最严肃的问责"，确保广大人民群众饮食用药安全。2015 年"第 117 号公告"〔国家食品药品监督管理总局关于开展药物临床试验数据自查核查工作的公告（2015 年第 117 号）〕后，在药物临床试验数据自查核查工作的推动下，申办者、研究者、机构管理人员都更加清晰地认识到保证临床试验项目质量的重要性，也对质量提出了更高的要求。以此为契机，我国开启了药物临床试验的新篇章，陆续出台了《国务院关于改革药品医疗器械审评审批制度的意见》《中华人民共和国药品管理法》《中华人民共和国药品管理法实施条例》《药物临床试验机构管理规定》《药品注册管理办法》《药物临床试验质量管理规范》等法规和部门规章，药物临床试验机构由资质认定改为备案管理、新药临床试验由审批制改为默示许可、优化审查程序、调整药品注册分类等一系列大变革开启了药物临床试验的新格局。与此同时，2018 年原国家食品药品监督管理总局当选为国际人用药品注册技术协调会（ICH）管理委员会成员，这是中国真正融入国际药品监管的开始。

研究者和药物临床试验管理部门如何适应新形势的要求，不断提高临床试验项目质量值得深思。临床试验机构要建立与临床试验管理相适应的组织架构，搭建满足真实性、规范性要求的高质量临床研究运行所需的人员、合同和经费、药物、受试者、文件等管理平台，并设置相应的质量控制体系以不断提高平台运行的系统质量，完善和优化平台的建设，促进临床研究质量，真正研发出让人民放心的药物。然而，千余家临床试验机构的管理水平不尽相同，有的机构管理已达到国际先进水平，有的机构则刚刚起步，还在摸索中。只有不断提高研究者的临床研究意识和能力，提升机构管理水平，规范临床研究各个环节，才能缩小机构间临床研究质量的差距，跟上国家药物临床试验发展的步伐。现今，专门的、系统的介绍药物临床试验运行和管理经验的资料较少，而且资料的系统性不强，为此我们编写了这本《药物临床试验运行与管理》。

本书从一个临床试验管理实践者的视角出发，介绍药物临床试验运行和管理的关键环节。全书共 8 章，第 1 章总体介绍了药物临床试验机构的管理构架，以及药物临床试验的运行流程。第 2～6 章详细介绍了临床试验关键环节的人员管理、合同和经费管理、临床试验用药品和受试者的管理，以及与临床试验相关的文件管理。第 7 章介绍了本书最重要的质量保证体系。第 8 章介绍了重点机构的管理制度和标准操作规程范例。每章除了介绍现行的国内外法规和机构通常采用的管理模式、管理要点及重点外，还尽量提供一些制度、标准操作规程及工作表的范例，并且对搜集到的常见问题和典型案例进行整理、分析，为读者剖析问题产生的原因、指出应该采取的措施、提供最直接的经验。

本书尽可能地参考国内外临床试验管理的先进信息，以期提高临床试验的管理水平。书中的管理模式和经验同样适用于上市后再评价、研究者发起的研究，对于器械临床试验工作者也有很好的参考价值。因此，本书适用于临床试验管理人员、研究者、申办者等各类临床试验工作者。

本书的出版获得国家"十三五"重大新药创制专项课题"创新药物全过程临床评价示范性技术平台建设"（编号：2019ZX09734001）的资助。

首都医科大学附属北京中医医院

程金莲

2022 年 6 月

C 目　录
ONTENTS

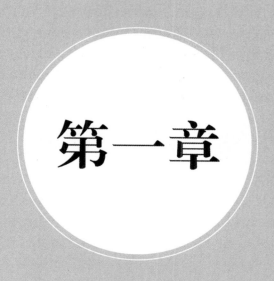

第一章

药物临床试验机构的管理构架与运行流程

第一节 概 述

药物临床试验机构(以下简称"机构")是一个有明显中国特色的新生事物。除韩国外,美国、日本、欧洲发达国家,以及世界上绝大多数发展中国家均没有类似的组织存在[1]。在临床试验质量管理规范(ICH-GCP)中,机构指任何实施临床试验的公共的或私人的实体、代理机构、医院或牙科诊所。机构并未被要求需经政府主管部门的资格审核后方可开展临床试验,但应符合现行管理法规要求,且机构审查委员会/独立伦理委员会(Institutional Review Boards/Independent Ethics Committee, IRB/IEC)的职责、组成、职能、运作、程序、记录以及运作程序等方面均有详细的规定,研究者职责和资质较我国的《药物临床试验质量管理规范》(Good Clinical Practice, GCP)的解释和规定也更为详细[2]。

我国药物临床试验机构的起源应追溯至1983—1990年,当时的卫生部公布了3批共35个西药临床药理基地[3]。1995年,卫生部颁发了《卫生部临床药理基地管理指导原则》[卫药发(1995)第14号],首次提出了临床药理基地的组织机构与人员组成的要求,规范了取得药理基地资质应具备的条件。1998年,经卫生部药政局组织有关专家和人员的书面与实地考核,最终36家机构成为卫生部首批临床药理基地[4]。卫生部对这36家机构的工作资格、组织机构、人员组成、仪器设备、新药临床试验、病房条件、试验质量、控制与监督管理体系等进行了认证,这对后来的机构认证工作具有指导意义。

2004年2月,国家食品药品监督管理总局(China Food and Drug Administration, CFDA)和卫生部共同颁布了《药物临床试验机构资格认定办法》(试行),同时还颁布了《药物临床试验机构资格认定标准》,将"国家药品临床研究基地"更名为"药物临床试验机构",并据此标准对原"国家药品临床研究基地"进行复核检查,由此开始了我国按章实施药物临床试验机构资格的审核认定工作。

2015年7月,CFDA发布"第117号公告",开启了对药物临床试验数据的核查工作；国卫办医函〔2015〕1169 号文在其仅有的 3 条要求中，无一不提到机构：强调"承担药物临床试验的医疗机构要按照食品药品监督管理总局《关于开展药物临床试验数据自查核查工作的公告》（2015 年第 117 号）和《关于发布药物临床试验数据现场核查要点的公告》（2015 年第 228 号）的要求，切实做好自查工作，及时纠正发现的问题。经调查证实数据造假的，要依据《医疗机构管理条例》及其实施细则和《中华人民共和国执业医师法》对医疗机构和相关医师进行严肃处理"；"各省级卫生计生行政部门要按照规定做好辖区内药物临床试验机构资格认定的初审工作，对申请资格认定的医疗机构严格把关"；"各省级卫生计生行政部门要根据职责对辖区内药物临床试验机构进行日常监督检查，加强对药物临床试验等试验性临床医疗活动的管理，保证医疗安全"。由此可见，机构在临床试验数据核查过程中所承担的责任被提到了前所未有的高度，机构在临床试验运行管理过程中起到了举足轻重的作用。

随着我国药品医疗器械产业的快速发展，越来越多的创新药进入或即将进入临床试验阶段，但临床试验机构数量的严重不足凸显了临床研究资源的供需矛盾，临床试验机构的研究水平也严重制约了我国的新药创新。

2017 年 6 月，中国正式加入 ICH，2018 年 6 月原 CFDA 当选为 ICH 管理委员会成员。在加入 ICH 之前，我国药品监督管理部门制定的药品政策及法规很大程度上是遵照 WHO 的标准，而 WHO-GCP 被认为是全球最低标准。ICH-GCP 是发达国家的最低标准，加入 ICH 对中国医药发展有着深远的意义，不仅加快创新药物的引入，同时也带来了机遇：药品研发和审批的互认，药品研发和上市的成本减少、时间缩短，GCP 机构和研究者能力的发展与提高等。但挑战与机遇并存：与 ICH 已有成员国相比，管理理念、核心技术、机构与研究者能力水平急需与国际标准接轨；有经验的临床研究机构和操作团队的迫切需求对现有的临床试验机构提出了更高的标准。

2017 年 10 月 8 日，中共中央办公厅、国务院办公厅印发的《关于深化审评审批制度改革鼓励药品医疗器械创新的意见》（42 号文）中规定，"临床试验机构资格认定实行备案管理。具备临床试验条件的机构在药品监督管理部门指定网站登记备案后，可接受药品医疗器械注册申请人委托开展临床试验"，"注册申请人可聘请第三方对临床试验机构是否具备条件进行评估认证"。2019版《中华人民共和国药品管理法》第十九条规定：药物临床试验应当在具备相应条件的临床试验机构进行。2019 年 11 月 29 日，药监综药注〔2019〕100 号文通知，自 2019 年 12 月 1 日起，药物临床试验机构实行备案管理。这一举措不仅满足了基层医疗机构承接临床试验、提高临床研究水平的愿望，而且有利于释放临床试验资源，以更好地满足药物研发对药物临床试验的需求，更是应对了目前我国临床试验资源匮乏的现状,对鼓励药物创新、促进产业健康发展具有重要意义。但国家对药物临床试验机构的要求并未降低,《国家药监局-国家卫生健康委员会关于发布药物临床试验机构管理规定的公告》(2019 年第 101 号)规定,《药物临床试验机构管理规定》自 2019 年 12 月 1 日起施行,其中"第十九条省级药品监督管理部门、省级卫生健康主管部门根据药物临床试验机构自我评估情况、开展药物临床试验情况、既往监督检查情况等,依据职责组织对本行政区域内药物临床试验机构开展日常监督检查。对于新备案的药物临床试验机构或者增加临床试验专业、地址变更的,应当在 60 个工作日内开展首次监督检查"。同时,新版《中华人民共和国药品管理法》(以下简称"《药品管理法》")第一百二十六条规定:对于违反 GCP 的,"责令限期改正,给予警告;情节严重的,处以相应罚款或五年内不得开展药物临床试验"。因此,看似机构承接临床试验的门槛降低,实则监管的重心由认定机构的形式转为监督检查机构开展临床试验能力的形式。机构在今后的药物临床试验过程中扮演的角色更为重要,承载的任务、担负的责任将更为重大。

截至 2019 年 10 月 31 日,接受国家药品监督管理局审核查验中心资格认证检查并获得资格认定证书的机构已达 700 余家,这 700 余家机构基本上为卫生健康委员会授予的三级或二级医疗卫生机构。随着新版法规的实施,会有更多的基层医疗机构进入临床试验机构的队伍中,机构的建设、日常的管理和运行就显得尤为重要。

第二节　药物临床试验机构的组织管理

一、药物临床试验机构的组织结构

我国药物临床试验机构经过 30 多年的发展，从无到有、从少到多，历经探索，已逐步建立并完善了组织和管理体系，对推动我国药物临床试验的迅速发展起着至关重要的作用。2019 年 11 月 29 日由国家药品监督管理局（以下简称"药监局"）、国家卫生健康委员会（以下简称"卫健委"）联合发布的《药物临床试验机构管理规定》要求机构应"具有医疗机构执业许可证，具有二级甲等以上资质，试验场地应当符合所在区域卫生健康主管部门对院区（场地）的管理规定。开展以患者为受试者的药物临床试验的专业应当与医疗机构执业许可的诊疗科目相一致。具有与开展药物临床试验相适应的诊疗技术能力"。同时，第三章明确了备案后药物临床试验机构的运行管理：药物临床试验机构备案后，应按照现行 GCP 相关法律法规的要求，在备案地址和相应专业内开展药物临床试验；确保研究的科学性、伦理性，研究资料的真实性、准确性、完整性，研究过程的可追溯性，并承担相应的法律责任；药物临床试验机构设立或者指定专门的组织管理部门，统筹试验项目的立项管理、试验用药品管理、资料管理、质量管理等相关工作。其中药物临床试验机构是药物临床试验中受试者权益保护的责任主体；伦理委员会负责审查药物临床试验方案的科学性和伦理合理性；主要研究者监督药物临床试验的实施及各研究人员履行其工作职责的情况，以确保数据可靠、准确。

（一）组织构架

目前，我国的药物临床试验机构的组织构架基本上依据 2004 年《药物临床试验机构资格认定办法》由医疗机构独立建立（图 1-1）。

多数医院把药物临床试验机构视为医院临床科研的技术服务平台。作为

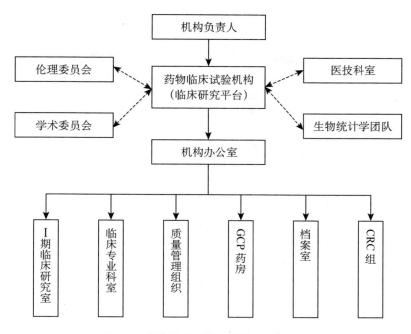

图 1-1　药物临床试验机构的组织构架图

机构运行的实体部门,药物临床试验机构办公室(以下简称"机构办公室")负责临床试验的业务管理,包括:机构与研究者的备案管理、人员培训、技术指导、相关制度建设、试验数据核查、绩效考核和对外交流等工作;统筹药物临床试验的立项管理、试验用药品管理、资料管理、临床研究协调员管理及质量管理的相关工作;协助财务部门进行项目经费管理等。其作用是提高临床研究的质量和水平,保障受试者的安全与权益,保证药物临床试验质量。

　　IEC:IEC 是临床试验过程中保护受试者的两项主要措施之一。在遵守国家宪法、法律、法规和有关规定的前提下,临床试验开始前,IEC 独立开展临床试验的伦理审查工作,对药物临床试验项目的科学性、伦理合理性进行审查;审核和监督药物临床试验研究者的资质,监督药物临床试验的开展情况;为受试者提供公众保障,确保受试者安全、健康及权益得到保护。IEC 的组成应不受临床试验组织者和实施者的干扰或影响,伦理审查的过程也应是独立、客观、公正的。在 ICH-GCP 的原则中,将 IEC 与机构审查委员会(IRB)的部门放在了同一条中,他们的职责、组成、工作程序及记录是一致的。按照我国法律法规的规定,IEC 应当向药品监督管理部门备案并定期提交年度工作报告,接受卫生健康主管部门的管理和公众的监督。

学术委员会：在《药物临床试验机构管理规定》中并没有该组织，但很多具备资质的临床试验机构都设置了类似的组织（如专家技术委员会和临床研究管理委员会等），以协助机构办公室对临床试验项目的立项审查及试验过程中的重要环节把关。尤其是在 2014 年 6 月，国家卫生和计划生育委员会、国家中医药管理局联合发布《医疗卫生机构开展临床研究项目管理办法》后，考虑到临床试验是临床研究的一部分，一些临床试验机构设立这一组织并将其审查职责置于试验项目在机构办公室立项之前。不论叫什么名称，学术委员会的作用就是在遵守国家宪法、法律、法规和有关规定的前提下，开展对临床试验方案的必要性、科学性、可行性，研究者资质，临床试验承担科室条件等内容的审议，并承担相关学术问题的咨询工作；它的工作应不受行政部门、申办者、研究者的影响。学术委员会具体审查的内容随各机构规定而不同，考虑到该组织的设立有可能会延长项目在机构的立项时间，一些机构有选择地选取审核难度较大的项目提交该组织审核。在 ICH-GCP 中，也没有谈及相应部门。

生物统计学团队：好的研究结果基于好的研究设计。生物统计学专家作为临床试验研究团队中的重要成员参与到临床试验方案的设计到总结报告完成的各阶段，包括样本量的确定、设盲和随机化、入排标准和统计分析计划的制定、数据检查等。在临床试验中，统计人员最大限度地控制混杂与偏倚因素、减少试验误差、提高试验质量，对试验结果进行科学的分析和合理的解释，在保证试验结果科学、可信的同时，尽可能做到高效、快速、经济[5]。

依据《药物临床试验机构管理规定》，机构还应"具有与开展药物临床试验相适应的医技科室""具有与承担药物临床试验相适应的床位数、门急诊量"，在机构办公室的统一协调下完成各期药物临床试验和医疗器械的临床试验。

（二）管理模式

目前临床试验机构的管理模式可分成有代表性的两大类。

一类是将机构（包括机构办公室和各专业）视为与医院平级或略低一级的组织，院长或副院长兼任机构负责人，由机构办公室代表机构，监督管理本单位临床试验的相关活动。这种模式的优点包括：能够体现医院领导对机构的重视，能够在药物临床试验中更方便地调用本单位的资源。缺点包括：许多地区（省市）的医疗机构管理部门把机构办公室等同于医院的其他职能部门，由于未看到 GCP 对临床研究所产生的科学性、伦理性及规范性的引导作用，因此管理者对 GCP 的内容不熟悉、不重视，对药物临床试验的管理无暇顾及，进而导致机构办公室主任在对专业科室的研究行为进行监督和指导时权威性和专业性不足。另外，在这类机构中有些机构将机构办公室挂靠在科研处、药剂科或者医务科、院办；机构办公室主任由这些科室的主任兼任，办公室内部除秘书外大部分岗位的管理人员由上述科室的工作人员兼任，机构办公室的整体工作缺乏专业性。随着 2019 年《药物临床试验机构管理规定》的出台，一些临床试验开展较好的省市医疗机构管理部门将开展 GCP 项目纳入绩效考核范畴，相关医疗机构的领导逐渐重视临床试验的作用与价值，机构办公室逐渐从挂靠的科室中脱离出来并成为承担药物临床试验组织管理的专门部门。

另一类是将机构视为医院独立的、专门管理药物临床试验的一级部门，机构负责人由药物临床试验管理经验丰富的 GCP 专家专职担任，办公室为机构的具体管理事务的执行者。这种模式的优点包括：机构主任熟悉甚至精通药物临床试验管理工作，因为是专职人员，所以机构主任有充分的时间和精力履行岗位职责。缺点包括：机构主任不是院领导，在个人威信上不如前一种方式，在为药物临床试验调用本单位的资源时可能会力不从心、执行力不够。但由于是专业化管理，机构负责人对本机构药物临床试验的监管比较到位，在向医院高层汇报机构工作时更具说服力。目前我国一些大型的医疗机构（如北京协和医院、中山大学肿瘤防治中心等）都采用这种模式。

两种模式的管理机制虽有不同，但基本框架一致，不管采用哪一种，都要充分考虑自身医疗机构的状况和各模式的优缺点。

二、药物临床试验机构办公室人员组成及设施

人永远是事物发展的第一要素。为达到一个共同的目的，就需要一批能干、想干的人，以及由他们组成的团队；团队成员应分工明确、各司其职且需要协作时能快速响应。医疗机构中的药物临床试验管理和专业团队要满足法规要求，团队成员的数量与机构承担的临床试验的工作量要匹配，职能分工要清晰，职责要明确，这样才能人尽其才，不浪费资源。

（一）法律法规的要求

1. 人员规定　中国的 GCP：针对机构负责人、机构办公室主任、秘书和专业研究团队等机构人员的管理规定的法规要求最早见于 2004 版《药物临床试验机构资格认定办法》。如今，临床试验机构已从认定制改为备案制，2004 版《药物临床试验机构资格认定办法》已经废止，但是机构人员的管理要求仍沿袭此办法。

2020 年版 GCP 将研究者定义为"实施临床试验并对临床试验质量及受试者权益和安全负责的试验现场的负责人"，并对研究者的能力和职责进行了细

化描述。2019 年发布的《药物临床试验机构管理规定》（以下简称"《规定》"）进一步对主要研究者的资质和能力提出要求："具有掌握药物临床试验技术与相关法规，能承担药物临床试验的研究人员；其中主要研究者应当具有高级职称并参加过 3 个以上药物临床试验"。

《规定》并未强调机构办公室及其组成人员的存在，只是强调临床试验机构的备案条件之一是"具有承担药物临床试验组织管理的专门部门"。但在我国临床试验近 40 年的发展历史中，机构办公室在临床试验的组织管理方面发挥了不可替代的作用。目前，我国药物临床试验机构基本采用 2004 版《药物临床试验机构资格认定办法》的架构。

ICH-GCP：（医学）研究机构指的是任何实施临床试验的公共的或私人的实体、机构、医院或牙科诊所。机构并未被要求具有专门的管理部门组织实施临床试验。但事实上，国外的有些机构为了便于临床试验的管理，也设立了专门部门，比如美国得克萨斯大学 MD 安德森癌症中心的临床研究管理办公室，其职能和人员配备类似于我国医疗机构的药物临床试验机构办公室。

在 ICH-GCP 中，研究者是指负责在一个试验单位实施临床试验的人；对研究者的资格、所拥有的资源、组织协调能力、沟通管理能力和执行能力等都有明确的要求；研究者应当在受教育、培训和经验方面有资格承担实施试验的责任，应当符合相关的法律法规要求，并应当通过现时的个人简历或申办者、IRB/IEC 和（或）管理当局要求的其他相关文件提供这种资格证明；研究者应当了解并遵循 GCP 和适用的管理要求；研究者应当有一份有资格并已委派给与试验相关的重要任务的人员名单；足够的资源（包括合格的职员、所需数目的合适的实验对象、充足的设备）。

应该明确的是，一个成熟的机构经过临床试验的实践后，组织架构应更合理、完善；随着机构承接的临床试验项目的增多，管理日趋精细化，机构管理人员的设置中除必需的机构办公室主任、秘书、质量管理员、档案管理员、药品管理员外，有些机构还加设了临床研究护士/协调员（CRC）、严重不良事件（SAE）专员，同时加设了合同（财务）管理员（或审核小组）等。机构可根据承担的临床试验的数量及项目的实施情况合理配置管理人员。

2019 年国家"重大新药创制"科技重大专项实施管理办公室对承担新药专项示范性药物临床评价技术平台课题建设的医疗机构提出以下要求：医疗机构（以下简称"医院"）要建立独立的药物临床试验管理部门（药物临床试验"机构"、临床试验中心等，以下简称机构），作为一级科室与临床或行政管理部门平级，统一管理医院所有药物临床试验；机构主任由医院院级领导担任，建立垂直管理体系，使机构对药物临床试验方面的人事考评、绩效管理、经费管理、资源调配具有自主权;机构办公室主任不得少于 1 人,机构办公室秘书不得少于 1 人,质控员不得少于 2 人,档案管理员不得少于 1 人,信息化系统管理员不得少于 1 人,上述人员原则上不可交叉,质控员、档案管理员、信息化系统管理员必须为全职人员;每个药物临床试验专业所在的临床科室配备至少 1 名专职研究护士或临床研究协调员来统一协调该专业的临床试验工作,并配备至少 2 张可用于临床试验的床位及必要的急救设备与药品;涉及药物临床试验的所有临床、医技、行政、后勤科室设立至少 2 名对接负责人配合试验相关工作,包括但不限于协助办理院内手续、预约和接待受试者检查,接受核查、稽查,永久保存并随时溯源临床试验及相关仪器设备的电子数据。鼓励将试验数据与其他患者的数据隔离。以上对机构人员体系建设提出了较高要求,非 GCP 平台建设单位可以参考执行。

在本书后面的有关章节中将详细讨论机构相关人员的职责。

2. **硬件设施**　对于现在的医疗机构,为一个管理部门配备办公设施已非难事。2004 版《药物临床试验机构资格认定办法》规定:机构应有专用办公室、资料档案室、文件柜(带锁)、传真机、直拨电话、联网计算机和复印设备。2019 版《药物临床试验机构管理规定》指出了机构应具备的基本条件:具有与药物临床试验相适应的独立的工作场所、独立的临床试验用药房、独立的资料室,以及必要的设备设施。

我国 2020 年版 GCP 及 ICH-GCP 指出,研究者和临床试验机构应按照试验方案的要求储存药品和保存试验文档;在 GCP 的《必备文件管理》中又确切描述为:"研究者和临床试验机构应当确认均有保存临床试验必备文件的场所和条件。保存文件的设备条件应当具备防止光线直接照射、防水、防火等条件,有利于文件的长期保存。应当制定文件管理的标准操作规程。被保存的文件需要易于识别、查找、调阅和归位。"如今,医疗机构信息系统(Hospital Information System,HIS)已发展成熟,并为临床试验数据的提取及其真实性、完整性、可溯源性提供了保证。因此,2020 年版 GCP 规定,试验的记录和报告应当符合以下要求:以患者为受试者的临床试验,相关的医疗记录应当载入门诊或者住院病历系统。临床试验机构的信息化系统具备建立临床试验电子病历的条件时,研究者应将其作为首选,相应的计算机化系统应当具有完善的权限管理和稽查轨迹,可以追溯记录的创建者或者修改者,保障所采集的源数据可以溯源。

3. **临床试验信息管理系统**　机构的正常、高效运转离不开良好的信息系统的支持。网络时代促进了临床试验管理系统的发展,各药物临床试验机构采用多种形式的药物临床试验信息管理系统(Clinical Trial Management Sys-

tem,CTMS)与医院的信息系统(Hospital Information System,HIS)对接,覆盖全院每个临床试验环节,涵盖关键性管理数据,并自动生成统计报表,极大地提高了机构办公室的工作效率。目前,国家药品监督管理局(National Medical Products Administration,NMPA)还没有对 CTMS 系统提出统一标准,但基本模块包括:项目管理、受试者管理、质量控制、药品管理、AE(不良事件)/SAE 管理、财务管理和系统管理等。各机构要根据机构人员、规模、资金及需求量体裁衣,不宜求大求全,在实施和推广过程中应循序渐进,力求务实可行[6]。

(二)机构办公室的职能

药物临床试验机构是我国临床试验的管理特色,医疗机构通过机构办公室实施临床试验的组织管理工作。机构办公室承担着药物临床试验机构的具体事务,负责和参与项目洽谈、评估、合同签署、质量控制、药品及文件保管、合同和经费管理、受试者突发事件应急处理等多个环节。作为试验机构日常业务的管理部门,其职能应包含以下几个方面。

1. 外部沟通职能

(1)作为机构对外联络的窗口,机构办公室与上级主管部门的沟通包括:定期向上级主管部门请示、汇报,接受上级主管部门的指导、检查与监督,及时将上级主管部门的政策法规、工作指南或指导建议领会传达,以便更好地落实实施。

(2)与其他机构的沟通:良好的沟通关系有助于机构之间开展临床试验技术和管理方面的全方位交流进而促进机构的发展。另外,各机构间可通过互访或派出进修人员深入学习和了解优秀机构的工作方法,取人之长、补己之短。

(3)与申办者和合同研究组织(CRO)之间保持良好的信息沟通,了解其新药研究前的进展情况,为本单位接收申办单位的试验申请打好基础。

2. 内部协调职能

(1)与机构领导的沟通:作为主管领导的参谋和助手,机构办公室既要做好政策调研、提议提案、信息的收集整理、统合分析工作,也要做好决策的落实实施工作,同时在政策实施的过程中检验和考核政策的可操作性和实效性。

(2)与职能部门之间的协调:临床试验是多个部门共同协调完成的研究性活动。在临床试验过程中,不可避免地会发生严重或非预期的不良事件,甚或是突发事件或不可预测的灾害事件;一旦发生这些情况,机构办公室应积极协助研究者、组织协调相关部门进行处理,按照应急预案的要求及时采取措施,并根据 GCP 的要求上报到有关部门;同时遵照方案规定、知情同意书及合同的规定帮助受试者向申办者提出治疗费和相应经济补偿的申请,或是为受试者提供帮助和支持,保护受试者的利益。

(3)与临床科室(研究者)的沟通:临床科室或者研究者在遇到困难的时候首先想到的是机构办公室,机构办公室作为临床试验管理和服务部门应积极主动地帮助他们解决问题,做好解释说明工作,为其提供保障性的服务,从而提高研究者和受试者的依从性,保证临床试验的质量。

(4)与伦理委员会的沟通:我国机构伦理委员会发展到今天,较之其应承担的功能还有相当的差距。作为临床试验专职的管理部门,机构办公室应协助申办者和研究者及时递交申请资料,确保资料的可靠性和及时性,为临床试验的顺利开展提供保障;在试验进行和结束时,机构办公室也应就日常检查发现的违背方案等问题与伦理委员会进行沟通、协调,及时反馈申办者/CRO 的意见。

3. 组织管理职能

(1)机构办公室应根据临床试验项目的特点和研究者在研项目的情况确定合适的项目负责人,并积极配合项目负责人组织开展试验项目,包括启动培训、药品管理、与医技科室的沟通等,确保试验各环节人员了解临床试验项目情况,保证临床试验的顺利开展。

(2)机构办公室有责任组织机构内部人员学习 GCP 及相关法规、药物临床试验技术、规章制度及标准操作规程(Standard Operation Procedure,SOP),通过外出进修、参加研讨会或网络培训,甚至是微信传播等多种形式对试验相关人员进行培训。

(3)制定本机构的规章制度和 SOP:没有规矩,不成方圆,机构办公室通过组织相关人员建立和完善具有专业特色,同时适合本机构操作的管理制度、技术规范和 SOP。

(4)建立试验资料管理体系和试验用药品管理体系,这两个体系运转的好坏轻则涉及规范性问题,重则涉及科学性甚至真实性问题。2015 年"第 117 号公告"后的临床试验数据核查也暴露了机构在试验资料管理体系和试验用药品管理体系方面存在的诸多问题,因此机构办公室在日常管理工作中应重视本机构临床试验项目运行过程中的细节管理。

(5)生物样本管理:生物样本管理存在于各期药物临床试验,涉及生物样本的采集、预处理、保存、转运及交接等环节,进而涉及临床试验数据的真实性、可信性、可溯源性。在这一过程中,机构办公室不仅承担着协助申报工作,还承担着临床试验过程中生物样本的全程监管工作。随着中国对药物和医疗器械临床试验相关鼓励政策的出台,世界上很多大型的医药企业看好中国的临床资源优势,纷纷进入中国开展临床试验,但也因此带来了生物样本的安全问题。国家针对临床试验中生物样本管理的政策主要包括《涉及人的生物医学研究伦理审查办法》和《中华人民共和国人类遗传资源管理条例》，相对于发达国家，我国在生物样本的管理理念和意识方面相对落后，所以在现有的环境和条件下，机构办公室更应加强和提高对生物样本的管理能力和风险防范意识，确保受试者个人及国家人类遗传资源的安全。

4. 监督检查职能[7-9]

（1）机构办公室依据其自身的质量保证体系，应预先对项目的进展情况进行评估并制定质控计划，派出质控人员或与申办者/CRO协作对试验项目知情同意、方案执行、药品管理、病例报告表（CRF）填写等各环节进行监督检查以确保临床试验严格遵照试验方案并符合GCP要求。

（2）为保证新药上市后临床试验数据有据可查，在临床试验结束后，机构办公室应及时要求研究者将临床试验的相关资料递交，并按照GCP的要求验收检查；机构办公室对临床试验分中心小结表、临床试验总结报告中涉及本机构的内容进行审核。

（3）机构办公室还应就申办者/CRO对合同的执行情况进行监督，确保申办单位按照合同向医院支付研究经费，以保证医院和研究人员的权益；同时也要就研究者对临床试验经费的使用进行监督，以防不当分配对研究人员造成伤害，从而影响其对临床试验的责任感。

5. 平台支撑职能　自国家开始实施"重大新药创制"专项工作以来，各部委、地方科技管理部门纷纷出台相关政策支持企业和医疗机构开展新药研发工作。北京市科委自2010年起启动了"北京国际医药临床研发平台（CRO平台）"项目，采用后补贴资助方式，激励、引导和扶持临床试验机构积极承接临床试验项目，以加快新药临床试验的进程和效率。各机构之间充分利用政策和补贴资金，转变服务理念和服务重心，积极开展横向联合，开发临床研究新技术，制定新的操作规范，以提升自身的服务能力。如由北京大学第一医院牵头搭建的全国首个"Ⅰ期临床研究志愿者数据库"、由中国人民解放军总医院牵头开发的"GCP实验室生物样本全链条标准化管理示范平台"等，对行业内规范操作具有示范作用。

三、机构发展到今天存在的问题与建议

众所周知，机构办公室的工作烦琐、细碎。不论机构大小、承接临床试验项目的多少，只要临床试验项目运行，就会产生一系列活动，就需要相应的人员来处理相关事务。任何一个机构不可能一个岗位专设一个人，而是要根据工作量的大小进行调整，如专人专岗、一人双岗或外聘CRC，以避免人力资源的浪费。

经过 30 多年的发展,我国药物临床试验机构办公室在药物临床试验机构资格认定、机构建设和监督管理方面有了长足的进步,有成绩也有不足。

(一)取得的成绩

1. 建立了机构的药物临床试验质量控制与保证体系　大多数机构自成立之日起,就在不断地完善和修订自身的管理制度和标准操作规程,不断地完善质量控制与保证体系。例如,通过增加质控人员的数量、增设临床研究协调员、根据项目的运行流程制定各个环节的质控表等措施来完善质控体系。同时还建立了反馈机制,及时将质控中发现的问题以书面形式反馈给研究者,并要求其在规定的时间内完成整改和追踪检查。临床试验数据的真实性、完整性和规范性是目前临床试验项目核查的重点。各机构持续改善的临床试验质量保证体系为我国临床试验的规范开展奠定了坚实的基础。

2. 通过多种途径的培训,提高了临床试验的能力　研究者是临床试验的主要设计者和参与者,试验的质量很大程度上依赖于研究者对 GCP 相关知识的掌握和研究者的自身能力。机构定期举办讲座对研究人员进行系统的、有针对性地培训;或邀请知名专家进行指导或授课;或是选送人员出国进修、学习。通过以上措施,使研究者和管理人员能够及时掌握国内外 GCP 发展动态和技术要求,从而达到提高临床试验技术水平和质量的目的。

3. 培养了研究者的临床科研思维,提高了我国的临床研究能力　GCP 的发展强化了我国医师的临床科研思维,为国家培养了一批临床研究人才。不少医院在药物临床试验机构的基础上建立了临床研究中心或临床研究部,将GCP 的管理理念和临床试验的技术推广到研究者发起的临床研究(IIT)项目中,从而提高医院整体临床研究能力。

4. 缩短了我国与发达国家的 GCP 差距　各机构在定期接受 NMPA 的临床试验机构复核认证的过程中,也在不断地总结问题并及时改进。有些机构的伦理委员会已通过相关组织的国际认证。通过认证不仅意味着一个医学研究机构建立了严谨有效的保护受试者权益的规范,更重要的是在共同的规范和准则下开展临床试验,获得的不仅是有益于医学科学知识发展的研究数据,同时还收获了受试者、研究人员及公众和社会的信赖。

近两年,NMPA 加大了对临床试验数据的核查力度,加强了检查员队伍的建设。来自各机构的检查员通过参与检查员培训、参与药物临床试验机构的资格认证、复核检查和临床试验数据的核查,提高了自身的能力和水平,也在一定程度上提升了各机构的管理水平。

2017 年 6 月,原 CFDA 加入 ICH。与 ICH 已有成员国相比,我国临床试验管理理念的差异、核心技术的差异、研究者能力水平的差异等都需要我国机构办公室尽快提升自身实力,尽早与国际接轨。

(二)存在的问题

1. 各药物临床试验机构办公室的功能定位不清　我国现行的药物临床试验相关法规中缺乏对机构办公室功能定位的相关条款,目前的机构办公室在医院中的功能定位比较模糊;办公室归属于业务处室还是职能处室尚不明晰;机构专职管理人员的身份较为尴尬,遭遇晋职调级的困惑,这影响了他们的工作积极性。近两年来,一些省市的卫健委逐渐把承接临床试验项目的数量和质量列为医疗机构的绩效考核内容,这就迫使医院不得不重视和支持临床试验工作,机构办公室的尴尬地位得到了改善。但现阶段,仍有不少医院的机构办公室挂靠在科研处(科教处)、药剂科、医务处等职能科室,一个可有可无的部门是无法真正发挥其监管职能的[10]。

2. 机构内部未建立有效的临床试验管理体系　虽然试验机构均制定了相关的管理制度、SOP、设计规范和急救预案,但是由于研究者对临床试验的经验不足和 GCP 意识薄弱,相关管理制度和标准的操作规程仅是为了迎接检查而制定,可操作性并不强;研究者违背方案、漏报不良事件和合并使用违禁药物的事情频发却未引起重视;同时,医院对临床试验管理部门不够重视、人力和财力投入不足、人员配备和资源不能满足项目需求,导致无法建立完善的监管体系;临床试验管理系统的缺位导致机构办公室工作效率低下,无法对试验项目进行动态化的实时管理,临床试验质量难以得到保证。

3. 研究者的临床试验能力不强　表现在以下几个方面。

(1)研究者的设计能力不足。这一点在国内药企申办的临床试验的设计方案中很常见。由于中国医药产业一直以仿制药为主,部分申办者和研究者的临床试验设计能力有限,特别是创新性试验设计(如适应性研究、篮式研究、伞式研究等)能力不足。一方面体现在方案缺乏科学性、可行性和伦理考量,对药物疗效和安全性的评价指标选择及随访安排不合理。另一方面体现为创新性不足,对于同一靶点或同一类型的药物多参照国外类似的方案进行设计,缺乏对本土因素及在研分子的考量。这些原因共同导致了方案的偏离和受试者权益保护风险的增加,以及试验效率和成功率的下降[15]。

(2)研究者的责任意识不强。临床医生提供医疗服务的同时又作为研究者承担临床试验任务,需要有研究思维和意识,注重临床实践与临床试验的区别。有些研究者甚至认为他们与申办者之间只是简单的劳务雇佣关系,缺少合作共赢的理念,临床试验结束即将数据提交给申办者,不再关心后续是否可能产生成果,也不会针对可能的成果进一步开展临床研究。此外,研究者对 GCP 法规培训和试验项目培训不够重视,出现知情时间滞后、偏离甚至违背试验方案、试验数据填写不完整或无法溯源、文件资料的保存和管理不规范等情况。

4. 不重视专业人才的培养,管理团队能力欠缺　目前,多数主要研究者(PI)还是以临床诊疗任务为核心。在繁重的临床工作中,研究者要参与临床试验的实施和协调,筛选合适的受试者、执行知情同意制度和填写各种要求的文件等比较复杂的流程。PI 通常没有足够的时间对临床试验进行管理和指导,往往通过行政指派,让 1～2 位研究者来完成项目,这种行政安排往往不具有连续性,特别是在长周期的试验中,岗位不固定导致研究者积极性不高,影响了临床研究的质量。

另外,随着研究项目越做越多、越做越大、越做越难,临床试验需要跨科室、跨医院的多方参与。自"第 117 号公告"以来,NMPA 颁发的一系列临床试验技术指导原则对伦理、科学及效率等各方面的要求越来越多,并要求在整个过程中完成多个中心、多个部门之间的协调;因此,从准备、实施到结束临床试验,是需要系统管理的,需要有完善的管理体系和专业的研究人才来统筹管理研究的。由制药公司申办的临床试验,其质量和进度因受外部资源的支持,除了有监查和稽查保证质量,还会配备 CRC 协助研究者。但由研究者发起的临床试验通常缺少质量控制和质量保证系统。在机构办公室面临着专职人员少、项目多、事务杂的情况下,理顺项目管理,提高管理效率,加强质量监管,保证临床试验数据的可靠性和规范性,是机构办公室提高能力的重要建设方向。

(三)发展建议

目前,我国的药物临床试验处于飞速发展的阶段,自国家实施"重大新药创制"科技专项以来,国家和医疗机构逐渐认识到我国新药创新机制的不完善,在药物临床试验平台方面主要表现为:临床试验机构的专业化、专职化研究团队建设滞后;在创新药物的临床试验过程中,试验设计能力和风险把控能力较弱;伦理审查能力不足。自"第 117 号公告"以来,NMPA 相继发布的公告和通知都表明了国家改革医药研发领域的决心。2018 年 6 月,原 CFDA 当选为 ICH 管理委员会成员,意味着中国的药品监督管理部门、制药行业和研发机构将逐步转化和实施国际最高技术标准和指南,并积极参与规则制定。这将推动国际创新药品早日进入中国市场,满足临床用药需求;也意味着中国将从仿制药大国转型成为创新药国家。面对机遇与挑战,机构和机构办公室该以何种身份存在?机构及其办公室该如何做出调整以适应新的形势?

1. 明确机构及其办公室在医院的定位　机构办公室代表医院履行着对临

床试验项目的技术指导和管理职能。自"第117号公告"后进行临床试验数据核查以来,国家卫健委和药监部门连续发文,反馈、公布新药临床试验数据核查结果,其中大量工作都是由各机构办公室成员配合完成的。但目前,在医院的科室设置中并没有机构办公室这个名称,2019年11月29日颁发的《药物临床试验机构管理规定》才要求机构"具有承担药物临床试验组织管理的专门部门"。国家有关部门和医疗机构应通过临床试验数据核查工作所取得的成效,充分认识和肯定机构办公室在临床试验中的作用,给予其明确的地位,赋予其相应的职能,明确机构办公室成员的职称晋升通道,提高办公室成员的工作积极性;否则一个可有可无的部门是无法真正发挥监管职能的。

2. 加强机构管理人才队伍、机构硬件和软件设施的建设 2004年3月国家发布的《药物临床试验机构资格认定办法(试行)》对硬件设施提出了明确要求。但随着临床试验的发展,2004年的标准已不能满足现在的要求。近两年来,一些医疗机构纷纷成立了临床研究中心或临床研究部,不但规范了药物临床试验,还把GCP理念和临床试验的技术、质量管理经验运用到所有临床研究中,从而提高了医院整体临床研究能力。

首先,在人员方面扩大建制。例如扩大质控员的队伍、聘请CRC;提升药品及档案管理专业化程度:引进药剂师和医疗档案管理专业人才或将试验用药品直接交由药剂科专职人员管理,将试验已结束的档案交由病案科管理,但相应管理人员仍要接受机构办的指导和培训。

其次,建立机构中心药房、专用档案室,甚至增设项目洽谈室和CRC工作室等。当然,在目前各医疗单位临床用面积很紧张的前提下,还要因地制宜地扩大机构面积以寻求发展。在满足日常办公的硬件要求的基础上,药物临床试验管理系统的应用能有效提高机构管理临床试验项目的效率。近年来,国内外关于临床试验管理系统(CTMS)的软件供应商如雨后春笋般蓬勃发展,开发的软件系统各有特色。CTMS的应用是为了便于临床试验人员从伦理审查、受试者管理、项目进度、质量控制、安全性事件管理、药品及档案管理等多个方面提高工作效率,因此,国际规范、GCP法规的要求、本机构对软件功能的需求、资金状况、软件开发商的临床试验经验、研发技术和维护能力等,都是机构在选择管理系统时需要考虑的因素,务必根据本机构的人员、规模和需求量体裁衣,力求务实可行。

3. 完善质量保证体系的建设 质量保证体系包括SOP、质量控制(quality control,简称QC),以及申办方或CRO的监查、第三方的稽查和药监管理部门的视察等。药物临床试验机构的复核检查是从2009年开始的,历次检查发现机构管理存在问题最多的地方仍是质量保证体系,包括:临床试验研究人才的不足,试验设计能力的缺乏,质保 SOP 的完整及可操作性、质保 SOP 的及时修订、质量检查计划和检查记录意见等都存在问题。为此,机构应从如下几个方面加强质量保证体系的建设。

(1)加强人才的培养,提高研究者的 GCP 知识和自身能力。临床试验是一项涉及药理学、临床医学、临床流行病学、生物统计学等多学科的研究活动,同时研究者又是临床试验的主要设计者和参与者,因此试验的质量很大程度上依赖于研究者对 GCP 知识的掌握和自身的业务能力,培养和组建临床试验领域专业研究和管理人才团队是保证质量保证体系规范运行的首要任务。

(2)加强临床试验的质量控制与实时监管,规范临床试验的各个环节。临床试验项目实施过程往往涉及多方参与者,因此,从立项之初就要加强对申办者、合同研究组织(CRO)和临床试验项目组临床试验能力的评估和审核;在临床试验过程中,组织多方参与者进行质量控制、监查和稽查;建立项目质量管理负责团队、制定相关工作流程、明确职责、制定追踪机制和确保反馈渠道通畅,将申办者、CRO 和研究者与机构的质量管理有机结合,促进试验各方共同参与大质控体系。

4. 积极开展合作交流　目前,国内临床试验(包括一些国际多中心临床试验)的试验方案大多是翻译版,主要存在以下问题:研究者是否真正理解临床试验方案?该方案是否符合我国临床试验研究的伦理原则及法律法规?研究对象是否适用于我国的研究人群?国外医疗机构与国内医疗机构所处的法律法规环境不完全相同,如何借鉴国外医疗机构的经验对我国的临床试验机构进行指导?

经过数十年的发展,发达国家已经形成了较完善的临床试验技术支撑平台和质量控制体系,其专业性和系统性较强。近年来,国内有些临床试验机构与国际著名的医学中心和研究所开展合作,如南方医院与香港临床和基础研究中心共建的香港 CCBR-南方医院药物临床研究合作中心。北京医院与国家药品审评中心签署了合作框架协议,双方就人才培养、基地建设、重点学科建设与科技研发等方面开展合作,让有临床研究中心经验的医学人才到国家药监局短期工作、参与审评工作实习,以推动研究型医疗机构的建设等。同样,专业研究和管理人才的引进和输出也会给机构带来新鲜的血液,带动机构的发展[12]。

第三节 药物临床试验的运行管理

本章所要讨论的内容为医疗机构内部Ⅱ～Ⅳ期药物临床试验的运行与管理。我们先通过表1-1来学习药物临床试验的分期和主要内容。

表 1-1 药物临床试验的分期和主要内容

分期	研究类型	研究目的	举例
Ⅰ期	人体药理学	评价耐受性;药物动力学/药效学的定义和描述;评价药物代谢和药物相互作用;评价药物活性	单剂量、多剂量的耐受性研究;单剂量、多剂量的药物动力学和(或)药效学研究;药物相互作用的研究
Ⅱ期	探索治疗作用	研究药物治疗对目标适应证的作用;估计后续研究的给药方案;为疗效确证研究(Ⅲ期研究)的设计、终点、方法学提供依据	在小范围的精选患者中,使用替代或药理学终点或临床措施进行相对短期的最早期试验;剂量-效应的探索性研究
Ⅲ期	确证治疗作用	说明/确定疗效;建立安全性资料;为利益/风险关系评价提供足够依据以支持注册;确立剂量-效应关系	良好的对照研究;随机平行的剂量-效应研究;临床安全性研究;死亡率/发病率结果的研究;大规模试验
Ⅳ期	临床应用	更新人们对药物在一般患者、特殊患者和(或)环境的利益/风险关系的认识;确定较少见的不良反应;改进剂量推荐	死亡率/发病率结果的研究;疗效比较研究;其他治疗终点的研究;大规模试验;药物经济学研究

注:引自陈世耀,王吉耀.临床试验的原则和方法. http://www.360doc.com/content/17/0325/20/17444183_640103236.shtml.

由于抗肿瘤药物的特殊性,在抗肿瘤领域的临床试验中,这种临床研究的分期没有固定的开发顺序。2012年5月,在NMPA颁布的《抗肿瘤药物临床试验技术指导原则》中有如下说明:尽管对Ⅰ、Ⅱ期探索性试验和Ⅲ期确证性试验区别对待,但统计假设的建立和检验也可以成为Ⅱ期临床试验的一部分,同样,部分探索性研究也可能成为Ⅲ期临床试验的一部分。因此,Ⅱ期临床试验也可以有不同的目的,如在不同类型的肿瘤中或某一拟定肿瘤中进一步探索药物的抗肿瘤活性、给药剂量与给药方案等。

一、药物临床试验运行过程中应遵循的原则

概括地讲,所有药物临床试验必须遵循以下 3 项基本原则:伦理道德原则;科学性原则;GCP 与现行法律法规。药物临床试验的法规体系是规范化开展药物临床试验的依据。我国的《药品管理法》《药品注册管理办法》、GCP 规定了在我国开展药物临床试验应具备的条件和相关要求;对政府、申办方、临床试验机构、研究者和监查员等的职责,以及受试者权益的保护、临床试验的设计、组织实施、质量管理、药品管理和研究记录的保存等均给予了明确的说明。

为保证药物临床试验运行过程的规范化和结果的可靠性,《赫尔辛基宣言》(以下简称《宣言》)和 GCP 无疑是必须遵守的基本原则。

(一)赫尔辛基宣言

与世界医学会的一贯宗旨相同,《宣言》主要针对医生。但《宣言》从伦理学角度给出了实施和开展一项临床研究所要考虑的基本要素。

1. 根本要素　"受试者保护"和"研究给受试者带来的风险与受益"是任何临床试验首要考虑的问题;开展研究的研究者应"受过适当伦理和科学教育、培训并具备一定资格",且研究"需要由一位能够胜任并有资质的医生或其他医疗卫生专业人员负责监督"。基于此,准备开展临床试验的医疗机构应设置独立的伦理委员会,定期审查药物临床试验中受试者的风险程度。负责临床试验的研究者应在医疗机构中具有相应专业技术职务和行医资格。

2. 方案的制订及修改　研究方案应符合公认的科学原则,并明确描述研究的目的、方案的设计、操作流程、伦理学的考量及试验结束后的恰当安排。基于此,2020 年版 GCP 第六章对临床试验方案的主要内容进行了详细的描述。

3. 伦理的考虑　研究开始前,研究方案必须被递交至伦理委员会,以供其考虑、评论、指导和批准;该伦理委员会应独立于研究者和申办者,并且不受任何其他不当影响,工作相对透明。在研究结束后,研究者应当向伦理委员会递交最终报告,报告包含对于研究发现的总结和结论。

4. 弱势群体的考虑　所有的弱势群体都应得到特殊的保护。唯有这项研究是针对该人群的健康需要或是此人群优先关注的问题,并且这项研究在非弱势人群中无法开展的情况下,方能认为这项涉及弱势群体的医学研究是正当的。

另外,在知情同意、隐私与保密、安慰剂的使用及试验结束后的规定等涉及临床试验开展的诸多方面,《宣言》给予了原则性的规定。

(二)ICH-GCP

ICH-GCP 首先强调了临床试验的实施应符合《宣言》的伦理原则。即在开始一个试验之前,应当权衡个体试验对象和社会的可预见风险、不便因素和预期的受益。只有当预期的受益大于风险时,才开始和继续一个临床试验;试验对象的权利、安全和健康是需要首要考虑的问题,应当胜过科学和社会的利益。临床试验方案应具备科学性,在试验开始前,临床试验方案、知情同意书和研究者的资质等需经过 IRB/IEC 的审查和批准。

ICH-GCP 是国际通用准则,在开展药物临床试验的准备与必要条件、药物临床试验方案及其修改、研究者职责、申办者职责、IRB/IEC、试验记录的保存、报告和质量控制等方面分别进行了详细的阐释,较中国 GCP 的内容更加详实,要求更为严格,规定更为细致。

(三)中国药物临床试验的相关规定

我国《药品管理法》第十七条明确规定:从事药品研制活动,应当遵守GCP,保证药品研制全过程持续符合法定要求。《药品管理法》第十九条还规定:开展药物临床试验,应当在具备相应条件的临床试验机构进行。药物临床试验机构实行备案管理。《药品注册管理办法》第十条规定:药物临床试验应当经批准,其中生物等效性试验应当备案;药物临床试验应当在符合相关规定的药物临床试验机构开展,并遵守药物临床试验质量管理规范。国家药品监督管理局药品审评中心负责组织药学、医学和其他技术人员对已受理的药物临床试验申请进行审评,自受理之日起六十日内决定是否同意开展,并通过药品审评中心网站通知申请人审批结果;逾期未通知的,视为同意,申办者可以按照提交的方案开展药物临床试验。《药品注册管理办法》第二十二条再次强调药物临床试验应当在具备相应条件并按规定备案的药物临床试验机构开展。《药品注册管理办法》第二十五条规定:开展药物临床试验,应当经伦理委员会审查同意。

1. GCP　根据新修订的《药品管理法》,参照国际通行做法,GCP(2020 年)

突出以问题为导向,细化明确药物临床试验各方的职责和要求,并与 ICH 技术指导原则的基本要求相一致。与 2003 年版 GCP 相比,新版 GCP 分别从总则、伦理委员会、研究者、申办者、试验方案、研究者手册和必备文件管理等 9 个章节对临床试验的实施提出了原则性要求,重点突出以下几方面。

(1)明确了临床试验参与各方的职责。明确要求研究者具有临床试验分工授权及监督职责。临床试验机构应当设立相应的内部管理部门,承担临床试验相应的管理工作。

(2)强化了对受试者的保护。伦理委员会应当特别关注弱势群体受试者,审查受试者是否受到不正当影响,受理并处理受试者的相关诉求。研究者应当关注受试者的其他疾病及合并用药,收到申办者提供的安全性信息后应考虑受试者的治疗是否需要调整等。

(3)建立质量管理体系。研究者应当监管所有研究人员执行试验方案,并实施临床试验质量管理,确保源数据真实可靠;临床试验机构应当设立相应的内部管理部门,承担临床试验的管理工作。申办者应当建立临床试验的质量管理体系。临床试验的质量管理体系应当涵盖临床试验的全过程,包括临床试验的设计、实施、记录、评估、结果报告和文件归档。

(4)优化安全性信息报告。明确了研究者、申办者在临床试验期间的安全性信息报告标准、路径及要求。研究者向申办者报告所有严重不良事件。伦理委员会要求研究者及时报告所有可疑且非预期的严重不良反应。

(5)规范新技术的应用。应当通过可靠的系统验证电子数据管理系统,以保证试验数据的完整、准确和可靠。当临床试验机构的信息化系统具备建立临床试验电子病历的条件时,研究者应首先选用,相应的计算机化系统应当具有完善的权限管理和稽查轨迹。

2. 药物临床试验机构管理规定 随着我国在医药创新领域取得的明显突破,临床研究资源的短缺问题日益凸显。根据《关于深化审评审批制度改革鼓励药品医疗器械创新的意见》和 2019 年修订的《药品管理法》的规定,2019 年 11 月 29 日,国家药品监督管理局会同国家卫生健康委员会制定并发布《药物临床试验机构管理规定》(以下简称《规定》)。明确了药物临床试验机构应具备的 12 项具体条件,包括须具有医疗机构执业许可证,具有二级甲等以上资质,开展健康受试者的 I 期药物临床试验、生物等效性试验应为 I 期临床试验研究室专业;具有掌握药物临床试验技术与相关法规、能承担药物临床试验的研究人员,其中主要研究者应具有高级职称,并参加过 3 个以上药物临床试验等。

关于临床试验机构的运行管理,《规定》要求药物临床试验机构备案后,应当按照相关法律法规和 GCP 要求,在备案地址和相应专业内开展药物临床试验,确保研究的科学性和伦理性,确保研究资料的真实性、准确性、完整性,确保研究过程的可追溯性,并承担相应法律责任。同时,药物临床试验机构设立或者指定的药物临床试验组织管理专门部门,统筹药物临床试验的立项管理、试验用药品管理、资料管理、质量管理等相关工作,持续提高药物临床试验质量。

对临床试验机构资格认定实行备案管理简化了监管流程,但并不意味着降低了临床试验的要求,而是更强调对临床试验项目质量进行全程监管。机构资质要求的门槛看似降低了,但对试验机构和参与方提出了更高的要求。

二、药物临床试验的流程管理

(一)Ⅱ~Ⅳ期药物临床试验运行的基本流程

医疗机构开展Ⅱ~Ⅳ期药物临床试验流程包括:项目立项、项目运行和项目结束3个过程。在这3个过程中包含着若干个实施环节,每个环节以不同内容的文件记录着试验的启动、实施、进展及结束的过程。遵照《药物临床试验机构管理规定》的原则,药物临床试验的运行管理实施PI负责制。

为保证有计划、高质量地完成临床试验,医疗机构开展临床试验之前应参照我国GCP及ICH-GCP的要求,制定适合于本机构的临床试验实施流程。图1-2所示为机构对药物临床试验项目实施的流程管理。

多数机构都采用上面所示的流程管理图,将申请资料先递交机构办公室,机构办公室对项目进行立项审核,然后报请伦理委员会审查,审查通过后,项目启动直至最终完成临床试验。

1. 项目立项 在临床试验机构开展临床试验之前,需要经过机构办公室的立项审批:即申办者或合同研究组织(CRO)向机构办公室递交资料,机构办公室会进行初步审核。在这一过程中,申办者/CRO需要和机构办公室、临床试验专业负责人进行立项前的沟通,确认试验项目符合机构的立项条件及机构和PI愿意承接该项目;研究者根据临床试验方案的要求初步确定研究团队及其成员分工等。

(1)立项前的沟通。在申办方/CRO与机构的沟通过程中,一些有关项目本身的信息会产生,如试验药物的名称、适应证、试验分期、在本中心拟合作的专业科室和研究者及申办者联系人等;为便于今后查阅、避免日后的重复性劳动,机构办公室应将每次沟通产生的信息和问题进行必要的记录(表1-2)。

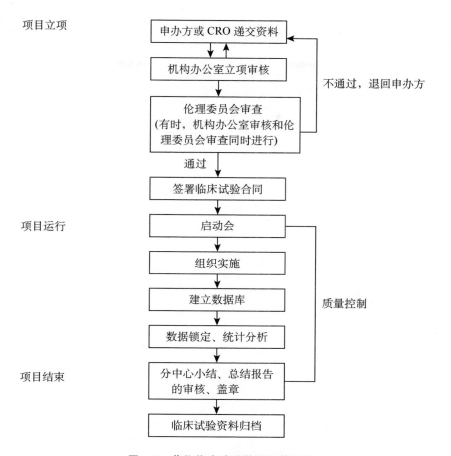

图 1-2 药物临床试验的流程管理图

表 1-2 临床试验立项前的沟通(药品类)

请填写下列内容			
试验用药品名称			
适应证		注册分类	
试验名称			
试验分期	□Ⅰ期 □Ⅱ期 □Ⅲ期 □Ⅳ期 □生物等效性/生物利用度 □上市后 研究 □其他_____		
本中心 计划合作专业		本中心计划合作 主要研究者	

（续表）

组长单位		组长单位 主要研究者	
试验计划 起止日期	年 月 日 — 年 月 日		
申办者			
CRO 公司（如适用）			
项目联系人		职务	
联系电话		邮箱	
需要咨询的问题			
下列内容由机构办公室填写			
是否承接过同类试验用药品或适应证的临床试验：□是 □否			
正在开展____项或已完成____项同类试验用药品或适应证的临床试验			
回复意见			
经办人		日期	
试验编号		立项日期	

注：引自北京大学第三医院药物临床试验机构. https://www. puh3. net. cn/lcyljd/tzgg/98990. shtml.

自 2015 年"第 117 号公告"发布后 CFDA 开展对临床试验数据的自查核查工作以来，申办者对药物临床试验机构参与临床试验的能力也加强了审核；在筛选研究中心时较"第 117 号公告"之前采取了更为审慎的态度，以确保能够筛选出更能满足试验要求的中心。例如，对 HIS 系统数据的产出、保存、备份，研究者的电子签名，试验用药品的管理条件等都有明确的要求，甚至实地考察，与机构管理人员、PI 访谈等。依据 GCP 没有记录就没有发生的原则，机构办公室应将问题记下，并及时处理回复。机构办公室也可以就本身对项目的疑问与申办者/CRO 进行沟通，只有双方对沟通时发现的问题有了满意的答案，才能进入立项工作的下一步程序。

（2）资料审核。资料审核分为形式审核和内容审核两个阶段。

形式审核：形式审核在于确认所递交的资料是否齐全、规范，并按照目录的顺序装订资料。在所有递交的资料符合要求后，机构办公室应受理确认；确认的方式可以是填写受理回执，也可以直接在报送资料的目录清单上签字确认；完成后将资料交送内容审核人员。

内容审核：资料内容应该被逐项审核。审核要点如下。

1)临床试验的目的、方案设计应首先符合国家相关法律法规和临床试验方案设计规范的基本要求。

2)承接项目的 PI 及其专业团队应具有相应的资质和能力，研究团队组成合理；具有充足的时间开展临床试验。

3)相关辅助科室的资质和条件应能满足临床试验方案的要求。若有些检验、检查项目在某个中心无法完成，应该与申办者/CRO 进行沟通以寻求方便、有效的解决办法，及时处理可能发生的风险。

4)对申办者/CRO 的审核。申办者应保证提供合格的试验用药品，具有承担临床试验风险的能力；CRO 需提供营业执照和申办者的委托函。一些 CRO 不仅承担了临床试验方案的设计、机构筛选、受试者招募、多中心临床工作进度的协调工作，甚至还承担了试验结束后的生物统计学工作等，好的 CRO 还带来了临床研究的国际化运作和管理规范，对机构发展和研究者能力提升均大有裨益。

5)对监查员资质和能力的审核。监查员是申办者/CRO 与机构和研究者之间的主要联系人，应有适当的医学、药学或相关专业学历，并经过必要的训练，具有 GCP 证书和良好的沟通、协调能力，以及责任心。

6)对 CRC 资质和能力的审核。目前，国内各机构聘用 CRC 的模式并不同，有申办者/CRO 直接为项目提供的，有机构自行聘用的，还有研究者为本科室聘用的。CRC 作为研究者、申办者、受试者联系的纽带，的确在确保临床试验质量中发挥着相当重要的作用。

（3）文件资料的递交。经过与机构办公室的接洽，并获得初步同意后，申办者/CRO 就可以按照机构办公室的要求准备申请资料。现在，多数临床试验机构已将立项联系人及审核所需资料的清单公布到医院官网。临床试验机构应尽可能地利用网络平台，为申办者/CRO 提供便利，可以通过机构的临床试验管理系统或电子邮件完成电子版审核，之后再递交纸质文件。初审合格后，机构办公室接收立项文件并协助研究者向伦理委员会递交资料，伦理委员会审查资料、分配项目编号，立项工作完成。

建议根据每个药物临床试验的具体情况建立临床试验立项审核的 SOP。审核的方式包括形式审核和内容审核，由立项负责人或审核小组完成。由于各机构在立项申请的程序上会有一些差别，因此对提交资料的目录内容要求也不尽相同。北京市卫生健康委员会于 2020 年倡导组建北京市医学伦理审查互认联盟，并制定了《伦理审查申请文件清单》，供联盟成员单位参照执行。表 1-3 为药物临床试验初次申请审查提交文件，各临床试验机构制定立项资料清单时可参考此表中的内容。

表 1-3　药物临床试验初次申请审查提交文件

序号	文件
1	递交信(含所递交的文件清单,注明所有递交文件的版本号和版本日期)
2	伦理审查申请书
3	国家药品监督管理局临床试验批件或临床试验通知书或受理通知书或药品注册批件(适合上市药物临床研究)
4	试验药及对照药检验合格报告
5	申办者资质证明:营业执照和生产许可证复印件
6	CRO 资质证明:营业执照复印件(如果适用)
7	研究方案(含版本号和版本日期,申办者和主要研究者/研究项目负责人签字、盖章)
8	知情同意书样本(含版本号和版本日期)/免除知情同意申请
9	招募材料(如果适用,含版本号和版本日期)
10	研究病历(如果适用,含版本号和版本日期)
11	病例报告表(如果适用,含版本号和版本日期)
12	研究者手册(含版本号和版本日期)
13	研究者简历
14	研究者的医师资格证书复印件、医师执业证书复印件或药师证书复印件、职称证书复印件和 GCP 培训证书复印件
15	研究者的利益冲突声明和保密承诺文书
16	主审单位的伦理审查批件(适用于参与单位)
17	申办者给 CRO 的委托函(如果适用)
18	研究中心列表(标示其中的联盟单位)
19	保险凭证(如果适用)
20	方案讨论会议纪要(如果适用)
21	其他资料

注:引自北京市卫生健康委员会关于进一步加强医学伦理管理和审查能力建设的通知. http://wjw. beijing. gov. cn/zwgk_20040/qt/202103/t20210318_2310146. html.

　　同时,机构办公室可根据本机构伦理委员会的会议评审周期对临床试验资料的递交给出时限要求,以便于机构办公室对资料的审核和申办者针对机构办公室要求及时做出修正。

　　(4)在进行立项工作的同时,申办者/CRO 还要为后续工作进行准备,比如就向人类遗传办公室递交申请文件、制定合同条款、审核等事宜与机构办公室沟通,机构办公室应积极应对并给予准确的答复以方便各方高效率地开展后续工作。

项目立项完成后,机构办公室会给每个项目分配一个项目编号。关于给予项目编号的节点,各研究中心有所不同:有些中心定在机构办公室立项审核通过后、伦理委员会审查之前;有些中心定在完成伦理委员会审查之后;还有一些定在签署协议之后。各中心可根据本中心的实际情况或所在地区管理部门统计上报临床试验工作所规定的时间节点确定本机构的立项完成节点。

2. 项目运行　临床试验协议正式签署后,即可以开始临床试验,包括启动会的召开,临床试验材料的交接,受试者的招募与管理,原始数据的产生、搜集和答疑,不良事件与合并用药,质量控制与质量保证,试验用药品管理,生物样本管理,临床试验的信息化管理等。

(1)启动会的召开。申办者/CRO 协助 PI 主持项目启动会,针对试验方案、知情同意过程、试验记录、试验用药品管理和试验人员相关职责等方面对所有参与临床试验的人员进行培训;目的是保证参与临床试验的每位研究者都能熟悉和掌握试验方案,并明确研究团队成员和他们各自的职责。启动会的时间一般设在临床试验合同签署之后。参加人员包括申办者(项目经理和监查员)、主要研究者及科室人员(研究者、研究协调员、药品和资料管理员)、机构办公室工作人员和相关辅助科室人员。

(2)临床试验材料的交接。申办者/CRO 将试验资料及试验用药品交给研究小组或临床试验专用药房。交接工作也可参照相应的 SOP。

(3)受试者的招募与管理。研究者遵照 GCP、试验方案及相关 SOP,实施临床试验;涉及的知情同意过程、医疗判断、AE 及 SAE 处理等须由本院注册的、经 PI 授权的临床医生负责执行;临床试验相关医疗病历、文书的书写,须由 PI 授权的临床医生签名确认。

(4)原始数据的产生、搜集和答疑。Ⅱ～Ⅳ期的临床试验的原始数据的产生涉及专业科室、GCP 药房、医技科室甚至第三方中心实验室,而标本的采集、处理、保存和转运过程涉及受试者本人、采血室、标本冷藏室甚至转运快递公司。因此在试验启动前就应制定出相应的流程、操作标准和记录表格;负责报告收集的人员应了解本中心或中心实验室检测数据的报告时间,及时搜集数据并递交给研究者,以便研究者进行审核、评估;保证原始数据的及时、准确、清晰、规范、完整、可溯源。上述过程中如果出现违背或偏离方案的情况,相关负责人应进行详细的书面说明。如果数据记录错误、测量方法有误差或偏差甚至作假,则试验的结果不能客观反映真正的疗效和安全性。

数据质疑涉及研究者、受试者、医技科室等多方人员，负责数据质疑的人员应有相应的专业知识和良好的沟通能力，保证答疑数据的真实、可靠。数据质疑表的传输形式可以是电子邮件、传真和 EDC 等多种形式。

（5）不良事件与合并用药。不良事件的管理是临床试验质量控制的重要组成部分，直接影响到试验的科学性和可靠性。不良事件的搜集与评价首先应遵循 GCP 等法规，同时也要遵循研究方案、参照研究所在机构 SOP 的要求执行。合并用药通常指临床试验期间受试者使用试验用药品以外的所有药物，对于研究周期较长的大规模临床试验也可以从合并用药中追溯不良事件。这类临床研究的合并用药往往较复杂，新的协同用药和更换药物的出现，往往预示着 AE 的发生。比如在某次随访中，患者告诉医生近一个观察期中合并使用了阿莫西林；医生在做合并用药信息记录的时候，一定要追问患者服用阿莫西林的原因，因为患者可能发生了上呼吸道感染的不良事件。

（6）质量控制与质量保证。研究者均应履行自己的职责，严格遵循临床试验方案，采用标准操作规程，以保证临床试验的质量控制和质量保证系统的实施。对临床试验中的所有观察结果和发现都应加以核实，在数据处理的每一个阶段必须进行质量控制，以保证数据完整、准确、真实、可靠。

临床试验过程中还有可能遇到药品监督管理部门发出的检查或申办者发出的稽查通知，机构办公室应协助 PI 积极配合，做好准备。

（7）试验用药品管理。包括试验用药品的接收、保管、分发、使用、回收、销毁等环节。试验用药品的使用由研究者负责，在使用过程中研究者必须保证试验用药品的妥善保管、所有试验用药品仅用于该临床试验的受试者、剂量与用法遵照试验方案、使用后药品包装得到规范处理。这一过程同样需由经 PI 授权的专人进行管理并记录在案。

（8）生物样本管理。临床试验生物样本的管理涉及生物样本的采集、处理、保存、转运、检测、销毁及出入境等多个环节的操作。生物样本管理是临床试验质量评估的重点之一，它的质量决定了整个临床试验的质量，因此在各个环节均应做好质量控制工作。

（9）临床试验的信息化管理。基于电子化数据管理的信息化、规范化和高效率的优点及医院已经建立了 HIS、实验室（检验科）信息系统（LIS）、医学图像存储和传输系统等，国内越来越多的机构开发了自己的临床试验信息化管理系统（CTMS）。CTMS 可对临床试验项目的所有信息进行全流程统一监控管理，将临床试验各环节连接在一起，实现数据电子化、办公无纸化、服务网络化，保证临床试验数据采集的及时、准确、完整，提高数据管理效率，并减少超时间窗访视、数据缺失、信息填写不规范和潦草造成的数据管理困难，以及信息收集和处理过程中人为因素的干扰,保证了药物临床试验中各项规定的实施过程规范化,提供了数据溯源核查的电子化手段等。

3. 项目结束　临床试验结束有两种含义:一种是完成中心全部受试者的随访工作,申办者完成付款、完成分中心报告小结表和临床试验总结报告;另一种是申办者或者机构终止一项临床试验,并且相关记录及付款均已完成。

在试验即将结束前,申办者和监查员协助研究者查看 CRF 及原始记录的完整性和一致性,清点剩余药物(已用和未用)并将其退返给申办者/CRO。研究者或研究助理整理、装订临床试验过程中产生的文件资料并递交机构办公室,机构办公室相关工作人员进行结题前的质量检查、资料归档。

(1)结题前的质量检查。一般分为两个过程,形式检查和内容检查。

形式检查:通常由机构资料管理员对研究者提交的临床试验全部相关资料按照标准操作规程的要求进行审核,并及时将所缺资料列出清单,通知研究者(研究助理)和监查员进行补充。

内容检查:由机构的质量管理员(或小组)完成,包括审核临床试验分中心小结表;确认所有发生 AE、SAE 和非预期严重不良反应(SUSAR)的受试者得到妥善治疗;对统计提出的有关病例的质疑进行答疑;确认项目的剩余试验用药品、物资已办理交接、退回;试验完成报告和总结报告已递交伦理委员会,并对伦理委员会提出的相关问题进行合理的回复等。

(2)资料归档。资料管理员根据本机构的 SOP 对试验资料统一贴签、装订归档并做好相应记录。按照我国的 GCP(2020 年),用于申请药品注册的临床试验,必备文件应当至少保存至试验药物被批准上市后 5 年;未用于申请药品注册的临床试验,必备文件应当至少保存至临床试验终止后 5 年。如需继续保存,机构办公室应与申办者/CRO 协商解决。

完成上述工作后,研究助理应协助 PI 再次确认试验完成情况;机构管理人员按照签订的合同及实际入组情况与申办者/CRO 进行试验经费的核算,并与机构财务部门确认经费是否到位。

各方人员在确认所管理的工作完成后,连同分中心小结表、总结报告提交机构办公室主任,由指定负责人或小组审核、签字、盖章。上述工作完成后,有的伦理委员会要求提交关闭中心的申请。各机构审核签字的 SOP 可能不同,可依本中心情况制定适合的 SOP。

第四节　项目运行过程中的沟通环节

医学科学的飞速发展使医疗机构承载了大量的临床试验任务,中国的医务人员对这件国内发展历史不足 40 年的新鲜事物尚且需要一个逐渐认知的过程,那么对于受试者来说,认识和接受临床试验更需要研究者、临床试验管理人员耐心地给予解释和宣传;同样地,机构、伦理委员会、研究者、申办者之间应保持有效的沟通以促进临床试验能够科学、规范地实施。

一、沟通的形式和作用

著名管理学家巴纳德认为"沟通是把一个组织中的成员联系在一起,以实现共同目标的手段"[2]。而管理中的沟通发生在组织成员之间或组织成员与外部人员或社会组织之间,并通过人与人之间信息的交换和思想的交流来实现组织的共同目标[4]。

沟通的形式可以是书面的,比如会议决定的通知函、问题的解释说明等;也可以是口头的语言交流,比如召开会议、面对面交流等。书面沟通可以通过邮件往来、电子文件传输等实现;语言交流可以借助通信网络,实现多种形式的对话、电话会议、视频通话等。在临床试验的内部,机构办公室和研究者之间、研究者和伦理委员会之间、机构办公室和伦理委员会之间的有效沟通可以提高研究团队成员的整体素质、维持团队良好的状态,从而保证临床试验的顺利实施;在临床试验的外部,机构办公室与申办者之间、研究者和受试者之间的有效沟通能够提高临床试验在立项、实施和结题等环节的工作效率、及时获得受试者的相关信息,从而保证临床试验的高效运行和获得信息的真实可信。本章所要讨论的沟通是指除了伦理审查会议、研究者会、伦理批件之外的临床试验各方的沟通。

二、临床试验运行过程中沟通的各方主体

临床试验是围绕受试者展开的一项科学研究活动,其目的是在保护受试者权利、安全和健康的前提下,验证药物的有效性和安全性。在临床试验过程中,涉及以下各方主体(图 1-3),其相互之间的有效沟通能促进临床试验项目的高效运行、切实保护受试者的权益。

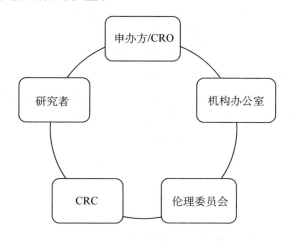

图 1-3　临床试验运行过程中沟通的各方主体

(一)机构办公室与申办者/CRO 的沟通

机构办公室作为临床试验的专业管理部门,是申办者/CRO 首先要联系的部门。作为利益的不同方,申办者/CRO 的需求是在规定时间内和控制成本的前提下,选择药物临床试验机构来完成符合质量标准的临床试验。而机构办公室协助主要研究者接洽项目时除了考虑申办者的基本需求外,还要考虑承接临床试验项目对于专业团队影响力、社会效益、科研水平的提高等其他因素。由于不同申办者内部医学专业人才配备不一、开展药物临床试验的能力有强有弱,因此在临床方案设计、选择研究机构、与研究者沟通和后期的数据处理等方面,不同申办者存在能力强弱不同的情况。而机构办公室作为临床试验机构的管理部门,通过与申办者/CRO 的沟通,了解其组织和实施临床试验的能力,根据其研究目的,在 GCP 相关法规的框架下帮助申办者/CRO 在本机构内顺利进行临床试验。

申办者/CRO 也存在专业水平和管理水平的良莠不齐,这对临床试验运行

也会产生不同程度的影响。在经济利益驱使的大背景下很难避免公司压缩管理成本,从而间接影响临床试验的整体质量。机构办公室作为负责临床试验的管理部门,有责任通过与申办者/CRO 的有效沟通,使其对临床试验的运行状况有客观的了解和认知,以保障临床试验的运行质量。

(二)研究者与申办者/CRO 的沟通

申办者/CRO 与研究者的有效沟通保证了试验开展的科学性、伦理性及追踪审查资料收集的及时性和切实性。在临床试验的准备阶段,双方已就试验方案的制定开始了沟通。鉴于研究者的日常临床业务繁重,申办者/CRO 的代表应使研究者充分了解临床试验的目的和试验内容,激发研究者的研究兴趣,从而使研究者更好地参与方案设计:选择研究团队成员。同时申办者/CRO 通过制定项目实施计划,组织多种形式的沟通交流、互换信息,激发临床试验团队的灵感,激励团队成员真实、有效、全面、客观地发表自己的观点或意见,保障执行进度。作为研究者,应实事求是、尽可能地将可预见的困难与风险摆出来,并做好预案,最大限度地保证临床试验项目科学、合理、顺利地进行,直至临床试验的总结阶段。

(三)机构办公室与临床科室(研究者)的沟通

临床科室或研究者在遇到困难的时候首先想到的是机构办公室,机构办公室作为临床试验管理和服务部门应积极主动地帮助他们解决问题,为其提供保障性的服务,从而更好地提高研究者和受试者的依从性,保证临床试验的质量。

药物临床试验是动态并且长期的,试验运行期间会产生各种资料,要重视这类资料的及时收集以保证整个项目资料的完整性和可追溯性[7]。但由于研究者同时也是临床医生,本身工作繁忙,可能会遗漏这类资料的搜集和上报;而在实际工作中,机构办公室和临床科室常通过电话或者网络沟通,这会导致文件资料的信息收集滞后且不完整。所以机构办公室与研究者之间应保持及时沟通,并指定专人负责质控,从而有效防范资料丢失或遗漏的情况。对于不断增加的临床试验法律、法规及外部环境的变化,完善的沟通机制可以弥补培训效果不理想、培训滞后的缺点。

(四)机构办公室与伦理委员会的沟通

机构办公室作为专业药物临床试验的管理部门承担着审查临床研究立项资料的工作,并协助申办者和研究者及时递交申请资料,确保伦理审查的可靠性和及时性,为临床试验顺利开展提供保障。在试验进行和结束时,机构办公室就日常检查发现的重大违背临床研究方案、违背伦理准则的问题与伦理委员会进行沟通、协调；及时反馈申办者/CRO的意见。若申办者进行了方案、CRF等的修正，机构办公室也可先进行初审，在了解修正案的同时协助伦理委员会及时、快速地审查修正案。按照GCP要求，申办者或研究者需同时向伦理委员会上报SUSAR等安全性报告，但目前各机构伦理委员会仍处于被动接收状态，与机构办公室对安全性报告情况的主动沟通有所欠缺，难以保证各自所归档的个例SUSAR事件的完整性。因此，机构办公室和伦理委员会之间应建立起良好的沟通关系[11]。

(五)伦理委员会和临床科室(研究者)

在试验开展过程中，伦理委员会委员与研究者针对项目进展情况一般无直接沟通，多以伦理委员会秘书为中间人进行交流。有些医疗机构的伦理审查会议尚未要求项目主要研究者必须参加会议，因此主要研究者对审查的意见常常是从伦理委员会秘书或申办者处得知；加之对于相关内容的修订多由申办者执笔，若申办者和研究者之间对审查意见的理解存在偏差，那么就会造成修订内容不符合要求并需要反复修改，从而降低了工作效率。新版GCP明确了研究者的职责之一就是与伦理委员会的沟通，包括"临床试验实施前，研究者应当获得伦理委员会的书面同意""临床试验实施前和临床试验过程中，研究者应当向伦理委员会提供伦理审查需要的所有文件""研究者或者其指定的研究人员应当对偏离试验方案予以记录和解释""为了消除对受试者的紧急危害，在未获得伦理委员会同意的情况下，研究者修改或者偏离试验方案，应当及时向伦理委员会、申办者报告，并说明理由，必要时报告药品监督管理部门"等。因此，从制度层面，各机构伦理委员会应明确会议审查时由PI或助理研究者(Sub-I)汇报；在试验过程中，研究者应主动定期或不定期地向伦理委员会报送资料及相应的沟通信件作为备案，而非由申办者或监查员代劳。伦理委员会也应当明确要求研究者及时报告：临床试验实施中为消除对受试者紧急危害的试验方案的偏离或者修改；增加受试者风险或者显著影响临床试验实施的改变；所有可疑且非预期的严重不良反应；可能对受试者的安全或者临床试验的实施产生不利影响的新信息。

(六)研究护士或CRC与机构的沟通

随着临床试验分工协作的细化，越来越多的研究护士或CRC参与到临床试验的各个方面，其工作任务分散，但是涉及临床试验的受试者保护、数据收集、SAE上报等方方面面。实际工作中，CRC常代替研究者向机构办公室、伦理委员会递交资料,CRC 协助研究者与受试者沟通,代替受试者送检标本、取检查结果和取药等;CRC 的介入在一定程度上减轻了研究者的负担,但不可否认的是,由于工作繁忙等客观原因,研究者与 CRC 可能存在沟通不畅等情况,这造成了差错隐患。因此,各机构办公室应尽快出台适合本机构临床试验运行模式的 CRC 准入制度及相关管理制度,以使 CRC 的管理有标准可依,进而发挥 CRC 的最大作用。

(七)研究者与受试者的沟通

获得知情同意是入组前研究者与受试者间沟通交流及健康教育的过程。在获得知情同意的过程中,研究者应将受试者的健康放在首位,研究者不仅要用通俗易懂的语言向受试者详细、耐心地讲解该试验的目的、试验药物的名称、不良反应、试验过程、期限、相关检查和可能的受益等,还应充分说明甚至要强调受试者参与临床试验的潜在风险及不便,并给受试者足够的时间用来考虑和提问。在药物临床试验过程中,受试者往往对药物临床试验充满期望,希望自己能像典型病例那样有很好的疗效;但当出现不良反应、疗效不明显或不能耐受等情况时,受试者会产生焦虑、担忧的心理,此时研究者与受试者的沟通就显得尤为重要。研究者应主动了解受试者的治疗情况,耐心倾听其主诉,及时进行相应处理,消除受试者焦虑的不良情绪,客观解答受试者提出的问题,解除受试者对试验药物的疑虑,让受试者感到被关爱、被尊重,使受试者以积极的心态进行治疗,从而提高其依从性[12]。

(八)研究护士/CRC 与受试者的沟通

研究护士/CRC 作为药物临床试验工作者之一,协助研究者完成了大量辅助性的工作,在整个临床试验中起着重要的作用。研究护士/CRC 与受试者保持良好的信息沟通,不但能提高受试者的满意度、赢得受试者对研究机构和研究者的信任,还能使受试者自觉配合完成试验,保证了临床试验的顺利进行和完成质量。

研究护士/CRC 对临床试验的认识水平在一定程度上决定着受试者参与临床试验的积极性,因此研究护士除了要熟悉和理解试验方案外,还要培养与受试者沟通的能力,对受试者的心理需要有充分的认识;与受试者保持联系,为受试者设计并提供其下次做检查时的治疗时间表,使其心中有数,便于配合治疗;告知受试者如有异常可及时打电话联系研究医生并做好相应的对症处理。通过建立良好的医患沟通,使受试者对临床试验的风险有充分的认识,使受试者的依从性逐渐提高,使受试者能更好地配合并完成治疗和研究工作。

临床试验过程涉及申办者、CRO、院内辅助科室等诸多岗位及部门,运行过程中会产生大量的信息,而这些信息是用来交流、记录、为下一步的临床决策做准备的,机构办公室是连接这些机构或人员的重要枢纽,积极有效地沟通既可以使试验信息的沟通渠道更加通畅,又可以使管理者获取第一手资源,从而提升临床试验各方对于具体问题的判断力,有利于做出正确的决策,制定出更为合理和科学的制度、规定或操作规范。

三、沟通过程存在的问题

(一)无计划,无相应的管理制度[13]

沟通即是管理。虽然我们在工作中反复强调沟通的重要性,但却没有将沟通管理作为重要的管理工作提出,也缺少和沟通相关的制度。到目前为止,鲜有机构或临床试验项目团队将沟通及其技巧列出计划、形成制度。表现为:①沟通的方式很随意,比如 CRC 在试验中发现了问题,往往会慑于研究者的威严而轻描淡写地口头描述,导致沟通信息无记录;②沟通没有记录,或者说发现问题的一方重复向几方进行口头描述,导致各方的理解不一致,影响到解决问题的效率。

(二)缺乏沟通技巧[13]

表现为对沟通的内容和表达的观点没有进行很好的梳理,语言表达不清,以及医学专业术语匮乏、表达内容缺乏专业性或缺乏足够的资料和证据来支持想要表达的内容,导致信息沟通的目标主题不明确,对方无法做出判断,如对受试者进行知情同意时,使用过多的专业词汇,导致受试者不能很好地理解知情同意书的内容,无法消除对试验的焦虑感和恐惧感而拒绝参与试验。

(三)信息沟通与反馈的滞后[13]

沟通是双向的,既要表达也要反馈,每个表达意愿的人都很在乎对方的反应,良好的反馈能够激发人们沟通的积极性,而不恰当的反馈则会挫伤人们表达的欲望。例如,主要研究者工作太忙,未及时对其他研究者或研究助理反映的情况给予关注;在受试者访视中,研究者过多地关注检查结果而忽视了对受试者的人文关怀,没有热情、友善地交流解释工作;一名监查员(CRA)负责多家机构,疲于奔波而疏忽了及时整理监查结果和信息反馈。

四、如何提高沟通效率

(一)制定沟通计划和沟通制度

对于临床试验的各方,沟通应具有前瞻性和主动性。沟通计划分为计划准备、确定目标、进行策划、编制计划、适时调整计划等 5 个方面。自临床试验项目立项开始,针对可能产生疑问的方方面面与申办者/CRO 进行沟通,使双方在较早阶段就开诚布公、彼此了解,有助于后期的顺利合作;项目立项后根据实际需要,针对实际情况预见可能出现的矛盾和问题,制定沟通与协调计划,明确解决问题的原则、内容、对象、方式、途径、手段和所要达到的目标,组织应对不同阶段出现的矛盾和问题,调整沟通计划;把沟通活动纳入制度建设之中,使沟通活动做到制度化和规范化,改变沟通的随意性。

(二)做好临床试验过程中的沟通

主要研究者负责掌握临床试验过程中重要的工作节点和环节,因此需要合理地分配个人时间、明确团队成员的职责、有效地调动研究团队成员的积极性、把握项目全局、及时处理反馈信息,避免不必要的误会和低效率。研究者或研究护士在与受试者沟通时要从保护受试者权益出发,善于激发受试者的交流兴趣,比如可以利用研究者在专业领域内的学术地位、专业知识等增加受试者对临床试验和研究人员的信任感,使受试者感受到被关爱、被尊重,进而将参与临床试验后的真实感受反馈给研究人员。

(三)及时应对沟通障碍和冲突

在临床试验过程中,不可避免地会发生沟通障碍或冲突,如临床试验的经费问题、合同条款问题及受试者依从性不高等问题。在坚持原则的基础上,主动沟通、相互理解、适当妥协不失为一种开诚布公的化解冲突的方法。

(四)充分利用技术手段使信息互联互通

充分利用现代信息与通信技术,以计算机、网络通信和数据库作为技术支撑,对临床试验全过程所产生的信息和数据及时、准确、高效地进行管理,保证项目信息被及时搜集、整理、共享,并使其具有溯源性。

参考文献

[1] 高荣,李见明.我国药物临床试验机构的发展、定位和职责探讨[J].中国临床药理学杂

志,2012,28(9):714-717.

[2] 国家药监局,国家卫生健康委.药物临床试验质量管理规范[EB/OL].[2020-4-23]

[3] 赵德恒.搞好卫生部西药临床药理基地建设的几点个人意见[J].中国临床药理学杂志,
1998,14(1):58-61.

[4] 卫生部确认首批临床药理基地[J].首都医药,1998,5(4):9.

[5] 药物临床试验生物统计学技术指导原则 20160601

[6] 凌慧艳.药物临床试验信息化管理系统的研究与分析[J].科学与信息化,2018(31):
179.

[7] 刘利军,张勇,毛源,等.药物临床试验机构办公室职能的规范建议[J].中国医药导报,
2006,3(34):113-114.

[8] 吴伟,杨克旭,张颖超,等.对临床试验管理系统提高药物临床试验机构管理水平的研究
[J].中国临床药理学杂志,2015,31(13):1318-1320.

[9] 项玉霞,黄志军,阳国平,等.药物临床试验机构办公室项目管理和质量控制能力建设
探讨[J].中国临床药理学杂志,2015,31(23):2354-2356.

[10] 曹玉,李自普,王晨静,等.我国药物临床试验机构发展的现状与问题探讨[J].中国临床
药理学杂志,2016,32(16):1512-1513.

[11] 陈华芳,张璐,黄小小.研究者伦理意识对药物临床试验中受试者保护作用的探讨[J].
中国临床药理学与治疗学,2016,21(2):165-172.

[12] 陈燕銮,甘彬,陈晓玲,等.受试者参加药物临床试验影响因素分析[J],中国公共卫生,
2020,36(1):123-125.

[13] 杨帆,邢花,高晓峰.沟通管理在临床试验中面临的问题及对策研究[J].中国药师,
2014,17(5):865-867.

[14] 洪明晃,曹烨,葛洁英.中山大学肿瘤防治中心临床研究常用制度/SOP 汇编[G].广州:
中山大学出版社,2015.

[15] 中国外商投资企业协会药品研制和开发行业委员会,中国药学会药物临床评价研究专
业委员会,北京大学亚太经合组织监管科学卓越中心,等.中国临床试验在设计与执行
中的困难和挑战[J].中国新药杂志,2018,27(11):1225-1232.

（编写:刘真,曲恒燕;审校:吴伟,肖爽）

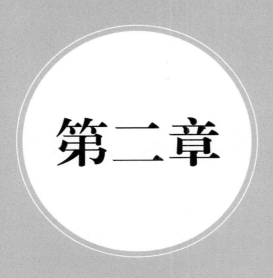

第二章

人员管理

第一节 机构管理人员的管理和培训

一、概述

机构办公室是药物临床试验机构承担药物临床试验组织管理的专门执行部门[1]。按照 NMPA 的法规要求,机构统筹药物临床试验的立项管理、试验用药品管理、资料管理、质量管理等相关工作,持续提高药物临床试验质量。机构办公室是机构运转的核心部门,所有与药物临床试验相关的事务都以机构办公室为中心进行协调管理,以保证试验项目可以良好的运转。

机构办公室应有专人负责为药物临床试验合法合规地在医院内部开展提供事务性的服务,从新临床试验的首次咨询接洽,到与主要研究者及专业科室立项、启动等流程,包括审核申办者资质、立项资料、伦理批件、财务预算、合同条款及项目启动后对项目的质量控制和监督等。

按照法规要求,机构办公室应配备一定数量具有相关资质的专职管理人员。

二、法规要求

参考国家药监局、国家卫生健康委发布的《药物临床试验机构管理规定》(2019 年)、GCP(2020 年),以及药物临床试验机构资格认定和复核检查相关标准。

三、管理要点

(一)必要岗位的设定和岗位职责

机构应任命机构办公室主任和秘书,配备质量管理员、档案管理员及药品管理员等。上述岗位是任何一个机构办公室必不可少的人员配置,在理想的情况下,所有岗位人员不应该互相兼任,每一个岗位安排至少一名专职人员负责。各个岗位职责应按照机构本身的工作流程来制定,在这里笔者只按照法规要求粗浅解读主要职责。

1. 办公室主任　机构办公室主任应该由机构主任任命,负责主持机构办公室的日常工作。办公室主任应具有医药学专业本科以上学历并有中级及以上职称,经过药物临床试验机构和 GCP 相关法规的院外培训并获得相应证书;应熟悉药物临床试验运行管理全过程,掌握相应管理制度、SOP 及人员职责;熟悉机构药物临床试验管理中承担的职责和要求。主要工作包括:负责组织人员培训,制定培训计划;组织制定、修订、废弃管理制度和 SOP;负责机构质量管理计划的制定;负责审核是否承接试验项目并审查试验合同;掌握各项药物临床试验的进展;审查总结报告[2]。

除了负责法规规定的机构办公室职能所包含的日常工作以外,办公室主任还需要有一定的运筹能力。机构办公室在实际工作中,经常需要多方协调,包括医院外部的申办者、CRO 公司、临床机构管理组织(SMO)等,以及医院内部的其他科室,如医技科室、药剂科、信息部、科研处、财务处等,另外还涉及上级主管单位,如 NMPA、省市级药监部门、所属卫健委、人类遗传资源管理办公室等。在法规的框架下,各方要求各异,这需要办公室主任来协调和安排本机构人员的工作。主要工作包括:上传下达、沟通与协调及带领机构办公室人员发挥出执行力。办公室主任是整个机构办公室最核心的岗位。

2. 办公室秘书　办公室秘书应该由机构办公室主任任命,协助办公室主任完成各项日常工作。办公室秘书应具有医药学等相关专业本科以上学历,经过药物临床试验技术和 GCP 相关法规的院外培训并获得相应证书;应熟练掌握药物临床试验管理相应的岗位职责和要求;熟悉药物临床试验的管理流程。主要工作包括:负责立项资料的收集与形式审查,建立和维护项目管理文档;负责机构办公室文件资料的管理。[2]

3. 质量管理员　质量管理员应该由机构办公室主任任命,负责机构内各专业所开展的临床试验项目的质量监督。质量管理员应具有医药学等相关专业本科以上学历,经过药物临床试验机构和 GCP 相关法规的院外培训并获得相应证书;应掌握质量管理制度和 SOP;熟悉药物临床试验全过程和相应的质量管理要求[2]。主要工作包括:撰写质量管理相关的制度和 SOP,并定期维护修订。按照 SOP 制定项目的质控计划、质控节点,定期对项目进行质量控制核查,并向机构办公室主任汇报。

4. 档案管理员　档案管理员应该由机构办公室主任任命,负责机构所有临床试验档案资料的管理。档案管理员应经过 GCP 相关法规的培训,熟练掌握档案资料管理制度及 SOP,熟悉档案资料的管理要求[2]。主要工作包括:负责接收并保管所有试验项目的立项资料,完结归档资料及其他需要保存的试验文档,制定符合 GCP 要求的项目资料归档目录并进行详细记录,管理档案室,负责管理借阅记录、温湿度记录等。

5. 药品管理员 药品管理员应该由机构办公室主任任命(可以协同药剂科),并获得研究者的授权,负责管理临床试验所涉及的试验用药品[3]。药品管理员应具有药师及以上职称,经过 GCP 相关法规的培训,掌握试验用药品管理 SOP,熟悉药物储存管理要求[2]。主要工作包括:负责管理临床试验中心药房,管理临床试验用药品的进出库记录,管理药物的发放、回收和储存等,负责临床试验药柜和冰箱的管理及温度监控。

(二)其他岗位的设定和岗位职责

根据机构办公室管理工作的实际情况,在人力充足的条件下,可增加其他的岗位设置,细化分工,提高工作效率和专业性。下文列举了一些机构办公室常见的其他岗位设置以加深对办公室人员管理的理解。以下岗位可兼职可专职,根据实际需要进行安排。

1. 财务管理员 根据医院对临床试验财务管理的要求来确定岗位职责。在大部分的医院,医院财务处只负责试验经费的收支。按照 2015 年"第 117 号公告"中 NMPA 对数据核查的精度和严谨性来看,受试者的试验补偿(如 I 期试验的采血补偿)是检查中的一个要点,同时也可以作为旁证证实受试者真实参与试验的经历。因此,对试验项目经费的管理将会往更加精细、严谨的方向发展。每个临床试验项目应该设立独立的账目,所产生的试验支出应逐条对应每一名受试者的每一次随访。试验项目的支出是由专业科室产生的实时、动态的数据,往往数量庞大、数据烦琐,机构办公室应定期整理账目、统计收支,并及时给受试者发放补偿等。对于财务管理的要求更加深化,所需要的工作量也随之加大,根据各机构办公室的实际情况,可增设财务管理人员来专职管理账目。

2. 信息系统(CTMS、EDC 等)管理员 随着 NMPA 对临床试验信息化管理的倡导和相应检查的要求,各机构都在大力发展临床试验相关的信息化建设,其中常见的包括机构管理用的 CTMS、试验数据收集的 EDC 系统及临床试验院内数据管理系统等。随着信息系统进入临床试验的管理平台,机构办公室在业务上也需要增加适当的人员以对应信息系统的管理和维护。

3. 研究护士(人事关系隶属于机构) 在一些研究中心,主要研究者或专业科室会聘用一两名临床护士来担任研究护士的工作,以协助研究者管理临床试验。但是在这里探讨的模式,是由机构来聘用研究护士,也就是说研究护士的编制应该属于机构。这可能需要机构在院内协调护理部及人事处等相关部门,但是这种模式特有的好处在于,机构办公室对于项目的管理将非常深入、快速和直接,对项目的质量和进展也可以了如指掌。同时,研究护士也不会因为脱离护理队伍而失去组织和归属感,同样可以按照护理的路径完成考核和晋升。此外,对于研究者来说,也可以减少培养研究护士的时间,机构将负责派遣和人员管理,也使在该岗位上的研究护士可以全职、高效地将工作精力集中在临床试验管理工作中。当然在一些短期的、方案简单的临床试验中,CRC 也可以替代研究护士的工作,但是,对于一些复杂的方案、长时间的随访、病情复杂的疾病,最为典型的案例是在抗肿瘤药的临床试验中,研究护士对于受试者管理的优势是 CRC 不可替代的,同时,对于较长期的随访,研究护士的人员流动性远小于 CRC 的人员流动性,研究护士具有不可替代的优势。

4. 培训管理员　机构办公室有责任制定临床试验相关知识的培训计划,并对参与试验的人员和院内外相关人员进行培训。对于这一部分工作,在一些培训开展得比较好的机构中,往往每个月甚至每个星期都有各类培训,小到机构内部的 SOP 培训学习,大到全国性的各种培训专题会。因此制订计划、组织和协调等工作也可以考虑安排一位固定的人员来管理,根据工作量安排专职或兼职人员。

5. 统计师　在一些早期、创新的临床试验及研究者发起的临床研究中,涉及许多统计学方面的工作,要求研究者的团队具有一定的统计学知识和能力。基于机构在拓展学科科研能力和培养方法学人才等方面的考虑,引入一位统计师是十分有价值和必要的。

(三)人员培训

机构办公室的重要职责之一就是负责对所有研究者及辅助团队人员进行培训,同时也包括对机构办公室人员进行培训。根据上述其他岗位设置中提到的培训管理员的岗位,有条件的机构办公室可以设立一位专职管理培训工作的人员。人员培训包括以下几方面。

1. 培训方式　机构办公室应制定年度培训计划,定期组织药物临床试验的所有管理人员和研究人员接受培训[4]。培训内容包括药物临床试验相关法律法规、临床试验技术及相关管理制度与 SOP 等,培训方式包括组织参加院外培训进修班或组织院内培训班、专题讲座、学术研讨、学术沙龙等。

(1)培训计划。机构办公室应该根据上一年度的培训情况制定新一年的培训计划,从管理制度、SOP 到最新的法规指南逐步增加难度。培训计划应该按照不同对象来划分,对机构内部人员 GCP 法规的掌握要求比较高,应根据药监部门发布的最新法规指南等,及时安排培训,并写入培训 SOP。

(2)制度、流程和 SOP 的培训。机构内部人员应该根据自身工作的具体情况撰写相应的工作流程、管理制度和 SOP。由机构主任批准生效后,办公室主任应立即组织全体办公室人员进行学习。学习方式可以是小组学习的形式,由撰写人讲解,其他人员听取内容并可以提问,在 SOP、管理制度等的后面附上培训记录,所有参加培训的人员均应签字。没有参加小组学习的人员可以在合适的时间自学并且留下培训记录。对专业科室人员的培训应由机构办公室人员组织,可按照科室组织多次小范围培训,或 1～2 次全院范围的集中培训。不论哪一种形式,只要是根据实际情况开展,有效培训了更多的研究者,那就是合适的。每次更新 SOP 和管理制度后,都需要再次开展培训。

(3)院内讲座。在院内定期组织 GCP 相关讲座,范围可设置得广泛些,尽量安排对研究者有帮助的内容,包括临床试验实施过程的经验交流、新的试验技术的专家讲座、新政策和新法规对研究者的影响等,提高研究者对临床试验的认识,帮助研究者与时俱进地了解自身的责任和义务。可以结合院内教育处相关的教学安排来进行课程设置。应保留签到记录和培训课件。

(4)对外讲座。机构办公室可以根据本机构的实际情况举办一些经验交流会等学术活动,或者承办一些其他协会或组织的培训讲座等,通过与其他同行的交流、互通有无、取长补短,使机构的发展更加快速,也能推动行业的进步。应保存会议通知、课程安排、培训记录和照片影音等记录。

(5)简报形式培训。机构办公室可以定期根据工作内容总结并发布院内简报(纸质或电子),简报包括但不限于最近的院内试验动态、最新的国家法规和行业大事、GCP 知识,也可以分享一些质控中发现的问题。通过简报的形式对研究者进行实例培训。

对研究者的培训形式可以是多种多样的,只要切实有效就可以,并且要做好相应记录,切勿流于形式,为了应付检查而走流程的培训并不可取。

2. 培训档案 机构办公室应建立药物临床试验管理人员和研究人员的培训档案,并要求相关人员不断更新知识以适应药物临床试验的发展。机构办公室的培训管理员(职责)应负责建立培训档案,档案应分为机构内部人员培训档案,以及专业科室的培训档案。应该为机构内部人员设立独立的个人培训档案,收集每个人员每一年度所参加的培训记录,档案应包含培训名称、培训举办单位及有无培训证书等内容,并保留相关证书的复印件。每个人应该根据自身的岗位职责有选择性地参加一些培训,在培训 SOP 方面,一年应有一定次数的要求。机构办公室主任应根据人员职责的不同,有针对性地派遣人员参加外部的培训,以提高人员职业素质和专业知识。

专业科室的培训档案可以由机构设置,也可以由专业科室自行管理。培训档案除了必要的 GCP 资质证明以外,还应包括参加过的临床试验相关培训会议,以及参与过的临床试验的项目名称。机构办公室培训管理员应负责定期更新培训档案。所有证明文件的原件都应交由本人保管,培训档案只保存复印件。机构办公室如果有预算和专项经费,可以拿出一部分经费支持专业科室的临床试验培训,鼓励研究者更积极地参加培训。

3. 启动会　试验项目启动前,机构办公室应督促申办者和主要研究者对项目所有研究人员进行试验方案、SOP、受试者保护、人员职责等方面的培训。临床试验的启动会是对该临床试验项目的专项培训,主要包括试验方案、给药、受试者保护、标本采集处理、CRF 填写和 SAE 填报等方面,偏重于实操性,也仅限于该试验项目。启动会是实操前最后一次演练,对所有参与该项试验的人员而言是最后一次查缺补漏的机会。启动会培训注重高效性和可操作性等,是非常必要的。机构质量管理人员和试验用药品管理员等都应该参加启动会培训,加强对该项临床试验方案的了解。

参考文献

[1] 国家药品监督管理局,国家卫生健康委.药物临床试验机构管理规定.2019.
[2] 国家药品监督管理局.药物临床试验机构资格认定检查细则(试行).2014.
[3] 国家药品监督管理局,国家卫生健康委.药品临床试验质量管理规范(GCP).2020.
[4] 国家药品监督管理局.药物临床试验机构资格认定复核检查标准——机构部分.2004.

（编写：江旻；审校：朱雪琦）

第二节 研究者的管理和培训

一、概述

(一)研究者的定义

研究者[1]，指实施临床试验并对临床试验质量及受试者权益和安全负责的试验现场的负责人。这里的研究者是指主要研究者(PI)。

(二)研究团队的构成

研究团队以主要研究者为核心，包括助理研究者、研究医生、研究护士、临床护士、药剂师、临床检查技师及临床试验协调员等。

(三)研究者的责任

研究者在临床试验过程中应当遵守试验方案，医学判断或临床决策应当由临床医生做出。参加临床试验实施的研究人员应当具有能够承担临床试验工作相应的教育、培训和经验。[1]

二、法规要求

参考《药物临床试验的质量管理规范》(GCP)2020版、ICH-GCP E6(R2)(2016年)、《药物临床试验机构管理规定》(2019年)等相关法规。

三、管理要点

(一)研究者

1. 研究者应具备的资质 通过对我国 GCP(2020 年)[1] 与 ICH-GCP E6 (R2)(2016 年)[2] 进行对比,可以清晰地看到不论是我国标准还是世界通行标准,对研究者资质的要求基本是相同的。从中外对比来看,中国的规范结合了国情,对资质的门槛更明确,更合乎医疗大背景。2020 年版 GCP 的整体规范程度及试验可操作性与 2003 年旧版 GCP 相比有了很大提高,并与 ICH-GCP E6(R2)更加贴近,这体现了我国 2017 年加入 ICH 后,药物临床试验政策法规逐步与国际接轨。

表 2-1 将研究者相关章节中有关研究者资质的条款按照所涉的核心要点进行了整理和对比,共概括出 5 个要点,如下文所述。

表 2-1 研究者资质明细表

要点	中国 GCP(2020 年) 第四章第十六条	ICH-GCP E6(R2)(2016 年) 4. 14. 1 Investigator's Qualifications and Agreements
1. 专业资质及 试验经验	1. 具有临床试验机构的执业资格;具备临床试验所需的专业知识、培训经历和能力;能够根据申办者、伦理委员会和药品监督管理部门的要求提供最新的工作履历和相关资格文件	4. 1. 1 The investigator(s) should be qualified by education, training, and experience to assume responsibility for the proper conduct of the trial, should meet all the qualifications specified by the applicable regulatory requirement(s), and should provide evidence of such qualifications through up-to-date curriculum vitae and/or other relevant documentation requested by the sponsor, the IRB/IEC, and/or the regulatory authority(ies)

（续表）

要点	中国 GCP(2020 年) 第四章第十六条	ICH-GCP E6(R2)(2016 年) 4.14.1 Investigator's Qualifications and Agreements
2.深入掌握项目	2.熟悉申办者提供的试验方案、研究者手册、试验用药品相关资料信息	4.1.2 The investigator should be thoroughly familiar with the appropriate use of the investigational product(s), as described in the protocol, in the current Investigator's Brochure, in the product information and in other information sources provided by the sponsor
3.遵守法规	3.熟悉并遵守本规范和临床试验相关的法律法规	4.1.3 The investigator should be aware of, and should comply with, GCP and the applicable regulatory requirements
4.领导团队	4.保存一份由研究者签署的职责分工授权表 6.研究者授权个人或单位承担临床试验相关的职责和功能，应当确保其具备相应资质，应当建立完整的程序以确保其执行临床试验相关职责和功能，产生可靠的数据	4.1.5 The investigator should maintain a list of appropriately qualified persons to whom the investigator has delegated significant trial-related duties
5.配合核查	5.研究者和临床试验机构应当接受申办者组织的监查和稽查，以及药品监督管理部门的检查	4.1.4 The investigator/institution should permit monitoring and auditing by the sponsor, and inspection by the appropriate regulatory authority(ies)

（1）专业资质及试验经验。两版 GCP 中，第一条都要求研究者有相应资格。研究者按照《中华人民共和国执业医师法》，在其所注册的医院拥有合法行医资格，具有执业医师资格，如三甲医院的主任医师。同时研究者在试验所涉及病种相关的专业领域有一定的专长和经验。例如，在一项肺癌的抗肿瘤药物临床试验中，应该选择一位肺癌方面的专家担当研究者，符合前两条的专家可以帮助申办者更有把握地实施试验，并且能够准确预估相关病种试验的开展情况，包括可能的治疗效果、潜在的受试者数量和安全性风险等。此外还要求研究者对临床试验有一定的了解和相关经验，不仅仅包含 GCP 方面，更多的是临

床研究方面的知识,如方案的设计、给药剂量的设定、疗效评估方法、药物代谢、生物统计的知识等。这要求研究者不仅仅作为一名医师,并且作为一名科研人员参与试验,保证临床试验按照科学的方向开展。参加临床试验数量较多的研究者往往在这一条上更有优势。以上这3点,通常可以从研究者的完整的最新履历上明确考察到。

除GCP中的规定之外,国家药监局及国家卫生健康委于2019年颁布的《药物临床试验机构管理规定》[3]中明确要求研究者应当具有高级职称并参加过3个以上药物临床试验。

(2)对项目的掌握。在这两版GCP中都有明确的规定,要求研究者对准备参加的临床试验项目有深入的了解,包括该临床试验用药品在临床前的各项研究结果,国内外同类药物的研究结果,对方案的详细解读甚至参与撰写,对药物潜在的风险和疗效有所预期,同时也能够对所要参加的临床试验的风险做出评估。从各个角度来说,对试验用药品越熟悉,对方案越了解,试验实施的完成度就越高,不论对受试者的安全性还是对试验质量而言,都是最佳的选择。

(3)遵守法规。从法规角度对研究者提出要求,其中ICH-GCP有明确的条款要求研究者遵守相关法规。中国GCP(2003年)中没有相应条款,但是在新版GCP(2020年)中,增加了要求临床试验从业者必须遵守相关法规的条款。GCP作为参与临床试验人员的最基本、最核心的规范,研究者必须重视,这也是每次各级部门检查必查的资质之一。

(4)领导团队。任何一项临床试验在每家研究中心都需要一个研究团队。研究者,这里往往指一个中心的PI,是整个团队的核心,是试验实施的总责任人。作为一名PI,在医疗机构中,应当具有足够的职务和权限去组织一个健全的团队来实施临床试验,其中不仅包括人力,也包括准备相应的医疗设施、急救设备等。因此,在中国,很多时候是由科室的领导来担当PI,如科室主任。在安排好团队成员后,试验应该有对应的职责分工授权表来证明所有试验组成员的分工和培训记录。一个好的研究者能够合理安排研究组成员,专业化分工能够更好地保障试验质量。特别需要强调的是,不论在国内还是国外,主要研究者都要对试验的实施承担主要责任。

(5)配合核查。ICH-GCP E6(R2)(2016年)及我国GCP(2020年)都是目前最新出台的规范,这两部规范都要求研究者能够接受并配合各项对试验的常规核查。研究者应该配合申办者常规派遣的监查员(CRA)或稽查员的监查或稽查工作,这需要研究者切实拿出时间来与CRA或者稽查员沟通。除此以外,研究者还应重视药监部门派遣的检查组,协调人员及文件等资源配合检查。

综上所述,作为一名研究者,必须具有一定的专业资质和法规意识,同时能够调动医疗资源以实施试验。符合上述条件的医师才有资格加入研究者的行列。

2. 研究者的职责 对比我国 GCP 与 ICH-GCP 可以看出,在研究者的章节中,除了对研究者的资质有所要求之外,对研究者的职责更是用了较大的篇幅来陈述(表 2-2)。

表 2-2 研究者职责明细表

要点	我国 GCP(2020 年) 第四章 研究者	ICH-GCP E6(R2)(2016 年) 4. INVESTIGATOR
1. 对受试者的医疗照顾	第十八条 应当给予受试者适合的医疗处理	4.3 Medical Care of Trial Subjects
2. 提供受试者资源	第十七条(一)有按照试验方案入组足够数量受试者的能力	4.2.1 The investigator should be able to demonstrate (e.g., based on retrospective data) a potential for recruiting the required number of suitable subjects within the agreed recruitment period
3. 与伦理委员会沟通	第十九条 与伦理委员会沟通:获得伦理委员会批准;提供审查所需文件	4.4 Communication with IRB/IEC
4. 方案依从性	第二十条 应当遵守试验方案	4.5 Compliance with Protocol
5. 受试者的知情同意	第二十三条 应当遵守《赫尔辛基宣言》的伦理原则实施知情同意。 第二十四条 知情同意书的要求	4.8 Informed Consent of Trial Subjects
6. 提供妥善的医疗环境	第十七条 (三)有权支配参与人员与医疗设施	4.2.3 The investigator should have available an adequate number of qualified staff and adequate facilities for the foreseen duration of the trial to conduct the trial properly and safely

要点	我国 GCP（2020 年） 第四章　研究者	ICH-GCP E6（R2）（2016 年） 4. INVESTIGATOR
7. 数据管理	第二十五条　记录和报告应该符合要求	4.9 Records and Reports
8. 监查、稽查、检查	第二十五条　（七）根据监查员/稽查员/伦理委员会或药品监督管理部门的要求，配合提供相关记录	4.9.7 Upon request of the monitor, auditor, IRB/IEC, or regulatory authority, the investigator/institution should make available for direct access all requested trial-related records
9. 财务明确	第四十条　申办者与研究者和临床试验机构签订的合同	4.9.6 The financial aspects of the trial should be documented in an agreement between the sponsor and the investigator/institution
10. SAE 等	第二十六条　安全性报告	4.11 Safety Reporting
11. 管理试验用药品	第二十一条　对试验用药品有管理责任	4.6 Investigational Product(s)
12. 提前终止或者暂停临床试验	第二十七条　提前终止或暂停临床试验	4.12 Premature Termination or Suspension of a Trial
13. 负责进展报告及总结报告	第二十八条　提供进展报告（过程及总结）	4.10 Progress Reports 4.13 Final Report(s) by Investigator
14. 随机和破盲	第二十二条　遵守临床试验的随机化程序和盲法	4.7 Randomization Procedures and Unblinding
15. 保障充足时间	第十七条　（二）有足够的时间实施和完成临床试验	4.2.2 The investigator should have sufficient time to properly conduct and complete the trial within the agreed trial period
16. 确保研究团队人员可靠	第十七条　（四）确保所有参加临床试验的人员充分了解试验方案及试验用药品，明确各自分工和职责，确保临床试验数据真实、完整和准确	4.2.4 The investigator should ensure that all persons assisting with the trial are adequately informed about the protocol, the investigational product(s), and their trial-related duties and functions

（续表）

要点	我国 GCP(2020 年) 第四章　研究者	ICH-GCP E6(R2)(2016 年) 4. INVESTIGATOR
17.监督团队人员	第十七条　(五)监管所有研究人员执行试验方案,并采取措施实施临床试验的质量管理	4.2.5 The investigator is responsible for supervising any individual or party to whom the investigator delegates trial-related duties and functions conducted at the trial site. 4.2.6 If the investigator/institution retains the services of any individual or party to perform trial-related duties and functions, the investigator/institution should ensure this individual or party is qualified to perform those trial-related duties and functions and should implement procedures to ensure the integrity of the trial-related duties and functions performed and any data generated

　　为了更清晰地对比这两版 GCP 对研究者职责的要求范围,将所涉及的核心要点重新整理后列表对比。概括的要点逐条分析如下。

　　(1)对受试者的医疗照顾。医疗照顾这一条的核心意思在于对受试者安全的保护。受试者在入组临床试验后,应该得到研究者的医疗照顾,这不是额外的服务,而是根据试验方案要求,在不同随访期定期进行的安全性评估。如果疾病进展或者发生不良事件,研究者应该根据疾病及试验情况,给予妥当的医疗干预或者建议。研究者应承担相应的医学决策责任。除此之外,研究者还应该尊重受试者对自身情况的知情权,将相关信息如实告知受试者。

　　(2)提供受试者资源。为了确保有充足的受试者入组临床试验,研究者有责任做出一些切实有效的准备,中国 GCP(2020 年)新增条款"研究者在临床试验约定的期限内有按照试验方案入组足够数量受试者的能力"[1]作为必要条件,强调了研究者应该对入组数量负责,避免发生实际入组例数和计划入组例数相差过大的情况。

　　(3)与伦理委员会的沟通。研究者应确保在试验开始前,所有试验资料都获得伦理同意的批件,在试验启动后,更新的资料也需要通过伦理审批。除此之外,研究者与伦理委员会的沟通贯穿整个临床试验过程,在研究进行过程中,临床方案、知情同意书等文件变更需提交伦理委员会,获得伦理委员会审查批准后才能执行新的方案;可疑且非预期严重不良反应、药物研发期间安全性更新报告需及时向伦理委员会报告;所有方案违背都需要向伦理委员会报告;按照伦理委员会跟踪审查频率的要求,每年至少报告一次年度定期跟踪报告;暂停/终止研究应及时向伦理委员会报告;在临床研究结束后要提交结束研究的审查申请。

(4)方案依从性。研究者应严格依从方案规定来实施临床试验。不论在哪一版 GCP 中,这一条都是研究者职责中的重中之重,是对研究者最基本的要求,也是试验成功的前提。首先,研究者应该确保试验方案经过伦理委员会审批,也包括过程中的任何修改。实际工作中,总会有各种因素引起方案违背,一旦发生了违背,研究者除了保障受试者的安全以外,还应该做好相应记录,以保证溯源时能还原整个过程。新版 GCP 中还特别指出应当采取措施以避免使用方案规定的禁用药,这一类问题也是常见的方案违背。除非在临床试验实施中为消除对受试者紧急危害的试验方案的偏离或者修改,这种情况应向伦理委员会及时报告。

(5)受试者的知情同意。伦理审查与知情同意是保障受试者权益的重要措施。研究者的另外一个重要职责就是征得受试者的知情同意,这一过程是整个临床试验的基石,没有充分的知情会导致很多意想不到的结果,如受试者依从性较差甚至引起医患纠纷,不但增加了试验的风险,也违背了伦理学的要求。每一位研究者都应该充分意识到知情同意的必要性和重要性,并且按照正确的方法使受试者知情同意。在 ICH-GCP E6(R2)中,4.8"受试者的知情同意"条款中,共用了 15 小条来详细说明这一过程,其中详细列举了研究者应该向受试者解释的 15 个必要内容[2]。中国 GCP(2020 年)用了较长篇幅来阐述这一过程,涉及第二十三条及第二十四条 2 条条款。第二十三条包含了 14 条知情同意伦理相关要求,与 ICH-GCP 相比,其中还包含了儿童作为受试者的特殊情况,并且首次要求病史记录中应当记录受试者知情同意的具体时间和人员。第二十四条单独阐述了知情同意书等提供给受试者的资料的要求,包含了 20 个方面的内容[1]。研究者应熟悉 GCP 中所有知情同意的操作要求并在实际工作中严格遵守。

(6)提供妥善的医疗条件。这是试验能够顺利开展的必要条件。良好的设施包括实验室设施、急救设施等。数量充足的研究人员能保证受试者在安全的条件下参加试验。研究者对受试者的安全有不可推卸的责任。

(7)数据管理。试验启动后,研究者按照方案要求开展试验,随之产生的各项数据将被记录在病历报告表(CRF)中,被收集用于统计,最后直接反应在总结报告中并上报给药监部门。可以说数据是整项临床试验最终的成果,也是最可靠的证据。在试验开展过程中以及结束后,研究者都会接受各方对试验质量的核查,不论哪一级别的检查,最终的核查重点都会落在数据上,也就是常说的数据溯源。随着2015年"第117号公告"的发布,越来越多的研究者意识到数据质量的重要性。准确、完整、清晰和及时是中国 GCP(2020年)及 ICH-GCP E6(R2)中明确提到的报告中的数据标准。两版对源数据的要求都应具有可归因性、易读性、同时性、原始性、准确性、完整性,中国 GCP 额外要求具有一致性和持久性,并且明确要求保留修改痕迹。研究者应保证试验实施过程中数据的产生和收集都符合规范。

另外,中国 GCP(2020年)特意指出临床试验信息化应用前景,指引研究者跟随时代发展并提升数据的管理能力。临床试验病历应存在于医院电子病历系统中,随着医院的信息化建设,研究者应优先使用配套完备的权限管理、稽查轨迹及数据的安全性和完整性有保障的临床试验电子病历系统。此外,在临床试验信息化的过程中,对临床试验的信息加以应用时,应注意保护试验信息和受试者的隐私信息。在对试验质量要求越来越高的环境下,临床试验中采用数字化系统进行数据管理已经成为必然的发展趋势。

(8)监查、稽查、检查。任何一项临床试验都必然经历过不止一次的检查,不论是监查员的日常监查、申办者的稽查,还是药监部门的检查,都是为了保证整个试验过程及产生的数据的质量,这是临床试验必不可少的一环。研究者作为实施方的负责人,应该理解并配合来访的相关人员,并主动准备相应资料,协助检查工作。这种保证质量的方式能帮助研究者发现疏漏,检视研究过程的各个环节,提高研究团队临床试验的专业素养,帮助研究者快速提高临床试验能力。

(9)财务明确。研究者及临床试验机构需要与申办者签订协议后才可以开展临床试验,与试验相关的所有经费需要罗列清晰、明确。申办者应当免费向受试者提供试验用药品,支付与临床试验相关的医学检测费用;应当承担受试者与临床试验相关的损害或者死亡的诊疗费用,以及相应的补偿。临床试验中与试验相关的检查是不应该向受试者收取费用的,也不得使用医保基金。研究者应该了解这一部分的具体财务规定。此外,中国 GCP(2020年)在二十五条(六)中明确指出:"申办者应当与研究者和临床试验机构就必备文件保存时间、费用和到期后的处理在合同中予以明确。"[1]

(10)SAE 等。在临床试验中,严重不良事件是安全性方面最需要关注的问题,也是风险最大的事件。研究者不论是从受试者安全保护的角度,还是从试验药物安全性数据收集的角度来考虑，都应该按照 GCP 的要求及时治疗、及时上报。保护受试者的安全是第一位的，但是作为临床研究，需要优先考虑方案中要求的处理方法，并在处理后如实做好记录。SAE 报表的内容模式基本都是同样的，研究者有责任学习如何填写，并且在发生 SAE 后填写报表并上报。

与 2003 年的旧版 GCP 相比较，2020 年的新版 GCP 对于 SAE 的定义及上报要求有了较大更新。新版 GCP 第十一条（二十七）将 SAE 的定义修改为"受试者接受试验用药品后出现死亡、危及生命、永久或者严重的残疾或者功能丧失、受试者需要住院治疗或者延长住院时间，以及先天性异常或者出生缺陷等不良医学事件"。[1] 与旧版相比，新版 GCP 的收集时间限定在服药之后，缩短了上报范围。第二十六条写明了方案及研究者手册中规定的严重不良事件不用及时上报，进一步缩小了上报范围。同时，上报对象也发生了变更，由旧版中规定的 24 小时内向药监部门上报[4] 改为及时向申办者申报。此外，新版 GCP 与 ICH-GCP E6（R2）相同的一点是对于所报告的死亡事件，第一次提出了研究者需要向申办者和伦理委员会提交尸检报告和最终医学报告。而与 ICH-GCP 不同的地方在于新版 GCP 新增了研究者应该向伦理委员会申报由申办者提供的可疑且非预期严重不良反应（SUSAR）。[1]

（11）管理试验用药品。在 ICH-GCP E6（R2）的研究者职责章节中，关于试验用药品管理的条款包括计数、发放、回收等环节[2]。在中国，试验用药品管理一般是临床试验中心药房的模式，因此 GCP（2020 年）中并列提到临床研究机构对试验用药品管理的责任。同时，与 ICH-GCP 相比，中国 GCP 对试验用药品管理的记录中强调了签名，这也意味着需要研究者明确对药师给予授权。

此外，我国新版 GCP（2020 年）对于生物等效性试验（BE 试验）中的试验用药品新增了留样和保存要求。[1]

（12）提前终止或者暂停临床试验。临床试验启动后，因为任何理由提早结束或者暂停试验，研究者都应该立即通知受试者，以安排适当的后续治疗。同时研究者还需要向伦理委员会及临床试验机构递交书面报告。如果中止的决定是由研究者判断的，如研究者发现了与受试者安全性相关的重大信息，此时研究者也有责任主动联系申办者。

（13）负责进展报告和总结报告。两版 GCP 都明确要求研究者每年向伦理委员会递交试验的进展报告。并且，在研究过程中，研究者也需要向各方提交发现的安全性问题。

研究者对最终的试验报告内容负责，研究者应该在审核后签字。研究者负责确认数据被如实地记录在报告中，以保证试验结果是真实的。

（14）随机和破盲。我国新版 GCP（2020 年）根据 ICH-GCP E6（R2）的标准，增加了对研究者遵守随机化程序的要求，对盲法设计试验中的破盲，研究者需要向申办者提供解释并记录事件。

（15）保障充足时间。一项高质量的临床试验需要研究者密切关注、时时掌握进程、及时决策、与团队随时沟通，这必须有充足的时间才能达成。

（16）确保研究团队人员可靠。研究者作为临床研究团队的领导者，在试验开展前应该带领团队中所有的成员对试验方案及药品信息等进行培训，并对合格的人员授予相应的权限，确保试验能顺利开展。

（17）监督团队人员。在试验开展过程中，研究者有责任监督所授权的人员按照方案和 SOP 实施临床试验，各司其职。

（二）辅助研究人员

在药物临床试验的研究团队中所有人员都应有明确分工，应符合以下要求[5]。

1. 助理研究者（Sub-I）　是主要研究者的医学研究助手，辅助主要研究者开展临床试验。具体职责如下。

（1）参加项目启动会和启动培训，充分理解试验方案和研究者手册中的内容，严格执行试验方案。

（2）征得受试者的知情同意，保证受试者在进入研究前获得知情同意书。

（3）协助主要研究者参与对受试者的医学观察、检查和治疗。

（4）汇报严重不良事件和其他安全性事件，并保证受试者在出现不良事件时得到适当的治疗。

（5）将数据真实、准确、完整、及时、合法地载入病例和 CRF。

（6）协助主要研究者接受各级质量管理部门对试验项目的质量检查。

（7）及时向主要研究者汇报研究进展、受试者病情等相关情况。

2. 研究护士　在研究团队中是受试者管理的执行者，负责采血、发药等工作。具体职责如下。

（1）参加项目启动会和启动培训，熟悉试验方案。

（2）根据试验方案要求，按照研究者的处方给受试者发药。

（3）采集和处理受试者的生物样本。

（4）协助药物管理员进行试验用药品的领取、管理、配置、发放、记录、清点和返还。

（5）标记受试者病床、腕带、日记及试验用图表。

（6）做好抢救药物、物品和设备的准备、使用、检测及维修工作。

3. 研究协调员　在临床试验中不可或缺,其工作职责是在研究者的指导下,根据法规、GCP 和方案的要求进行临床研究和非医学性判断的事务性工作,以确保药物临床试验顺利进行,在药物临床试验过程中起协调及管理作用。具体见本章第三节内容。

4. 专业的质量管理员　是专业组内的负责质量控制的人员,是试验团队自身对质量管理的一环。具体职责如下。

(1)督促项目组的质控工作。

(2)制定质量稽查计划并执行。

(3)核对原始资料和 CRF。

(4)督促整改稽查发现的问题。

(三)人员培训

在医疗机构中,药物临床试验机构负责与临床试验相关的培训。机构应按照年度制订计划,定期组织研究者参加培训。这一节只探讨与临床试验相关的培训,不包括医学专业知识方面的培训。

1. 药物临床试验管理制度与 SOP 的培训

(1)GCP。所有主要研究者应定期参加国家级的 GCP 及其他相关权威单位的 GCP 培训,学习新法规和新指南。根据既往药监局对现场资格复核检查的要求来看,至少应该有一份国家局的 GCP 培训证书,建议至少 3 年更新一次。其他研究人员根据自身工作的需要和所承担的职责参加 GCP 培训并更新证书。

(2)专业组的 SOP。各专业的 SOP 应该由各专业组织人员撰写。根据谁来做谁来写的原则,按照本专业的实际工作流程制定具有可操作性的 SOP。在生效后,组织专业内部学习,可以是集体学习的方式,也可以是个人自学,并要做好学习记录。应根据实际工作的变化,定期修订 SOP,并再次接受培训。

(3)其他院内外培训。机构会定期在院内举办一些与临床试验技术相关的培训或者沙龙,如对不良事件的处理、对受试者依从性的管理等,研究者应尽可能参加。三人行必有我师,听取其他研究者的经验和建议,往往可以帮助解决临床试验中的具体问题。此外,在临床试验的行业中,全国每年都有各类针对性的培训。随着国家药品监督管理局对试验质量要求的提高,对各项管理工作的要求越来越精细化,对试验中的每一环节的规范也越来越明确。研究者应跟随行业飞速发展的脚步,及时更新自身的知识体系,以更好地承担研究者的职责,高质量地完成经得起检查的临床试验。

2. 与试验项目相关的培训　研究者需要参加与试验相关的培训,对试验方案进行论证。

（1）研究者应参加方案讨论会/研究者会，充分参与方案的制订并加深对方案的理解。

（2）中心启动会。研究者所在的研究团队，应该对试验实施过程有详细的分工，并有书面的分工授权表来确定职责。授权表应有所授权人员签字并有主要研究者签字。在试验启动前研究者应组织本中心所有相关人员，包括专业内部人员、医技科室人员、药品管理人员、研究护士、CRC、质量管理员甚至外部检测单位人员共同参加启动会，进行启动前的各项工作培训，包括方案讲解及项目 SOP 培训等，同时应做好相应培训记录。这一次培训至关重要，是项目启动前最后一次关于方案的学习和实施操作的培训，在这次培训中，所有具体工作的负责人员都应该明确了解自身的职责和相关的操作要求，特别是对纳排标准、给药计划等应熟悉掌握。

（3）研究者应参加申办者组织的试验中期总结会及完结前的总结会。在这次会议上，申办者会就试验已经获得的各项数据和信息进行统计分析，并与各位研究者讨论下一步研究计划。研究者对项目整体的进展和前景会有更深入的了解，并且对试验用药品的疗效和安全性有更多的掌握。

3. 建立专业组人员的培训档案　研究者应负责建立并维护培训档案，保存参加各项培训的记录及相应证书和履历等。所参加的培训及参加的临床研究经历应按时更新到研究者履历和培训记录中。所有履历应有个人签名和日期。

参考文献

［1］国家药品监督管理局，国家卫生健康委. 药品临床试验质量管理规范（GCP）. 2020.

［2］ICH E6（R2）. Guideline for Good Clinical Practice. 2016.

［3］国家药品监督管理局，国家卫生健康委. 药物临床试验机构管理规定. 2019.

［4］国家食品药品监督管理局. 药物临床试验质量管理规范（GCP）. 2003.

［5］国家药品监督管理局. 药物临床试验机构管理指南（征求意见稿）. 2014.

［6］洪明晃，曹烨，葛洁英. 中山大学肿瘤防治中心药物临床试验常用制度/sop 汇编［G］. 广州：中山大学出版社，2015.

（编写：江旻；审校：朱雪琦）

第三节 临床研究协调员的管理

一、概述

临床研究协调员（clinical research coordinator，CRC），又称研究协调员（study coordinator）、机构协调员（site coordinator）、临床试验协调员（clinical trial coordinator）等，在临床试验中占据着不可或缺的地位。高质量药物临床试验的开展需要分工合理、职责明确的研究团队，包括主要研究者、一般研究者、质量控制员、资料管理员、统计专业人员、伦理委员会和 CRC。CRC 是临床研究者、申办者与受试者之间的纽带，其工作职责是在研究者的指导下，根据法规、GCP 和方案的要求进行临床研究和非医学性判断的事务性工作以确保药物临床试验顺利进行，在药物临床试验过程中起协调及管理作用[1-4]。

二、法规要求

随着中国药物临床研究事业的发展，临床研究协调员作为新兴行业，扮演着越来越重要的角色。目前国内尚无统一的行业管理标准和指南，严重影响 CRC 行业的发展。为规范临床研究协调员的工作行为，提高 CRC 从业水平与技术服务质量，确保药物临床试验质量和保障受试者权益与安全，中关村玖泰药物临床试验技术创新联盟/中国药物临床试验机构联盟根据我国 GCP、ICH-GCP 等，起草制定了《临床研究协调员行业管理指南》试行版。指南中包含了 CRC 职业基本要求，职业等级评估与 CRC 行业工作要求，同时还对 CRC 的职业培训及 CRC 的监督管理进行了规定。

三、CRC 的起源

　　CRC 在欧美已有 30 多年的历史,最早起源于美国。CRC 是专门对临床试验全程进行协调的职业,在临床试验中承担介绍知情同意内容、收集数据和协助试验管理等工作。目前,欧美、日本等临床研究水平先进的国家和地区,没有CRC 的临床研究机构是不能实施药物临床试验的。日本 2001 年的一项调查显示,半数以上的医疗机构聘用了 CRC。CRC 主要由护理、药剂、检验技师等生物医学专业背景的人员担任。从学历来看,学士约占一半,其次是大专、硕士,大专以下及博士较少,CRC 的出现对确保临床试验的伦理合理性、科学性及试验数据的可信度方面起到了重要作用。

　　在我国自 GCP 实施以来,药物临床试验机构中需有人从整体上协调药物临床试验。研究医生、护士、药剂师、检验师及试验机构的管理人员除履行自身职责以外无法及时完成药物临床试验中很多烦琐的工作。近年来,药监局对药物临床试验要求日渐严格,新药临床试验日趋规范,CRC 在药物临床试验中也扮演着越来越重要的角色。但是由于中国的药物临床试验机构均为大型综合性医院,医院内部门与设施复杂,需要有专职的协调人员。因此,CRC正是顺应这种需要而产生的。随着国际多中心及国内药物临床试验的日趋增多,我国目前迫切需要规范、标准、专业的 CRC 对药物临床试验进行全程协调与参与。图 2-1 显示了 CRC 与各方的关系,其中 CRC 起着支持、协调和管理的作用[6]。

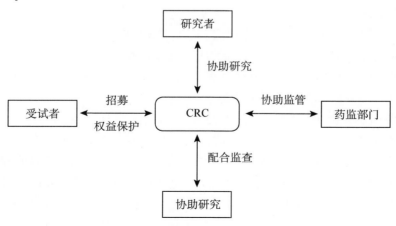

图 2-1　CRC 与各方关系

四、CRC 的资质、素质和主要来源

(一)CRC 的资质

(1)要求具有医学相关专业背景和临床试验基础知识,如医学、护理学、药学、生物学、营养学、心理学、教育学、社会学等大专以上学历。

(2)经过药物临床试验管理规范知识培训及临床试验技术和 CRC 培训,并获得 GCP 培训证书及资格认证后才能上岗。

(3)经过本机构临床试验管理制度、SOP 的培训。

(4)工作认真细致,责任心强。

(5)熟悉本中心工作环境及临床试验相关操作流程、CRC 工作职责。

CRC 资格证明不仅体现行业权威对自身能力的认可,也能增加临床机构对自己的信任度。

(二)CRC 的素质

对 CRC 能力要求包括:GCP 知识、沟通协调能力、组织管理能力、教育能力、批判性思维、慎独精神。[7]国内医院选择 CRC 的要求包括临床经验、学历、沟通协调能力、职业道德素养等方面。[8]只有具备了以上条件才能与研究者、受试者、申办者进行良好的沟通,对受试者进行教育,保证文件书写准确、数据真实可靠。

1. GCP 知识　要求学习 GCP 的法律法规基本知识,接受相关法律法规与国际指南的培训。

(1)《中华人民共和国药品管理法》及其实施条例等法律法规。

(2)《药品注册管理办法》《药品不良反应报告和监测管理办法》等[9]。

(3)GCP、《药物临床试验伦理审查工作指导原则》《医疗卫生机构开展临床研究项目管理办法》等相关指导原则。

2. 沟通协调能力　沟通是指人与人之间相互传递、交流各种信息、观念、思想、感情,以建立和巩固人际关系的综合;是社会组织之间相互交换信息以维持组织正常运行的过程。协调是指行政管理人员在其职责范围内或在领导的授权下,调整和改善组织之间、工作之间、人与人之间的关系,促使各种活动趋向同步化与和谐化,以实现共同目标的过程。沟通协调不是一种说服,而是一种感染、一种形象展示、一种言行一致的体现。沟通的时候应做到言简意赅,保持正常语速,保持语音和语调自然,保持眼神交流,注意倾听,随时反馈。CRC良好的沟通能力能够事半功倍,一方面让申办者了解研究中心情况,另一方面

让研究者正确理解申办者的要求,主动的沟通与协调为申办者与研究者搭建了信息的桥梁,通畅的信息通道保障了药物临床试验的有效运行。

3. 组织管理能力　是指为了有效地实现目标,灵活运用各种方法,把各种力量合理组织和有效协调起来的能力。例如,合理安排受试者访视,减少受试者等候时间,统一协调检查科室优先安排受试者,使其积极配合药物临床试验的开展。

4. 教育能力　是指教师完成一定的教育教学活动的本领,具体表现为完成一定的教学活动的方式、方法和效率。例如,针对受试者的文化程度,言简意赅地向受试者讲解该如何配合药物临床试验进行访视、服用试验药物、按时记录日记卡等,取得受试者的信任,使受试者能够安心配合试验。

5. 批判性思维　是一种基于充分的理性和客观事实来进行理论评估与客观评价的能力,其中包含质疑、比较、鉴别、判断的过程,也就是通常所说的独立思考能力。在此意义上,批判性思维能力也是独立人格的基础。具有创造性和建设性能力的人,能对一件事情给出更多可选择的解释,并能运用所获得的新知识解决社会和个人问题。因此,批判性思维能力也是创造力的基础。批判性思维的技能包括:解释、分析、评估、推论、说明和自我校准。

6. 慎独的精神　是指在工作中,在无他人监督和相伴的情况下,独自、认真、圆满完成本职工作的特殊品格和能力。例如,在没有外在监督的情况下,CRC谨言慎行地严格要求自己,对受试者尽职尽责,不做损害受试者利益的事。

7. 职业道德与修养　是职场道德和素质的总和,是指从事各种职业活动的人员,按照职业道德基本原则和规范,在职业活动中所进行的自我教育、自我改造、自我完善,使自己形成良好的职业道德品质。是一种自律行为。例如,CRC在工作中一定要不断学习,自我完善。

(三)CRC的主要来源

1. 由SMO公司提供CRC　该模式也称为服务外包模式。研究者把职责(非医疗判断部分)外包至SMO/第三方,由SMO/第三方派遣CRC参与研究单位的试验工作。实际工作中,申办者往往将整个临床试验的CRC工作外包给某个SMO公司,然后与各个临床试验机构签订三方协议,由SMO公司提供CRC服务。对于申办者而言,该协作方式便于申办者的掌控;同时SMO提供的CRC往往都是经过比较系统的GCP培训。在这种模式下,CRC的实际管理权归属于SMO公司,研究机构和PI均被动接受申办者派驻的CRC,研究机构除了对CRC进行备案外,很难真正对CRC进行管理,而主要研究者又普遍不具有对 CRC 工作质控的意识,因此可能使机构面临较大风险。

2. 由机构聘用 CRC　现在已有部分机构采用机构自行聘用 CRC 的模式。当研究者承接项目时,在签署临床试验合同的同时,与机构签署 CRC 协议。一个 CRC 可以同时承接 3～4 个本院开展的项目,这样的模式对机构而言,人员固定,便于管理,能够保障项目质量。而且,CRC 本身为医院工作人员,在协调临床试验的过程中更加易于开展工作。然而,由于医院本身编制的原因,机构CRC 的人员编制往往比较受限制,难以满足实际需求。而且,CRC 往往为研究护士或药师,由于脱离了常规的护理和药学工作,在职称的评定过程中会面临困难。综上所述,CRC 因考虑自身发展,容易人员流动性大,不稳定。

3. 由主要研究者聘用 CRC　最初常见研究者聘用研究生、科研秘书等作为其项目的 CRC。该类 CRC 类似于医院工作人员,他们对工作环境和人员比较熟悉,有利于开展工作。然而,该类人员由于自身有本职工作,作为兼职CRC,有时候无暇顾及 CRC 工作,造成试验质量难以得到保障。该模式已经逐渐消失。

不管 CRC 是由 SMO 公司提供、机构聘用,还是由主要研究者聘用,CRC是协助研究者工作的,CRC 的工作最终应由研究者来负责。

五、CRC 的职责

根据 CRC 的资格和能力,在执业范围内,所有 CRC 均应在 PI 授权下工作,且授权的书面文件需在研究者文件夹中妥善保管。CRC 的工作范围涉及临床试验的各个方面,包括试验前的准备、与伦理委员会和申办者的联系、协助试验实施的各项工作。例如,受试者管理及其家属的教育、联络、咨询与商谈,数据收集与病例报告表转录,临床检查,试验标本处理,试验用药品、文件资料的协助管理,熟悉不良事件和严重不良事件的上报流程,试验各方的沟通工作及配合视察、监查、稽查和现场核查工作等。CRC 要以确保药物临床试验能够顺利进行,主要工作内容如下。

1. 协助研究者准备项目启动相关工作

(1)参加研究者会议,熟悉试验方案、知情同意书及病历报告表并参与方案讨论。CRC 主要从受试者角度出发,考虑受试者入组与方案实施过程中可能存在的问题。

(2)与伦理委员会的联络。与机构的伦理委员会联络,传递相关必要文件资料,管理相关文书。

(3)与试验相关辅助科室联络。参与机构办公室、药剂科、临床检验中心、放射科、物理诊断科、核医学科、内镜室、住院病房等人员的协调与培训。

（4）保管临床试验相关设备，确保存放位置固定、状态完好。

2. 协助研究者誊抄 CRF 并进行数据答疑

（1）CRC 誊抄 CRF 前，应认真检查研究病历填写的完整性，确保所有合并用药已记录、不良事件与严重不良事件填写完整，每页记录无漏项，数据修改符合 GCP 要求，修改留痕，未掩盖初始数据，并记录修改的理由，修改者签名并注明日期。

（2）CRC 及时誊抄 CRF（与临床判断无关，从原始资料的转录），或录入 EDC。按照申办者提供的指导说明填写和修改 CRF，确保各类 CRF 及其他报告中的数据准确、完整、清晰和及时。CRF 中数据应当与源文件一致，若存在不一致应当做出合理的解释。CRF 中数据的修改，应当使初始记录清晰可辨，保留修改轨迹，必要时解释理由，修改者签名并注明日期。最后应由研究者对 CRF 中数据进行确认，研究者需签名并注明日期。

（3）协助研究者对 CRF 数据疑问进行核实、修正或做出合理解释，最后由研究者签名确认。

3. 协助研究者对相关原始数据进行查漏补缺及整理

（1）CRF 要与原始病历资料保持一致，在进行数据转录过程中，CRC 应与研究者及时沟通、商讨和解决发现的问题。

（2）在试验项目进行的过程中，CRC 应及时整理、归档病历等与临床试验相关的原始资料和文件，以防遗失。

（3）严禁将临床试验项目相关资料文件带离研究中心。

4. 协助研究者进行试验物资的管理，以及生物标本的处理、保存和寄送

（1）临床试验检查标本的管理（如血液、尿液及大便的标本等），进行离心等预处理时，应确保运送前按规定保存，实验室应按项目名称做好登记及交接记录。

（2）特别对于送往其他中心的标本，CRC 应做好试验相关物资的接收、寄送、登记工作并保存相关证明文件。

5. 协助研究者管理项目文件　保证研究文件被妥善保管和归档，既不丢失，亦不被提前销毁。

（1）CRC 负责试验项目资料的收集、鉴定、整理、归档和保管。

（2）要保证每项临床试验项目档案内容的完整性、准确性及真实性。

（3）所有试验项目的资料必须在机构办公室阅读、查看，不得私自带走、撕毁、修改、复印。特殊情况下可做好借阅登记，并在限定的时间内归还。

6. 协助研究者对受试者进行教育和指导　如指导受试者填写日记卡；发

生 AE 时,对所涉及的非医疗问题(如受试者的补偿费等)进行咨询和解答。

7. 协助研究者做好受试者的心理护理 解除受试者的心理负担,积极配合临床试验。

(1)从受试者的角度出发。

(2)研究医师介绍研究背景和研究目的等,包括如参加研究需要做什么、研究过程、研究的持续时间、给予的治疗方案、可能被分配到的组别、相关的检查操作和需要受试者配合的事项等。

(3)根据已有经验和试验结果推测受试者预期可能的受益、风险与不便,以及出现与研究相关损害时的医疗与补偿费用等。

(4)当受试者体会到研究者设身处地地替自己考虑时,绝大多数受试者是愿意积极配合并参与试验研究的。

8. 负责与受试者联络 如期安排受试者的随访,安排好访视期间的各项检查。

(1)试验开始后,CRC 在方案随访窗口期的前一天对受试者的随访进行通知并确认日期,按照方案规定的就诊时间窗协调受试者与研究医师的日程,安排好访视。

(2)负责受试者每次随访药品的回收。

(3)提醒研究者对化验检查结果异常值进行判断和跟踪。

(4)协助研究者收集 AE 和 SAE,SUSAR 并及时准确地完成报告。

(5)督促研究者及时填写研究病历。

9. 协调各研究相关人员的工作 确保试验用药品和研究设备的供应。

(1)试验项目启动会后,CRC 向参加该试验检查的相关科室下发启动通知单,送达相关科室负责人接受并签名。

(2)CRC 还应时刻关注试验项目进度,在试验过程中协调试验药房及检查科室间的沟通,保障试验用药品的供应,保证研究设备在完好备用状态。

10. 协助研究者配合监查、稽查和视察工作,协助提供原始文件 在接待监查员方面,CRC 应通知相关科室安排时间接待监查员;为监查员的访视提供适当的地点,以便对原始数据进行溯源;准备好所有研究文件和往来通信记录;核实所有受试者均签署知情同意书并保存;核实所有不良事件已记录,所有严重不良事件已按要求报告并保存记录;核实 CRF 已及时填写,且内容完整、字迹清晰、修改规范;监查结束后,按照监查员的监查报告,在 PI 及研究团队的带领下,针对监查中发现的问题尽快完成整改。

11. 发现研究过程中出现的违背方案、违反 GCP 原则等情况 应及时向研究者报告,如:①明显不依从研究药物剂量要求,包括方案规定的剂量和服药时间/漏服研究药物;②服错药物,如随机化或配药环节出错,受试者得到错误的(研究或对照)治疗;③超剂量用药影响了受试者的安全或统计分析;④受试者服用了方案规定的"禁止的合并用药"。⑤在试验过程中,受试者发生了符合中止试验标准的情况或达到了退出标准而没被退出试验,如:ⓐ化验指标与比入组前相比显著异常;ⓑ受试者撤销了知情同意;ⓒ受试者怀孕;ⓓ受试者不符合进入下一阶段研究的标准。

六、管理要点及重点

(一)人员管理

(1)机构办公室统一管理来院工作的CRC,所有CRC应佩戴胸牌上岗工作。

(2)机构公室为CRC提供固定的电脑及办公地点,以方便CRC工作,CRC定期或不定期向PI(或机构办公室)汇报工作进展。

(3)机构公室为CRC统一发放白色工作服,办理医院就餐卡,方便CRC在医院期间的工作和生活,增加CRC的归属感。

(4)机构负责审核CRC资质以确保所有参与临床试验的人员均接受过严格规范的GCP及相关法规、标准操作规程、伦理、统计、科研设计等方面的培训。

(5)来院的CRC要建立CRC档案(包括CRC简历、身份证复印件、GCP培训证书、CRC培训证书、考核记录等)。

(6)定期对CRC考评。定期收集来自机构PI,研究团队人员、药物管理员、医辅科室、机构办,以及申办者/CRO、项目经理、CRA的评价。评价从能力、工作完成情况、对整个项目推进的效果3个维度进行。见表2-3。

表 2-3　CRC 满意度调查问卷

CRC 姓名		项目及分期	
请按照您对 CRC 和项目的了解情况填写,不涉及或不了解的内容,划"/"。			
维度	序号	评价内容	0~10 分 (0 不满意~10 满意)
能力 评价	1	GCP 意识、GCP 知识	
	2	工作责任心(如积极主动)	
	3	沟通交流(与受试者、研究者、中心药房、医辅科室、机构办、申办者/CRO 等)	

（续表）

维度	序号	评价内容	0～10 分 （0 不满意～10 满意）
工作 评价 （项目）	4	对所负责项目方案的熟悉程度	
	5	工作执行的效率（如是否能当日按时完成工作任务）	
	6	工作完成的质量	
	7	CRF 填写（纸质或电子）	
	8	资料保存	
	9	标本采集、管理	
效果 评价 （项目）	10	整个项目的推进效率	
	11	整个项目的质量提升	
总分/平均分			
12. 您对 CRC 工作有何建议、意见？			
签名：	科室：		日期：
评价者来自：	临床试验机构	□PI　□CI　□研究团队人员　□药物管理员 □医辅科室　□机构办　□其他：	
	申办者/CRO	□申办方　□CRO　（□项目经理　□CRA　□其他：　　）	

（二）培训管理

1. 培训内容　作为一名合格的 CRC 须熟知 GCP 等临床试验相关法规和临床试验技能，接受 NMPA 认可的 GCP 培训，以及医院管理制度及 SOP、临床试验管理系统（CTMS）培训。只有培训合格，才能被授权参加临床试验项目。

（1）参加 NMPA 认可的 GCP 培训，并取得 GCP 培训证书。

（2）新入院的 CRC 应接受医院内部 CRC 的初始培训，内容包括：医院管理制度及 SOP、CRC 职责、CRC 工作注意事项、CTMS 流程与应用等培训，见表2-4。如果 CRC 经验不足，建议组织更为全面的 CRC 理论学习和临床实践，可参考为期 3 周的 CRC 培训计划（表2-5）。

表 2-4 新入院 CRC 院内初始培训记录

培训地点：	培训时间：

培训内容：

一、CRC 岗前培训

1. 医院简介

2. 医院组织结构

3. 机构办公室人员分工

4. 科室分布（临床及检验检查辅助科室）

5. 院内各项规章制度、考勤制度

6. 机构管理制度 SOP

7. CRC 定义、起源、发展、地位、作用

8. CRC 具体工作内容、要求、职责、角色

9. CRC 所需技能

10. 如何按照 GCP 的要求正确填写和修改 CRF

二、药物临床试验系统培训

1. 如何添加受试者（修改信息、申请失败、脱落、在研）

2. 如何开医嘱及注意事项

3. 如何退药

4. 如何维护项目医嘱模板

5. 试验结束后如何打印受试者筛选入选表和鉴认代码表

三、培训结束后安排考试

培训人签字：	日期：
CRC 签字：	日期：

表 2-5 CRC 培训计划

	第 1 天	第 2 天	第 3 天	第 4 天	第 5 天
第 1 周	·本院临床试验机构概况介绍 ·学习 GCP	·机构各部门人员岗位职责介绍 ·学习 GCP	·SOP 学习（机构部分）	·SOP 学习（临床试验部分）	·SOP 学习（专业部分）

（续表）

	第1天	第2天	第3天	第4天	第5天
第2周	• 学习临床试验相关专业术语、概念及试验方案、知情同意过程、CRF的内容	• 学习CRC的定义、起源、发展、机构对临床试验的管理，了解启动会、受试者招募及管理 • 了解入组筛选、随机过程、资料收集及电子EDC录入、原始数据管理	• CRC管理制度具体工作内容、要求、职责、角色	•《药物GCP检查》 •《管理制度、SOP制定原则》 •《临床试验专业项目检查要求与常见问题》	• 学习临床试验检查项目、合并用药、如何溯源 • 参观药物临床试验档案室，了解如何归档已完成项目的档案及档案解约流程 • 总结、提问、考试
第3周	基于临床试验项目的具体操作进行带教（如受试者筛选、知情同意、CRF的正确誊抄、药品管理、生物样本的管理等）				

（3）临床研究方案及试验流程培训。

CRC完成以上培训，考核合格，获得PI认可并被授权后，才能上岗。

2. 培训方式　①院外进修学习、考察：借鉴、引进外单位的先进的管理经验和技术。②培训班：参加院外权威机构和中心主办的相关内容培训班，可以系统学习GCP等法规、临床试验设计与实施、统计学原则、SOP制定、质量管理等，经过考核获得培训证书。③学术沙龙：鼓励CRC积极参加，进行有关的讨论及经验交流与沟通。④院内培训：针对CRC工作的特殊性，建立CRC周会制度（表2-6）。及时了解CRC工作情况及需要协调解决的问题。

表2-6　CRC周会记录

会议地点		会议时间	
参会人员签字			
会议内容			
会议主持			

（续表）

会议地点		会议时间	
本周工作情况汇报			
需要协调解决的问题			
培训内容			
讨论及答疑			
记录人：			年　月　日

　　3. 机构面试　　面试内容：工作经历、学习经历、荣誉与成就、求职的愿望和对这份工作的简要理解。接受试验机构的专业知识考核，如在规定时间完成笔试，或针对某具体项目做简单的案例分析，考核合格才有资格被授权，参加临床试验项目。书面考核记录保存至 CRC 档案。

　　4. 试验启动前应参加试验项目启动会的培训　　培训内容包括 GCP 相关内容、试验方案及相关技术。参与者应充分理解并掌握 GCP 要求，熟悉试验用药品的作用、性质、疗效及安全性，熟悉试验项目的主要研究信息，熟悉基本程序，严格遵守研究方案。

（三）与相关科室沟通协调

　　1. 与伦理委员会沟通协调　　按照我国 GCP 和 ICH-GCP 的要求，一个新的临床试验项目启动前，必须递交伦理申请，通过伦理委员会审核后，CRC 负责与医院伦理委员会联络，递交相关文件。

　　2. 与检验检查科室沟通协调　　按照临床试验方案中实验室检查项目和内容的要求，CRC 协调与试验项目相关的医技科室（如临床检验中心、药剂科、放射科、核医学科、内镜室、物理诊断科）在检查单上加盖该项目图章，以便辅助科室存档结算，从而确保免费为受试者提供相关检查，配合试验项目顺利开展。

(四)临床试验启动阶段

(1)在项目启动会之前,CRC 应熟悉方案,熟悉试验研究团队成员及其授权范围,制定 CRC 项目操作手册(内容包括联系人信息、方案摘要、治疗方法、访视安排、工作日历、自查等);负责联系项目启动会所需会场、项目资料,通知监查员、研究者与机构项目管理确定会议时间,下发试验项目启动通知单并通知相关医院辅助科室,保证项目组成员准时参会;负责整个项目的研究者文件夹的建立及管理。

(2)方案培训　参与临床试验的所有研究者应参加试验启动会培训,要熟知并掌握方案中所涉及的主要内容,特别是试验流程、纳入标准及排除标准;认真学习研究者手册,明确临床试验的性质、目的、要求及受试者接受该药物治疗后可能出现的不良事件(AE)、严重不良事件(SAE)、非预期严重不良事件(SUSAR)的相应处理措施;同时协助研究者完成项目分工授权并签署授权书,做好培训记录,存档备查。

(3)CRC 负责资料接收、保管;CRC 协助临床试验机构药物管理员、监查员进行试验用药品及物资(病例报告表、研究病历、方案、知情同意书、应急信件等)的三方交接,由三方共同清点、签名、归档、入库。

(五)临床试验进行阶段

1. 受试者招募　临床试验启动后进行受试者招募,CRC 向非医学背景的各阶层人员宣传和介绍试验内容及目的;向门诊医生介绍试验纳入、排除标准并将标准制作成卡片以方便研究者纳入受试者;GCP 要求所有用于受试者的方法在开始实施前均应获得伦理委员会的批准,而且应得到伦理委员会对广告和海报的书面批准后方可在院内公示信息栏内张贴。

2. 受试者知情

(1)必须在筛选前签署伦理委员会批准的最新版本的知情同意书。

(2)受试者知情同意的环境应是相对独立的房间,保证房间安静且私密,避免受试者受到外界干扰。

(3)被授权的研究者在受试者知情的过程中,应使用受试者可以理解的通俗易懂的语言介绍研究相关内容;CRC 在协助研究者进行受试者知情告知时,应向受试者说明试验的目的、疗程及各项检查的注意事项,参加临床研究后预期效果和可能发生的风险及带来的不便;告知受试者在临床试验的任何阶段都有权随时退出而不会受到歧视或报复,医疗待遇和权利也不会因此受到影响;告知受试者临床试验相关资料将会保密。给予受试者充分的考虑时间,耐心解答受试者疑问。受试者和研究者均签署知情同意书后,CRC进行相关筛查,根据方案要求进行生命体征及各项辅助检查。

3. 受试者筛选 第一时间取回受试者检验报告单,若有异常及时向研究者反馈。经研究者确认受试者符合纳入/排除标准后,按照方案要求发药,并在受试者筛选入选表、发药登记表上予以记录。

4. 医疗记录 协助研究者对受试者进行临床试验观察。在经PI授权后,CRC负责誊抄CRF并指导受试者按时合理服用试验用药品,认真记录受试者日记卡;积极协调处理试验中发生的不良事件,若发生严重不良事件,按照GCP要求,积极协助研究者逐级上报;提醒受试者按时来院随访,预约检查。

5. 试验用药品管理 协助药物管理员做好试验用药品核对,近效期药物替换补库存等工作。核对药物入库数量、出库数量、库存数量和剩余药物回收数量等,检查药物的有效期,提醒申办者做好近效期药物的替换工作。

6. 资料管理 CRC协助研究者做好药物临床试验资料管理工作,按照GCP的要求,保管试验中的资料。所有资料必须用专柜存放,存放专柜要上锁。

(六)临床试验结束阶段

1. 文件存档 项目结束后,CRC与研究助理/监查员当面清点所有资料,确定完整无误后进行接收,并将其分类、立卷,按照资料管理要求进行装订并登记。

CRC协助研究者整理原始资料,包括CFDA批件、伦理委员会批件、药检报告、研究病历、知情同意书、受试者筛选入选表、受试者鉴认代码表、临床试验用药品发药登记表、药物回收记录、试验用药品销毁证明、所有参与药物研究人员的培训记录、研究者履历及签名样章、监查员访视报告、试验结束监察报告、试验分组和揭盲证明、研究者向伦理委员会和药品监督管理部门提交的试验完成报告、临床试验总结报告、试验项目处方和CRC项目手册等。对原始资料进行整理,待PI签字确认后交给药物临床试验机构的档案室进行存档。

2. 数据答疑 协助研究者对CRF的疑问核实、更正或做出合理解释,对统计单位发出的答疑表进行核实和初步解释,最后经研究者签名并确认。

参考文献

[1] 李发庆,邵荣.临床研究协调员在中国的职业定位[J].上海医药,2010,31(11):504-506.
[2] Poston RD,Buescher CR. The essential role of the clinical research nurse(CRN)[J].

UrolNurs,2010,30(1):55-63.

[3] Hill G,Macarthur J. Professional issuses associated with the role of the research nurse [J]. NursStand,2006,20(39):41-47

[4] Rico-villademoros F,Hernando T,Sanz JL,et al. The role of the clinical research coordi-nator in oncology clinical trials[J]. BMC Med Res Methodol,2004,3(25):4-6.

[5] Davis AM,Hull SC,Grady C,et al. The invisible hand in clinical research:the study co-ordinator's critical role in human subjects protection[J]. J Law Med Ethics,2002,30 (3):411-419.

[6] 佘彬,陈雁,张瑞明. 临床研究协调员在药物临床试验过程中的工作职责与经验[J]. 华西医学,2012,27:812-814.

[7] 中关村玖泰药物临床试验技术创新联盟/中药药物临床试验机构联盟. 临床研究协调员 (CRC)行业指南(试行)[J]. 药物评价研究,2015,38(3):233-237.

[8] 刘晓红,白玲玲,柏冬丽,等。国内外研究护士发展现状及引发的思考［J］.中国护理管理,2008,8(12):40-42.

[9] 刘芳,熊宁宁,蒋萌,等,临床试验源文件与源数据的管理［J］.南京中医药大学学报,2004,20(1):49-53.

（编写：王彦；审校：朱雪琦）

第四节 监查员的管理

一、概述

监查员作为临床试验中由申办者委派的人员,监查和报告试验的进行情况并核实数据,扮演着十分重要的角色。监查员由申办者任命并由申办者或合同研究组织(Contract Research Organization,CRO)直接进行管理。机构办公室需要和监查员进行有效沟通,以确保监查员积极配合机构办公室的管理工作,同时确保临床试验机构办公室管理工作和监查员的监查工作能够有条不紊地进行。机构办公室和监查员间的沟通在整个临床试验的过程中是至关重要的环节。本章节将着重介绍机构办公室和监查员之间的沟通、互动和配合,分别从监查员的角色和定义、人员管理、监查管理等多角度进行阐述和建议。

二、法规要求

(一)GCP 对监查员的定义及要求

2020 年版 GCP 中已删除对监查员的直接定义,并于第二章第十一条(十三、十四和十五)增加了对"监查""监查计划"和"监查报告"的定义。

(1)监查。监查指监督临床试验的进展,并保证临床试验按照试验方案、标准操作规程和相关法律法规要求完成实施、记录和报告。

(2)监查计划。监查计划是指描述监查策略、方法、职责和要求的文件。

(3)监查报告。监查报告指监查员根据申办者的标准操作规程规定,在每次进行现场访视或者与其他临床试验相关的沟通后,向申办者提交的书面报告。

2003 年版 GCP 第十三章附则中定义监查员为"由申办者任命并对申办者负责的具备相关知识的人员,其任务是监查和报告试验的进行情况和核实数据。"

2020 年版 GCP 已将 2003 年版 GCP 中第七章"监查员的职责"删除,并将其内容经过修订后编入第五章"申办者"中,分别于第四十九条、第五十条和第五十一条详细规定监查的要求、监查员的职责和监查报告的要求。下文是第五十条条款(监查员的职责)的具体内容,该条款针对 2003 年版中监查员的职责进行了更加详细的规定,对具体的操作和实施更加具有指导意义。以下截取第五十条"监查员的职责"供参考。

(1)监查员应当熟悉试验用药品的相关知识,熟悉试验方案、知情同意书及其他提供给受试者的书面资料的内容,熟悉临床试验标准操作规程和本规范等相关法规。

(2)监查员应当按照申办者的要求认真履行监查职责,确保临床试验按照试验方案正确地实施和记录。

(3)监查员是申办者和研究者之间的主要联系人。在临床试验前确认研究者具备足够的资质和资源来完成试验,临床试验机构具备完成试验的适当条件,包括人员配备与培训情况,实验室设备齐全、运转良好,具备各种与试验有关的检查条件。

(4)监查员应当核实临床试验过程中试验用药品在有效期内、保存条件可接受、供应充足;试验用药品是按照试验方案规定的剂量只提供给合适的受试者;受试者收到正确使用、处理、贮存和归还试验用药品的说明;临床试验机构接收、使用和返还试验用药品有适当的管控和记录;临床试验机构对未使用的试验用药品的处置符合相关法律法规和申办者的要求。

(5)监查员核实研究者在临床试验实施中对试验方案的执行情况;确认在试验前所有受试者或者其监护人均签署了知情同意书;确保研究者收到最新版的研究者手册、所有试验相关文件、试验必需用品,并按照相关法律法规的要求实施;保证研究人员对临床试验有充分的了解。

(6)监查员核实研究人员履行试验方案和合同中规定的职责,以及这些职责是否委派给未经授权的人员;确认入选的受试者合格并汇报入组率及临床试验的进展情况;确认数据的记录与报告正确完整,试验记录和文件实时更新、保存完好;核实研究者提供的所有医学报告、记录和文件都是可溯源的、清晰的、同步记录的、原始的、准确的和完整的、注明日期和试验编号的。

(7)监查员核对病例报告表录入的准确性和完整性,并与源文件比对。监查员应当注意核对试验方案规定的数据在病例报告表中有准确记录,并与源文件一致;确认受试者的剂量改变、治疗变更、不良事件、合并用药、并发症、失访、检查遗漏等在病例报告表中均有记录;确认研究者未能做到的随访、未实施的试验、未做的检查,以及是否对错误、遗漏做出纠正等在病例报告表中均有记录;核实入选受试者的退出与失访是否已在病例报告表中均有记录并说明。

(8)监查员对病例报告表的填写错误、遗漏或者字迹不清楚应当通知研究者;监查员应当确保所作的更正、添加或者删除是由研究者或者被授权人操作,并且有修改人签名、注明日期,必要时说明修改理由。

(9)监查员确认不良事件按照相关法律法规、试验方案、伦理委员会、申办者的要求,在规定的期限内做了报告。

(10)监查员确认研究者是否按照本规范保存了必备文件。

(11)监查员对偏离试验方案、标准操作规程、相关法律法规要求的情况,应当及时与研究者沟通,并采取适当措施防止再次发生。

(二)ICH-GCP 对监查员的定义及要求

1. ICH-GCP 对监查员的定义

ICH-GCP(2016 年)第一章节的术语中未对监查员直接定义,而对"监查(章节 1.38)"、"监查报告(章节 1.39)"和"监查计划(章节 1.64)"做出了以下定义。值得注意的是,其中"监查计划"为 ICH-GCP(2016 年)E6(R2)第四阶段版本增补内容,该文件在许多申办者及 CRO 的 SOP 中均已长期使用,而 2016 年的 ICH-GCP 的增补修订将其列为必要的文件并于 5.18.7 章节给予了具体的要求和描述,这就更加规范了申办者和 CRO 对监查过程及监查员的管理。

(1)监查。监查是指监督一个临床试验的进展,保证临床试验按照临床试验方案、SOP、GCP 和相应的药政管理要求实施、记录和报告的活动。

(2)监查报告。监查员在结束每一次现场访问和(或)完成其他与试验有关的交流后,根据申办者的 SOP 完成的一份提交给申办者的书面报告。

(3)监查计划。一份描述试验监查策略、方法、职责和要求的文件。

2. ICH-GCP 对监查员的要求

ICH-GCP(2016 年)在第五章的 5.18 章节对监查的目的、监查员的选择和资格、监查的范围和性质、监查员的职责、监查的流程、监查报告和监查计划进行了详细规定,监查员的职责如下。(注:此处笔者仅摘抄了该章节的部分内容,并进行归纳和整合,完整内容请参见参考文献原文。)

监查员的职责[ICH-GCP(2016 年)章节 5.18.4]。

(1)监查员是申办者和研究者之间的主要联系人。

(2)验证研究者有足够的资格和资源,并且在整个试验期间依然是足够的;设备,包括实验室、仪器和职员足以安全和正确地实施试验,并在整个试验期间也是足够的。

(3)核实试验用药品的储存、发放、使用、处理、归还等过程和记录符合要求。

（4）核实研究者遵循已批准的方案和所有已批准的修改。

（5）核实在每个受试者参加试验之前已经得到书面的知情同意。

（6）确保研究者收到最近的研究者手册、所有的文件和按照适用管理要求正确实施试验必需的所有试验用品。

（7）确保研究者及其试验职员对试验有充分的认识。

（8）核实研究者及其试验职员正在按照方案和申办者与研究者/研究机构之间的其他书面协议执行特定的试验职责，没有将这些职责委派给未经授权的人。

（9）核实研究者只招募合格的受试者。

（10）报告受试者招募速度。

（11）核实源文件和其他试验记录是准确的、完整的、保持更新的并都妥善保存着。

（12）确保研究者提供所有需要的报告、通知、申请和递交的文件，并且这些文件应准确、完整、及时、清晰易读、注明日期和可鉴别试验。

（13）彼此对照检查 CRF 记录、源文件和其他试验有关记录的准确性和完整性。

（14）通知研究者关于 CRF 的填写错误、遗漏或字迹不清楚。监查员应当确保所做的适当的更正、附加或删除是注明日期的、有说明的（如有必要），并由研究者或研究者授权修正 CRF 的试验工作人员签上姓名首字母。授权应当有证明。

（15）确定是否所有不良事件在 GCP、试验方案、伦理委员会、申办者和适用管理要求所规定的期限内适当地做了报告。

（16）确定研究者是否持有研究基本文件。

（17）关于与试验方案、SOP、GCP 和适用管理要求的偏离，应当与研究者进行沟通，并采取适当措施防止上述偏离再次发生。

（三）对 GCP 及 ICH-GCP 内容的解读

我国 GCP（2020 年）基本上与 ICH-GCP（2016 年）保持了高度的一致性，并且对相关内容条款进行了归纳和整合，更加易于阅读和理解。二者间存在的细小的差别如下。

（1）我国 GCP（2020 年）将"监查员应当熟悉试验用药的相关知识、方案、知情同意书等相关书面资料及法律法规的要求"列在了监查员职责的第一条，而 ICH-GCP 则将其归于"监查员的选择和资格"项下。

笔者认为，我国 GCP（2020 年）的规定更加符合逻辑，因为监查员必须在符合相关条件和资格后才能对试验相关的材料进行学习和了解，这也更加符合现实操作的需求。

（2）我国 GCP（2020 年）规定监查员需在临床试验前确认研究机构有充足的合格的人力和物力资源来确保研究的进展，而 ICH-GCP 则强调在整个试验期间，监查员都需要对相关情况进行核实。因此，ICH-GCP 的时间范围要求更广，更加严格，而我国 GCP（2020 年）则强调了在临床试验前确认相关信息的重要性。

（3）GCP（2020 年）强调了监查员需要核实研究者提供的所有医学报告、记录和文件都是"可溯源的、清晰的、同步记录的、原始的、准确的和完整的、注明日期和试验编号的"。而 ICH-GCP 所规定的监查员需要"确保研究者提供的所有需要的报告、通知、申请和递交的文件准确、完整、及时、清晰易读、注明日期和可鉴别试验"。因此，GCP（2020 年）的要求更加严格，它在 ICH-GCP 的基础上增加了对"可溯源性"和"原始性"的核查。

（4）GCP（2020 年）规定"监查员核对病例报告表录入的准确性和完整性，并与源文件比对。"而 ICH-GCP 则要求"彼此对照检查 CRF 记录、源文件和其他试验有关记录的准确性和完整性"。ICH-GCP 的要求核查范围更加广泛，更加严格。

（5）GCP（2020 年）规定"监查员应当确保所做的更正、添加或者删除是由研究者或者被授权人操作，并且有修改人签名，注明日期，必要时说明修改理由。"而 ICH-GCP 则规定"监查员应当确保所做的适当的更正、附加或删除是注明日期的、有说明的（如有必要），并由研究者或研究者授权修正 CRF 的试验工作人员签上姓名首字母。授权应当有证明。"GCP（2020 年）并未强调需要签署姓名首字母，更加符合实际操作中可能是电子病例报告表的情况，而 ICH-GCP 明确要求授权应当有证明，对文件记录的要求更加严格。

由此可见，自从 NMPA 于 2018 年 6 月 7 日在日本神户举行的 ICH 2018 年第一次大会上当选为 ICH 管理委员会成员后，我国的临床研究越来越趋向于国际化。随着我国生物科技药厂的涌现，出现了越来越多的由我国申办、组织、管理和引领的全球国际多中心临床试验。随之而来的 2020 年版 GCP（局令第 57 号）相对于 2003 年版 GCP 更加贴合 ICH-GCP，其在 2003 年版 GCP 的基础上根据最新的临床试验实际操作情况进行了优化，同时对内容和结构进行了整合，更加利于阅读和理解。

无论是我国 GCP 还是 ICH-GCP 均强调了申办者对监查员的管理，而具有中国特色的药物临床试验机构办公室在这其中所扮演的角色却没有相关法规详细提及，仅在 2020 年版 GCP 第四章"研究者"的第十七条（六）中提及"临床试验机构应当设立相应的内部管理部门，承担临床试验的管理工作。"此处，笔者将该"内部管理部门"理解为"药物临床试验机构办公室"，简称"机构办公室"。

由于监查员由申办者直接委派,并且由申办者/CRO 直接管理,因此众多同仁曾质疑机构办公室对监查员的管理是否必要和合理。在此,笔者认为机构办公室作为临床研究管理部门,是代表 NMPA 对临床研究进行监管的第一线工作人员,也是对医院所有临床研究进行统一调配和管理的重要部门,因此,机构办公室有责任对监查员进行适当的管理和约束,甚至应监管申办者对监查员的管理工作,以确保临床研究能够遵照我国 GCP、ICH-GCP 及其他相应适当的管理条例顺利进行。

在本章节中,笔者结合我国各个机构办公室现状及法规对监查员职责的要求,浅谈机构办公室如何对监查员进行适当的管理,以确保受试者的权益和临床试验的质量。

三、监查员的人员管理

监查员作为由申办者委派且具备相关知识的人员,是申办者和研究者之间的第一联系人。在实际操作过程中,由于监查员交接频繁、背景资质参差不齐,因此研究中心的研究者及机构工作人员无法与申办者保持及时、准确的沟通,研究者无法得到准确的信息、文件,以及监查结果的及时传递和反馈,这会导致研究受到不同程度的影响。

如今,申办者和 CRO 公司均为不同的工作岗位设置了不同的人员以进行项目管理和操作,从项目管理的角度来看,该行为符合"专业的人做专业的事",从而保证了每个环节的质量和效率。然而,对于研究者和机构办公室,该行为增加了人员联系和管理的负担。由于不同公司有不同的组织架构,不同阶段的员工分配和联系方式均有所不同,因此,建立完善的、实时的、有效的监查员的人员管理系统,可确保信息及时、准确地传递给正确的负责人,从而提高临床试验工作的整体效率和质量。

综上所述,药物临床试验机构需要对监查员进行统一管理,这在宏观上确保了最基本的监查员的稳定性和合格性。

(注:该章节将所有由申办者委派的人员均称为监查员,包括部分公司特定的启动专员。)

(一)启动前监查员档案管理

在中心被选中之后,启动之前,机构办公室需在立项的过程中建立起各研究的档案管理,其中监查员档案包括但不限于:申办方监查授权函、监查员简历及联系方式、监查员身份证复印件、GCP 培训证书和监查员上级领导联系方式等。

1. 申办方监查授权函　因监查员由申办方委派,因此监查员需要提供申办者/CRO 的授权函,授权函应包含但不限于以下信息:申办者名称、研究名称、研究所开展中心和科室、主要研究者姓名、授权起始日期、项目经理联系方式。申办者监查授权函参考模板见图 2-2。

×××× 医院药物临床试验机构　版本号　版本日期

申办方监查授权函

尊敬的 _____ 医院药物临床试验机构:

由我公司申办的,项目名称为 _____,项目编号为 _____ 的项目在贵院由 _____ 科室 _____ 作为主要研究者负责开展研究,现授权 _____ 公司监查员 _____(身份证号:_____ 联系电话:_____)负责贵院该项目的监查工作,该监查员已经具备监查所需的知识和技能,请予以接洽和协助。

该授权自 _____ 年 ___ 月 ___ 日起生效,如有变更,我公司将再次书面通知。任何问题,请随时联系(姓名,电话,职位)。

感谢贵机构对本研究的支持和协助!

特此函达。

申办单位(公章):

年　月　日

图 2-2　申办方监查授权函参考模板

(注:本文中所有模板均为参考,可根据机构办公室、申办者及 CRO 相关 SOP,相关法律法规的更新等实际情况进行调整。目的是形成记录和管理,但是要尽量避免由此带来的额外的工作量或不必要的重复记录。后文中将不再对此进行赘述。)

2. **监查员简历**　监查员简历需包含但不限于以下内容:姓名、性别、联系电话、邮箱、项目名称、申办者、所属公司、GCP 相关培训情况、项目相关培训情况。监查员简历参考模板见图 2-3。

监查员简历表

姓名		性别		（照片）
联系电话		邮箱		

项目名称	
申办方	
所属公司	
GCP 相关培训情况 （需附培训证书）	
项目相关培训情况 （需附培训证书）	

监查员声明：

上述信息真实。

签名：　　　　　　时间：

图 2-3　监查员简历参考模板

此处需要强调的是,2020年版GCP中规定"申办者委派的监查员应当受过相应的培训,具备医学、药学等临床试验监查所需的知识,能够有效履行监查职责。"其相对于2003版GCP删除了"监查员应有适当的医学、药学或相关专业学历"。而ICH-GCP(2016年)5.18.2章节中则规定"监查员的资格应当有文件证明"。

(二)研究实施过程中,监查员档案管理

1. 档案管理

机构办公室需要通过研究中心的临床试验管理系统(CTMS系统)或建立Excel管理表格完成档案管理。要求监查员至少以3年1次的频率进行简历更新,并且申办者应保证及时向机构办公室申报监查员的更换情况。

若机构办公室已建立CTMS系统,建议在收到申办方监查授权函后,将监查员基本信息(姓名、联系方式)录入系统。CTMS系统应具备以下基本功能。

(1)监查员简历过期自动提醒功能。自授权日开始,监查员应以3年1次或更高的频率进行简历更新,系统需要在要求更新日期前3个月进行提醒。

(2)1个项目可录入不同监查员及其授权起始日期和结束日期。

(3)系统可以导出相关Excel表格,表格内容包含项目基本信息、每一位监查员的授权起始日期和结束日期、是否归档授权函、是否归档简历、简历是否按时更新、是否归档GCP证书等。

若机构办公室未建立CTMS系统,则建议建立Excel管理表格,并输入项目基本信息及监查员基本信息。图2-4为监查员人员管理参考模板。

项目编号	方案名称	药物名称	申办方	CRO	科室	PI	监查员姓名	监查员联系方式	是否归档授权函	是否归档简历	最新简历日期	简历是否按时更新	是否归档GCP证书	监查员的授权起始时间	监查员的授权结束时间

图2-4 监查员人员管理参考模板

2. 档案管理细则

为保证有效管理监查员和合理应用档案管理系统,建议各机构办公室在日常工作和SOP的制定中,考虑以下档案管理细则。

(1)机构办公室管理人员以每季度或更高频率对CTMS系统或Excel表格进行筛选、审阅并联系相关监查员更新简历。

(2)针对研究过程中出现监查员的更换未能及时通知机构办公室,导致相关文件(如简历、身份证复印件、GCP证书等)无法正确、及时归档的情况,申办者需进行相关文件的补充,并书面解释说明原因和整改措施。

(3)在机构办公室的年度总结中,可以通过CTMS系统或Excel表格进行

监查员依从性统计,即不同科室、不同申办者、不同 CRO 公司监查员的更换频率及简历是否及时更新,从而评估申办者/CRO 公司的监查员的表现,对后期研究项目的承接具有一定的指导意义。

(4)监查员相关文档的档案管理工作,即 CTMS 系统或 Excel 表格更新的及时性、文档归档的及时性和完整性等,也可将其纳入机构办公室档案管理工作人员的季度或年度绩效考核中。

(三)研究结束后,监查员档案管理

在机构办公室收到监查员或研究者递交的关中心请求或结题报告时,需根据收到的研究者文件夹,比对研究者文件夹中的研究中心通信录、启动报告、关中心报告、研究相关文件、主要研究者递交信、研究通信函、研究沟通纪要、监查确认函和监查跟进函、沟通邮件等文件,核查是否所有监查员的相关文件都记录在案并正确归档。针对任何缺失,需由申办者给予补充并进行书面解释说明。确保所有监查员相关档案能够体现全部监查员的交接历史。

四、监查过程的管理

(一)监查通知和监查反馈

正如本章前文所提及的,监查员需在每一次监查后向申办者提供监查报告。机构办公室作为具有中国特色的临床试验管理机构,虽然没有法规规定监查员要向机构办公室进行汇报,但是机构办公室作为所有临床研究的统一管理部门,除了监督管控申办者和监查员是否遵守我国 GCP 及 ICH-GCP 外,还可通过监查员监查后的汇报和小结,协助与研究者的沟通,从科室层面宏观把控研究质量,确保所发现的问题得到及时纠正和正确预防,同时也可以加强项目之间经验教训分享,提高临床试验质量。

1. 监查通知

监查员需在每次监查前通知研究者,同时书面通知机构办公室,通知内容包含但不限于:项目名称、申办者名称、监查时间、监查地点、监查员姓名、是否有随行人员(如果有,提供随行人员姓名及随行目的)、本次监查预计时长、本次监查主要计划内容、需要研究者所做的准备。

通知形式和内容可根据申办者/CRO 相关 SOP 进行调整,监查通知函参考模板如图 2-5。

2. 监查反馈

(1)对监查员进行监查反馈的要求。监查员在每次监查访视后的10个工

<信函发送日期>

<主要研究者姓名>
<研究中心名称>
<研究中心地址>

监查通知函

尊敬的<主要研究者姓名>主任/教授：

启信佳!

非常感谢您对<研究方案名称>研究监查访视的大力支持和协助。经电话沟通和约定，我将于××年××月××日××点××分前往××地点进行本研究的第X次监查访视。

本次监查计划持续××小时/××天，起止时间分别为××年××月××日××点××分至××年××月××日××点××分。本次监查将包含以下内容：

- 受试者合格性审查：< 受试者编号 - 访视号 >;< 受试者编号 - 访视号 >；……
- 原始病历审阅：< 受试者编号 - 访视号 >;< 受试者编号 - 访视号 >；……
- 原始数据核对：< 受试者编号 - 访视号 >;< 受试者编号 - 访视号 >；……
- 药物清点
- 研究者文件夹审阅
- ……

鉴于以上监查计划，希望您及您的团队可以配合完成以下准备工作：

- 确保以下受试者的原始病历是可获取的：<受试者编号-访视号>；……
- 确保以下受试者的数据已完成EDC的录入：<受试者编号-访视号>；……
- ……

在监查结束后，希望就本次监查的结果和发现以及本研究近期进展详情和您进行一次面对面的汇报和总结，持续××分钟左右。希望您能够于××年××月××日××点××分抽出宝贵的时间，届时我将前往××处对您进行拜访。

<同时，本次监查随行人员除我本人外还有×××，其随行目的为××××××。>

期待与您及您的团队的会面。如您有任何问题，欢迎随时致电<电话号码>或发邮件至<邮箱地址>，我将在收到邮件后1个工作日内进行回复。

请将本文件打印存放于研究者文件夹×××.××项下。

再次感谢您的支持与帮助!

此致

敬礼

<监查员姓名>
<监查员单位>

该文件同时抄送至：　<姓名>-<研究中角色>
<姓名>-<研究中角色>
<姓名>-<研究中角色>

版本号：　　版本日期：

图 2-5　监查通知函参考模板

作日内(建议)需向机构办公室书面汇报监查结果和发现,通知形式和内容可根据申办者/CRO 相关 SOP 进行调整,内容包含但不限于:本次监查依从性(本研究监查频率、上次监查时间、本次监查时间等),本次监查具体实施内容(如审阅原始病历清单、清点药物数量、进行药物回收等),研究中心目前进展小结(如本中心目前入组受试者数量、研究方案和知情的更新情况、发生的严重不良事件列表、方案违背列表、药物破盲和揭盲情况等),本次监查发现的方案违背情况,本次监查发现的其他问题,上次监查发现问题的解决情况(图 2-6)。

< 信函发送日期 >

< 主要研究者姓名 >
< 研究中心名称 >
< 研究中心地址 >

监查跟进函

尊敬的 < 主要研究者姓名 > 主任 / 教授:

启信佳。

非常感谢您对本次监查的支持与帮助。本信函针对 ×××× 年 ×× 月 ×× 日至 ×××× 年 ×× 月 ×× 日监查访视发现的相关问题进行总结、跟进和汇报。

1. 本中心目前进行如下:

本中心自 ×××× 年 ×× 月 ×× 日启动以来,共筛选 ×× 例受试者,随机 ×× 例,×× 例已完成全部随访,×× 例中途退出,目前正在本中心进行研究访视的受试者为 ×× 例。

< 本中心共发生 ×× 例 SAE,均已按照要求完成向申办方、伦理委员会以及国家局的汇报 >。

本中心目前使用方案版本号和版本日期为 ×××,研究者手册版本号和版本日期为 ×××,知情同意书版本号和版本日期为 ×××,< 均已获得伦理委员会批准 >。

2. 本次监查内容:

1) 本次监查文件审阅情况:

受试者编号	审阅知情同意书版本号	审阅原始文件	EDC 审阅页面	清点药物所涉及的访视名称

2) 本次监查药物清点情况:

药物种类	总接收数量	总发放数量	总回收数量	总返回数量	研究中心剩余数量	其他(是否有超温、丢失等)

图 2-6 监查跟进函参考模板

3. 本次监查发现：

1) 本次监查发现方案违背及 GCP 违背情况：

受试者编号	方案违背日期	方案违背内容	方案违背类别	是否通知伦理委员会	是否进行整改措施

2) 本次监查发现的其他问题及解决情况：

问题发现日期	问题描述	整改措施计划	责任人	问题状态	问题解决日期

4. 上次监查遗留问题

问题发现日期	问题描述	整改措施计划	责任人	问题状态	问题解决日期

本次监查为本中心第 X 次监查，据上次监查 ×× 天。根据监查计划，下次监查日期将于 ×××× 年 ×× 月 ×× 日进行，届时我将提前 5 个工作日给您致电进行预约。

再次感谢您的大力支持与配合，我们十分感谢您对本研究的热情与贡献。期待本研究的圆满结束。

如您有任何问题，请您随时与我联系，我的联系方式为：< 姓名 - 联系电话 - 联系邮箱 >。

请将本文件打印并存放于研究者文件夹 ××× 项下。

此致

敬礼

< 监查员姓名 >
< 监查员所属单位 >

本文件将抄送：< 姓名 - 研究角色 >

图 2-6（续）

重大方案违背或重大 GCP 违背，需及时汇报给机构办公室（建议确认后 5 个工作日内）。

（2）机构办公室收到监查员反馈后需进行的工作。①机构办公室工作人员需对监查员提供的监查结果于 5 个工作日内进行审阅。②需审阅本次监查是否按照既定的监查频率进行，并根据本次监查结果评估是否存在增加监查频率的必要性并给予监查员建议。③需重点关注反复出现的方案违背和超过 2 个月未进行整改和解决的问题。④需审阅监查员相应实施计划和整改措施的合理性和记录的完整性。⑤必要时，机构办公室工作人员需与监查员就反馈结果进行电话沟通和讨论，并提出意见和建议。⑥需要时，机构办公室工作人员需协助监查员就发现的问题与承接科室进行质量管理的沟通。⑦针对不同研究反复出现的共性问题，机构办公室工作人员需进行相关流程的优化，如受试者交通费的发放、中心药房的管理等。建议总结频率为半年 1 次。

（二）病历借阅管理

由于临床研究是基于受试者常规诊疗，因此，各中心的各种诊疗记录必不可少地成为监查员需核查的重要文件。然而，我国各中心门诊病历和住院病历管理的流程不尽相同，且形式多样。在本章节中，笔者将针对不同的情况就机构办公室如何与监查员相互合作提出建议，确保监查员可以拿到符合要求的源数据和源文件。

1. ICH-GCP 对源数据和源文件的要求

（1）第 1 章节术语中，1.51 子章节定义源数据为"临床试验中的临床发现、观察或其他活动的原始记录及其核证副本中的全部资料，他们对于重建和评价试验是必要的。源数据包含在源文件中（原始记录或可靠副本）。"

（2）第 1 章节术语中，1.52 子章节定义源文件为"原始文件、数据和记录（如医院记录，临床和办公室图表，实验室笔记，备忘录，受试者日记卡或评价表，药房发药记录，自动仪器的记录数据，显微胶片，缩微胶卷或磁介质，X 线，受试者文件，以及保存在药房、实验室和参与临床试验的医学技术科室中的记录，在核对后作为核证副本的可靠复印件或抄件）。"

（3）第 1 章节术语中，1.63 子章节定义核证副本为"经核实（如注明日期的签字或通过可验证的程序产生的），与原始记录有相同信息（包括描述数据的上下文、内容和结构）的副本（无论使用何种媒介类型）。"

（4）第 4.9 章节记录和报告中规定"源数据应该是有来源的、清晰的、实时产生的、原始的、准确的和完整的。源数据的修改是可溯源的，不能遮掩最初的记录，必要时应进行解释（例如：通过稽查轨迹）。"

（5）第 5.15 章节记录访问及 6.10 章节直接访问源数据/文件中，多次规定"申办者应当确保在方案中或其他书面协议中已经说明，研究者/研究机构应允许试验有关的监查员、稽查员、IRB/IEC 审评和管理部门视察直接访问原始数据。"

（6）第 6.4 章节试验设计中规定"需鉴别哪些数据是可以作为源数据直接录入 CRF 中，这些数据并非事先写下的数据或者电子记录数据。"

（7）第 8 章节临床试验必需文件中规定"当需要使用副本代替源文件时（如原始文件，CRF），副本应该满足"经核证副本"的要求。"

（8）第 8 章节临床试验必需文件 8.3.13 规定"原始记录源文件"为"记录受试对象的状态，证明所收集试验数据的完整性。包括与试验和医学治疗有关的原始文件以及受试对象的病史记录。"

以上内容中,ICH-GCP 2016 年 E6(R2)第四阶段版本增补内容更进一步规定了核证副本的要求,更加科学和准确地定义了临床试验中的源数据和源文件。

2. 我国 GCP(2020 年)相关要求

(1)第二章术语及其定义第十一条(三十一)定义"源文件"为"临床试验中产生的原始记录、文件和数据,如医院病历、医学图像、实验室记录、备忘录、受试者日记或者评估表、发药记录、仪器自动记录的数据、缩微胶片、照相底片、磁介质、X 线片、受试者文件,药房、实验室和医技部门保存的临床试验相关的文件和记录,包括核证副本等。源文件包括了源数据,可以以纸质或者电子等形式的载体存在。"

(2)第二章术语及其定义第十一条(三十二)定义"源数据"为"临床试验中的原始记录或者核证副本上记载的所有信息,包括临床发现、观测结果以及用于重建和评价临床试验所需要的其他相关活动记录。"

(3)第二章术语及其定义第十一条(三十四)定义"核证副本"为"指经过审核验证,确认与原件的内容和结构等均相同的复制件,该复制件是经审核人签署姓名和日期,或者是由已验证过的系统直接生成,可以以纸质或者电子等形式的载体存在。"

(4)第四章研究者第二十五条试验的记录和报告要求(二)规定"研究者应当确保所有临床试验数据是从临床试验的源文件和试验记录中获得的,是准确、完整、可读和及时的。源数据应当具有可归因性、易读性、同时性、原始性、准确性、完整性、一致性和持久性。源数据的修改应当留痕,不能掩盖初始数据,并记录修改的理由。以患者为受试者的临床试验,相关的医疗记录应当载入门诊或者住院病历系统。临床试验机构的信息化系统具备建立临床试验电子病历条件时,研究者应当首选使用,相应的计算机化系统应当具有完善的权限管理和稽查轨迹,可以追溯至记录的创建者或者修改者,保障所采集的源数据可以溯源。"

(5)第六章试验方案第六十一条试验设计包含内容(九)规定"明确何种试验数据可作为源数据直接记录在病例报告表中。"

(6)第八章必备的文件管理第七十九条规定"用于保存临床试验资料的介质应当确保源数据或者其核证副本在留存期内保存完整和可读取,并定期测试或者检查恢复读取的能力,免于被故意或者无意地更改或者丢失。"

(7)第八章必备的文件管理第八十一条规定"用作源文件的复印件应当满足核证副本的要求。"

总体而言,我国 GCP(2020 年)极大程度地细化并强调了源文件、源数据及电子病历和计算机系统的管理,在和 ICH-GCP 保持高度一致的前提下,根据中国的实际情况进行细化和优化。其相对 ICH-GCP 更加严格地要求了以下4 点。

(1)源数据需具备"一致性"和"持久性"。

(2)以患者为受试者的临床试验,相关的医疗记录应当载入门诊或者住院病历系统。强调了患者为临床试验受试者时,其医疗记录需要满足常规医疗流程。

(3)临床试验机构的信息化系统具备建立临床试验电子病历条件时,研究者应当首选使用,相应的计算机化系统应当具有完善的权限管理和稽查轨迹,可以追溯至记录的创建者或者修改者,保障所采集的源数据可以溯源。对临床试验电子病历进行了基本要求,并且建议当满足要求时作为首选。

(4)用于保存临床试验资料的介质应当确保源数据或者其核证副本在留存期内保存完整和可读取,并定期测试或者检查恢复读取的能力,免于被故意或者无意地更改或者丢失。进一步强调了源数据的保存和真实性、准确性的核查。

没有记录就没有发生,如何保证记录的真实性、准确性和可靠性,无论是ICH-GCP 还是 GCP,其要求均日趋严格。

(三)针对研究中心不同类型的诊疗记录文件所采取的措施

(1)研究中心使用电子系统进行诊疗记录并且其应该符合上文对源数据及计算机化系统的要求,即需满足可归因性/有来源的(由谁进行记录和产生)、易读性/清晰的、同时性/实时产生的(非"回忆录")、原始性(第一手的)、准确性、完整性、一致性(当不同的源数据之间具有逻辑关系时,需保持一致)和持久性(可长期保存的)。修改是可溯源的,即可以还原是谁在什么时候做了什么修改,不能遮掩最初的记录,必要时应进行解释(例如:通过稽查轨迹)。

同时,电子系统需满足以下几点基本要求。

1)每一名用户都拥有独立的系统账号且该系统账号不能共享。由此,才可以确保记录是有唯一来源的(可归因性),即可以追溯该记录由谁产生。因此,每一个账号都应该有密码进行保护,且密码唯一不易被破译,即简单的 123 是不能够被接受的,尽量保证密码中同时拥有大小写字母和数字,长度大于 8 位,定期进行更新,密码输入错误 3 次后,账户会被锁定并且需要经过验证后才能解锁等。

2)对系统中的任何数据进行录入和修改时均可溯源,即可以追溯"谁"在"什么时候"进行了"怎样的更改",原始数据是什么,并且该稽查轨迹记录可以被识别和阅读,即非代码。

3)电子系统数据保存时限符合法规要求或研究中心和申办者签署的相关协议要求,并且在规定时限具备可读取性。

4)受试者是可以被唯一识别的,即可以通过身份证号或者受试者的就诊卡号进行查询,而不是仅仅只能通过姓名进行查询。

当研究中心使用的电子系统满足以上所有要求时,建议研究中心为监查员开通监查账号以便监查时直接在系统中审阅源数据。且该账号需至少满足以下条件。

1)每一名用户都拥有独立的系统账号和相应的密码。

2)该账号仅有"只读"的权限,不能对源数据进行任何的修改。

3)该账号需有一定的使用时限。如果可以,建议在每次监查时为 CRA 申请一次性账号,该账号的使用权限为监查员申请的监查时长;或账号在关中心或数据库锁定后被取消权限。

4)该账号仅能看到入选本研究的受试者相关授权信息,即知情同意书中受试者同意监查员查看的信息,不可以看到其他与研究无关的患者的相关信息,或其他当地法律法规所规定的仅在受试者特别同意时才可以查看的信息。

5)有必要时,需为监查员进行系统相关培训,并进行记录。

当研究中心使用的电子系统满足以上所有要求,但是无法为监查员提供满足以上要求的账号时,建议研究中心遵循核证副本的要求,对电子系统相关内容进行打印并签署姓名和日期以证实所提供的打印件与电子源文件具备相同的内容。同时,研究者需保证所提供的打印件完整且具有保密性,即研究者需向监查员提供所有受试者源文件的核证副本,同时也需保证所提供的核证副本包含全部且仅包含所涉及受试者的信息。

(2)当研究中心使用电子系统进行诊疗记录但不符合上文对源数据及计算机化系统的要求时,应考虑针对电子系统不满足源数据及计算机化系统要求的方面进行相应的改进措施,从而使文件和记录符合要求。虽然这种方法并非完美,但是针对我国实际情况,即各中心常规电子诊疗记录系统无法完美符合相应要求,为确保患者的安全性信息尽可能地被完整收集,我们需要针对各中心系统的具体情况进行具体分析,从而使其符合对源数据和源文件的要求。

例如,我们常见的研究中心电子诊疗记录系统的修改无法溯源,即无法辨识谁在什么时间做了怎样的修改,把什么内容改成了什么内容。我们常见的情况是研究者可以随时随地登录研究中心电子诊疗记录系统进行修改,或在一定时间范围内(门诊常为 24 小时,住院常为 7 天)可以随时修改并且没有稽查轨迹。这种情况下,笔者建议研究者及时打印电子记录,即在完成记录时立刻打印,并且签署姓名和日期,随后所有必要的修正均在打印记录上进行而不再对电子记录做任何的修正和更改。该打印件作为源文件提供给监查员进行监查。

再例如,有时我们会碰见研究中心电子诊疗记录系统无法长期保存,即每隔半年门诊病历便会被更新和覆盖。针对这种情况,笔者建议先评估系统是否可以完成刻盘备份,且该备份可以还原电子诊疗记录系统所有的记录并且没有任何数据的遗失和简化。如若无法完成数据的刻盘备份,则建议采取核证副本要求,进行打印、签署和存档。相关刻盘备份数据和(或)打印件作为源文件提供给监查员进行监查。为确保患者隐私得到保护,研究者依旧需要提供且只能提供与研究相关的受试者信息给监查员进行监查。

以上均为研究中心电子诊疗记录满足大部分要求而仅存在所涉及缺陷的情况。

如果研究中心的电子诊疗记录系统无论如何都没有办法满足对源数据和计算机化系统的要求时,我们建议研究中心在研究中采用纸质病历进行记录。那么,这是否意味着我们定义了纸质病历为源文件,电子诊疗记录系统中的内容就不需要查询和记录了呢?根据国家药品监督管理局食品药品审核查验中心(CFDI)现场核查的要求,同时为确保所有可获取的受试者的信息都能够得到完整的采集,保证受试者的安全性得到最大限度的评估和保护,防止受试者在随访时因遗忘或忽视而未能全面地告知研究者自己的不适和相关治疗,依旧建议研究者对受试者的电子诊疗记录系统中的信息进行核查。那么,针对不符合源数据要求的数据,我们该如何正确地对待和处理呢?此处笔者建议研究者可以更多地将该数据视为参考,即研究者需要定期地对受试者相关诊疗电子记录进行查询,并且将相关信息打印或总结在相关纸质记录中,在合适的时候(如受试者随访时)对受试者进行询问和信息的核实,将核实的最终信息作为源数据/源文件记录在纸质病历中,提供给监查员审阅。在此过程中,研究者需要满足以下要求。

1)每一次的审阅均需有记录,即使研究者对受试者的电子诊疗记录进行查询后无特殊发现,也需要记录下来。

2)研究者对受试者的电子诊疗记录的查阅需完整且连贯。即研究者需要首先明确该患者可能拥有的所有电子诊疗记录,包括病历记录、处方单、各种检查记录等,并且将它们记录在案,每一次的查询记录也需要记录清楚、准确。同时,研究者每一次的审阅均需要记录所审阅的时间范围,并且每一次的审阅时间范围是相互连贯且没有遗漏的。

3)针对受试者否认的电子诊疗记录需要如实记录受试者否认的原因,并且在有条件的情况下,请受试者在相应记录中签署姓名和日期以确认其否认记录的真实性。

4)研究者对受试者的电子诊疗记录的审阅需要具有一定的频率。建议在每次受试者随访前对受试者自上次随访至今的所有电子诊疗记录进行审阅,并且,在受试者被随机分组前,必须对受试者的所有电子诊疗记录进行审阅以确认受试者符合入排标准。

(3)当研究中心使用纸质病历进行记录时,如果纸质诊疗记录在病案室统一管理,则需要设计相应的申请、审批和监查员审阅流程。

1)设计病案室临床试验监查专用出入卡。

2)病案室设立专门的独立的隔离区域以供监查员审阅病历。如条件允许,可在病案室设立监查专用无线网络以供监查员使用。

3)监查员需提前 5 日进行预约,预约时需要说明项目编号、方案号、借阅目的(监查或稽查)、借阅人员、需审阅的受试者编号、借阅时限等。

4)研究者或研究护士需要在监查员申请的基础上提供受试者的识别信息(如姓名、身份证号、病案号等)。

5)机构办公室工作人员对监查员的申请进行审核,确保研究信息正确、受试者信息正确、监查员相关文件已归档备案后批准监查员的借阅并发放出入卡。相关表格需要结合各中心病案室病案借阅的常规流程进行定制,本文不对参考模板进行赘述。

6)病案室需要保证隔离区域监查员的审查可以相互独立,并且需要控制同一时间的监查人数以便管理。

7)对申请后因故未能按时到访的监查员,除不可抗力原因外,在病案室隔离区域有限的情况下将优先安排其他监查。对连续 2 次及 2 次以上预约后未能按时到访的监查员,需申办者/CRO 进行书面说明并提供整改措施。针对实际情况,机构办公室有权要求申办者更换监查员。

如若纸质记录在科室单独管理,则科室需满足文件管理要求,如专人专柜专锁,防火防潮等。

(4)当研究中心使用专门为研究设计的原始纸质病历时,按照科室单独管理纸质病历即可。此处需要强调的是,正如本章节开始所述,临床试验是在患者常规诊疗的基础上进行的。对于某些特殊的检查、问卷、评价表、发药记录等,可以设计单独的原始研究病历,但不建议专门为研究设计原始纸质病历。病历和 CRF 几乎一模一样是十分不推荐的,因为这样会限制受试者信息收集的完整性,从而影响研究者对受试者安全性的全面判断。

(四)药物监查管理

当研究中心有中心药房时,中心药房负责管理整个研究中心所有研究的所有药物,不仅要负责药物的接收、发放、清点,同时还需要配合监查员的监查,因此,双方之间的理解和配合是保证中心药房有条不紊工作的前提。建议中心药房设立监查员监查条例并要求监查员遵循条例。监查员监查条例包括但不限于以下内容。

(1)建议监查员在首次药物抵达前至少5个工作日对中心药房的工作人员进行培训,并详细描述药物的特性、包装大小、保存要求以及药物接收要求和要点。药房工作人员可以对本研究药物进行合理的存储,并调整既定的工作安排。

(2)监查员需要告知中心药房工作人员研究期间每次进行药物库存补充的频率、运输数量、包装大小和接收要求。尤其是库存补充频率和运输数量,由于该信息同时受本中心受试者入组的速度影响,因此建议监查员在补充库存前2~3个工作日通知中心药房工作人员。

(3)建议监查员在每次监查访视时提前3个工作日和中心药房工作人员进行预约,如果本次监查涉及研究药物的回收,则需要提前5个工作日和中心药房工作人员进行预约。

(4)建议监查员将每次监查结束后的监查跟进函也抄送中心药房工作人员并将和中心药房工作人员相关的信息和要求进行重点标注。必要时需当面或电话沟通。

当研究中心无中心药房时,监查员同样需尽量遵循以上要求配合科室药物管理员进行药物监查。

五、组长单位监查员的管理

由于组长单位肩负整个临床试验的牵头工作,其责任重大。因此,组长单位对整体研究进度的把握和了解有着至关重要的作用。作为申办者和研究者的第一联系人,监查员要及时、准确、全面地将研究相关进展详细地汇报给研究中心,尤其是组长单位,这对组长单位对整个研究的管理、把握和策略的制订起着决定性作用。因此,组长单位监查员肩负着重要的沟通汇报任务,需要具备更高的专业技能,同时要有全局观和项目管理意识,代表申办者定期向组长单位主要研究者和机构办公室汇报项目进展。同时,组长单位的机构办公室应当具有主人翁意识,有权要求组长单位监查员以一定的频率代表申办者向机构汇报以下内容。

（1）整个研究的入组速度及各中心入组分布、筛选失败率和相关原因分析。

（2）整个研究的重大里程碑事件的实时更新。

（3）整个研究的重要文件的实时更新，如方案、研究者手册和知情同意书。

（4）整个研究发生的 SAE 或方案关注的重大 AE 汇总。

（5）整个研究发生的重大方案违背汇总、中心分布、根本原因分析和研究层面的整改预防措施。

（6）整个研究发生的稽查和质控结果及研究层面的整改预防措施。

（7）整个研究发生的破盲事件。

以上内容不仅要以年度报告的形式汇报，还要以更高的频率（如季度汇报或实时发生汇报）汇报给组长单位。组长单位工作人员在收到报告的 10 个工作日内仔细阅读报告并反馈审阅意见和建议，必要时和主要研究者及申办者进行沟通，商议研究发展方向和策略的必要性变更。

以上便是针对机构办公室对监查员管理的建议和意见。此处需要强调的是，由于机构办公室对监查员的管理并没有相关的法律法规作为依据，因此，该章节的描述均基于笔者实际工作经验和同行的经验分享。同时，正是因为没有相关法律法规的规定和约束，机构办公室很难把握对监查员的管理尺度。不能不管，也不能过度管理，适当的管理是提高临床试验质量所必需的。此处更希望说明的是，与其说机构办公室对监查员进行管理，不如说监查员和机构办公室要相互配合。监查员配合机构办公室基于研究中心层面的宏观管理、追踪，配合机构办公室的日常工作，为机构办公室提供相关的数据、汇报和总结，使机构办公室的工作流程得以优化，使临床试验经验教训得到充分的分析和分享，从而提高整个中心的临床试验质量。反之，临床试验机构通过监查员的汇报、总结和反馈，不断地优化和简化流程，不仅可提高临床试验的质量，为监查员的监查工作带来便捷，还可以协助监查员实现项目目标，帮助监查员进行关键对话和沟通，从而提高彼此的工作效率。机构办公室和监查员只有通力合作、充分沟通、相互理解和支持，才可以共同进步，从而提高临床试验质量，使受试者权益得到最大的保障。

（编写：周文；审校：朱雪琦）

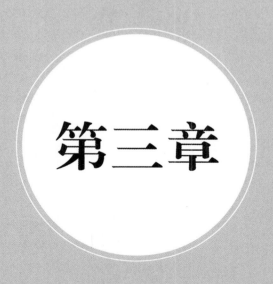

第三章

合同和经费管理

第一节　合同的管理

一、概述

合同在中国有悠久的历史。合同最早被称作"书契"。《周易》记述："上古结绳而治,后世圣人易之以书契"。"书"是文字,"契"是将文字刻在木板上。这种木板一分为二,称为左契和右契,合二为一时,才能看清楚书契的全貌,这是"合同"一词的本义。合同发展到现在,古今意义已不可同日而语,根据《中华人民共和国民法典》第四百六十四条,合同是民事主体之间设立、变更、终止民事法律关系的协议。临床试验合同属于技术服务合同,是药物临床试验机构(以下简称"机构")对临床试验立项后,经伦理委员会批准,申办者和(或)合同研究组织以临床试验方案为依据,共同签署的一份书面的、有日期和签字的协议,其中陈述了关于工作和责任的授权与分工,以及财务规定。合同是一种"合作",明确各方职责,保障各方权益,促进临床试验方案的顺利实施。同时,合同又是一场"战争",各方都有各自的利益需求,都要占领必需的战略高地,本章节将从合同的各个环节(图 3-1)介绍合同的管理要点。

二、法规要求

(一)ICH-GCP E6(R2)

合同定义为"在两个或几个有关方之间的一份书面的、有日期和签字的协议,其中陈述了关于工作和责任的授权与分工,以及财务规定(如果存在)。试验方案可以作为合同的基础。"(1.17)

在"4.研究者"项下,有关合同的描述包括:①研究者应能证明(如根据回顾性数据)在合同的招募期内入组所需要数目的受试者的可能性(4.2.1);②研究者在合同的试验期内应当有足够的时间实施和完成试验(4.2.2);③试验文

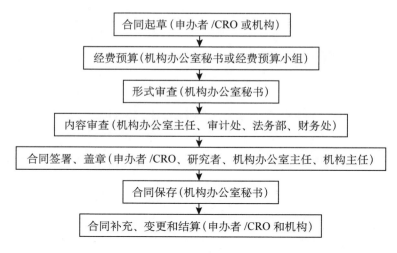

图 3-1　合同管理基本流程图

件的保存可按管理要求,或按与申办者签署的合同要求保存更长时间(4.9.5);
④试验的财务方面事宜应在申办者与研究者/研究机构的合同中说明(4.9.6)。

　　在"5. 申办者"项下,关于合同的规定包括:①申办者和研究者/研究机构以及参加临床试验的其他方应当订立书面合同;合同可以是方案的一部分,也可以是单独的文件(5.1.4);②在研究者或研究机构签署一项试验合同前,申办者应向研究者或研究机构提供试验方案和最新的研究手册(5.6.2);③试验的各项财务规定应在申办者与研究者或研究机构的合同中说明(5.9);④申办者应当确保在方案中或其他书面合同中已经说明,研究者/研究机构应允许试验有关的监察员、稽查员、IRB/IEC 审评和管理部门查阅原始数据(5.15.1)。

(二)我国 GCP(2020 年)

　　GCP(2020 年)中明确要求申办者与研究者和临床试验机构应签订合同,应当明确试验各方的责任、权利和利益,并且要求在合同或方案中明确研究者和临床试验机构允许监查员、稽查员、伦理委员会的审查者及药品监督管理部门的检查人员,能够直接查阅临床试验相关的源数据和源文件。有关合同的描述,原文如下。

　　第二十五条　试验的记录和报告应当符合以下要求:(六)申办者应当与研究者和临床试验机构就必备文件保存时间、费用和到期后的处理在合同中予以明确。

　　第三十一条　申办者基于风险进行质量管理。(四)应当识别可减少或者可被接受的风险。减少风险的控制措施应当体现在试验方案的设计和实施、监查计划、各方职责明确的合同、标准操作规程的依从性，以及各类培训。

　　第三十二条　申办者的质量保证和质量控制应当符合以下要求：（三）申办者应当与研究者和临床试验机构等所有参加临床试验的相关单位签订合同，明确各方职责。（四）申办者与各相关单位签订的合同中应当注明申办者的监查和稽查、药品监督管理部门的检查可直接去到试验现场，查阅源数据、源文件和报告。

　　第三十八条　临床试验各方参与临床试验前，申办者应当明确其职责，并在签订的合同中注明。

　　第四十条　申办者与研究者和临床试验机构签订的合同，应当明确试验各方的责任、权利和利益，以及各方应当避免的、可能的利益冲突。合同的试验经费应当合理，符合市场规律。申办者、研究者和临床试验机构应当在合同上签字确认。合同内容中应当包括：临床试验的实施过程中遵守本规范及相关的临床试验的法律法规；执行经过申办者和研究者协商确定的、伦理委员会同意的试验方案；遵守数据记录和报告程序；同意监查、稽查和检查；临床试验相关必备文件的保存及其期限；发表文章、知识产权等的约定。

　　第四十六条　申办者应当明确试验记录的查阅权限。（一）申办者应当在试验方案或者合同中明确研究者和临床试验机构允许监查员、稽查员、伦理委员会的审查者及药品监督管理部门的检查人员，能够直接查阅临床试验相关的源数据和源文件。

　　第五十条　监查员的职责包括：（六）监查员核实研究人员履行试验方案和合同中规定的职责，以及这些职责是否委派给未经授权的人员；确认入选的受试者合格并汇报入组率及临床试验的进展情况；确认数据的记录与报告正确完整，试验记录和文件实时更新、保存完好；核实研究者提供的所有医学报告、记录和文件都是可溯源的、清晰的、同步记录的、原始的、准确的和完整的、注明日期和试验编号的。

　　第七十二条　如果合同或者协议没有规定，试验方案中通常包括临床试验相关的直接查阅源文件、数据处理和记录保存、财务和保险。

三、管理要点及重点

（一）重要性

　　西方有句谚语"财富的一半来自合同"，对临床试验来说，合同不只是明确财务规定的书面协定，更是临床试验中申办者/合同研究组织（CRO）、研究机构/研究者约定各方职责、权利的重要文件。

规范的临床试验合同管理，可以树立良好的机构形象。机构通过合同文本与合同行为向申办者/CRO宣布自己对外是如何处理权利义务关系的，申办者/CRO也通过合同来观察、评价机构的管理水平。

规范的临床试验合同管理，可以有效地防范试验风险。申办者负责为研究机构及研究者提供法律上与经济上的担保。当发生与试验相关的损害（包括受试者损害、研究机构和研究者的损害）时，申办者负责承担相应责任，包括医疗费用、经济补偿或者赔偿、律师费和诉讼费等。

（二）起草

机构对临床试验项目立项时，应对申办者及CRO的主体资格、资信水平等有关情况进行评估，确保对方具有履约能力后方可起草合同。合同起草应遵循《中华人民共和国民法典》《药物临床试验质量管理规范》等相关法律法规的条款，并依据研究机构所在伦理委员会审批通过的临床试验方案、知情同意书等关键性文件来起草。

申办者/CRO和研究机构均可负责起草合同，建议机构拟订"合同模板"以供参照使用，这样做既可以占据主动地位，又能加速后期审核流程。当申办者/CRO有公司合同模板，不愿采用机构模板时，机构可将合同中的"必须语言"列出，要求申办者/CRO在合同中必须列出"必须语言"。申办者/CRO和研究机构/研究者各方均可对合同条款和经费提出建议和意见，经过充分协商、共同讨论，最终达成一致。合同一般分为：主合同、补充合同、临床研究协调员（CRC）聘用合同、责任主体转让合同及其他类型：如申办者提供办公用品、耗材的合同；数据管理及统计服务合同等[1]。

（三）内容

合同的内容如下（但不限于）[1-2]。

（1）申办者、研究机构的名称、地址、联系方式。

（2）试验项目方案名称、版本号、目的、方法，委托研究内容的详细描述，临床试验实施要求，研究物资供应。

（3）研究的预计进行时间、预计完成的有效病例数、有效病例或完成病例的定义、筛选失败病例的处理等。

（4）申办者、研究机构、主要研究者应分别履行的职责、行使的权益等。

（5）临床试验相关必备文件的保存及其期限。

（6）试验费用预算组成及相应计算方法，付费方式、分期付款时间、进度等。

（7）合同的生效起止时限，部分条款在委托研究完成后依然有效的界定和说明。

（8）违约责任，即明确定义申办者或研究机构的哪些情况属于违约，何方应承担何种责任。

（9）争议解决方法，如出现履约中存在争议的情况，如何解决，如需仲裁，仲裁地的选取原则等。

（10）保密责任。

（11）知识产权归属及文章发表。

（12）临床试验责任保险、由试验所致受试者和研究者的损害、损失的相关赔偿和补偿。

（13）试验有关仪器、设备等的赠予、使用和归还。

（14）合同变更及其他有关协商事项。

合同中的重要条款，如受试者权益、申办者职责、CRO 职责、研究机构/研究者职责、保密规定、争议解决、生物样本及保险约定等可参考《药物临床试验合同管理·广东共识》。

（四）经费预算

合同经费应根据试验方案流程进行预算，可以由机构办公室秘书执行预算，或根据机构自身情况成立经费预算小组。经费预算时多跟申办者、研究者沟通，各个环节尽量考虑周到，提前做出预算，减少后期补充合同数，避免机构及研究者承受经济损失。合同经费一般包括受试者费用、试验观察费、试验用药品管理及配置费、临床试验资料档案保管费、临床研究协调员（CRC）费、试验材料费、数据管理及统计费、生物样本处理和保存费、机构管理费及税费。

1. 受试者费用　是经费预算中最复杂的一部分，其中包括检查费、药费、住院费、餐费、交通补偿、营养补偿、受试者招募费用等。检查费需要根据方案中筛查、访视的检验检查项目按医院统一定价进行核算，可在协议中列出检验检查明细，注意不要漏掉筛查失败病例的检查费，并约定筛查失败、脱落、剔除病例的经费支付方式。药费、住院费、餐费可根据方案情况按实际价格计算。交通补偿、营养补偿、受试者招募费用等应考虑地区差异与申办者协商定价。在预算受试者补偿时，应提前咨询财务是否会产生个人所得税，并将其纳入预算范畴。

2. 档案保管费　保存临床试验资料档案，可以适当收取保管费用。根据《药物临床试验质量管理规范》（2020 版）要求，用于申请药品注册的临床试验，必备文件应当至少保存至试验药物被批准上市后 5 年；未用于申请药品注册的临床试验,必备文件应当至少保存至临床试验终止后 5 年。但该规定并非要求机构免费保存试验资料,机构可根据房间、设备、能源和人力成本进行折算,按年和受试者例数计算保管费。

3. 试验材料费　应按方案实际需要收取。若材料由申办者提供,合同中应有相应规定,不再另收材料费。

4. 管理费　含机构管理费和医院管理费;机构管理费是机构和专业组的发展基金;医院管理费用于支付医院场地和设施使用费、基本设备和购置费、仪器折旧费和能源消耗等。可根据机构自身情况在相关制度中约定管理费提取比例。

5. 税费　收费标准应按当时国家税务标准。考虑到后期合同经费付款时税率可能较最初发生变化,历时较长的临床试验在合同中关于税费的规定应写明"执行付款当时税率"。

6. 其他费用　应根据方案复杂程度、病种特点、治疗疗程等情况与申办者协商决定,如组织切片费、肿瘤影像阅片费等。

（五）审核

1. 主体审查

主要审核合同主体资格、履约能力:申办者/CRO 应为具备签约、履行合同权力和能力的主体,关于合同主体的要求可以参考中国药理学会药物临床试验专业委员会公开发表的《药物临床试验技术服务合同专家共识》中关于合同签署主体的描述。

2. 形式审查

形式审查可由机构办公室秘书完成。一份完整的合同,通常由首部、正文和尾部三部分组成。首部包括合同名称、合同编号、合同责任方;正文是合同主要条款;尾部是合同的签署部分。形式审查主要审核以上三个部分是否完整、是否矛盾。审核合同格式、签章部分格式是否符合要求;当事人名称是否与营业执照上的单位名称一致,必须是全称,不能是缩写或简写;合同名称与试验项目名称的一致性;试验方案的版本号是否正确;合同用语是否符合中文表达习惯等。

3. 内容审查

内容审查主要是审核合同的合法性、有效性、周密性和可操作性,多由机构办公室主任或其指定的专人完成。有的研究机构承担的临床试验项目较多,为提高审核效率,避免专人操作的不全面,设立了合同审核小组,形式审查通过后,将所有临床试验的合同提交合同审核小组,合同审核小组对合同进行审核和讨论。有的机构建立合同联审制度,由机构办公室、审计处、法务部和财务处联合审查合同,审查侧重点不同,各有分工,力求将风险控制到最低,但由于涉及部门较多,运行不畅时可能影响审核进程。各家机构可根据实际情况,权衡利弊,制定最适合自己的审查制度。

(1)合法性和有效性:合同内容合法是合同存在的基础,判别合法的主要依据是国家法律规定和司法解释,凡是法律明令禁止和明确规定无效的条款,都应在审查中剔除或修改。合法性审查就是要保证合同不与现行法律和司法解释相抵触,如果整个合同违法,应取消合同。例如,临床试验国际合作项目是否按《中华人民共和国人类遗传资源管理条例》规定,获得中国人类遗传资源管理办公室的批准。

合同有效性与合法性相辅相成。主要审核合同内容是否损害国家、集体或者第三人利益,是否以合法形式掩盖非法目的,是否损害社会公共利益,是否有违反法律、行政法规的强制性规定,以及是否非法垄断技术、妨碍技术进步或者侵害他人技术成果。

(2)周密性:审核合同条款是否完备,权利义务是否明确;合同内容是否具体,对可能发生的容易引起纠纷的情况是否做了约定;合同文字是否规范,行业术语是否准确,指代是否明确;合同中是否存在前后意思矛盾、语义含糊不清的表述;知识产权归属是否清晰等。

(3)可操作性:合同的可操作性主要是针对合同的违约责任条款和解决争议条款而言。合同应约定违约情形、违约责任、违约所产生的损失范围及补偿。履行合同方面的纠纷将交由法院或仲裁机构进行处理。作为研究机构,在与甲方充分协商下,建议将处理合同纠纷的法院或仲裁机构约定为事件发生地,即研究机构所在地,处理纠纷的官方语言应为中文。另外注意仲裁机构依法实行一裁终局,裁决结果一经仲裁庭做出即发生法律效力,不能上诉,而法院审判实行两审制,若对一审判决不服可上诉至上一级人民法院。

在审核过程中,机构办公室、主要研究者和申办者/CRO应对合同条款存在的问题进行沟通、修改,直至审核通过。

(六)签署和盖章

1. 合同签署

经审核同意签署的合同,必须经双方法定代表或授权代理人签署,若由代理人签署需要出具法人授权委托书。临床研究机构主要研究者应代表该试验项目的全部研究者签署合同,并承担相关责任和义务;临床研究机构办公室主任和(或)机构主任应代表机构签署合同,并承担相关责任和义务。

2. 合同盖章

(1)印章上的公司名称与合同中书写的单位名称应一致。

(2)合同上应盖双方单位公章或合同专用章,而非财务专用章,如果是使用合同专用章的公司,则要求该公司提供该合同专用章的公安局备案资料。

(3)合同应盖骑缝章,增加合同的严密性,表明合同的准确性,排除歧义。骑缝章盖在合同的右侧边缘,每页都有印痕,所有页码对在一起,形成一个完整的章。没有骑缝章的合同页码得不到双方认可,没有合同效力。

(七)保存

(1)合同至少一式三份,签署的份数可依据各自的情况制订,并在合同中表明,各份合同均需签字、盖章和具有同等效力。合同签署后,建议一份交申办者/CRO 保存,一份交主要研究者存入研究档案,一份交机构办公室存档。

(2)机构办公室对合同进行编号,妥善保管,注意防火、防盗、防潮、防虫。

(3)合同原件一般不提供外借,如需要,可提供复印件参阅。

(4)保存期限的规定可遵照临床试验中必备文件的要求。

(八)其他事宜

1. 合同变更　任何一方不得擅自更改合同。若确实需要更改,需要征得对方同意。

2. 发现未尽事宜　若在临床试验中发现合同有未尽事宜,双方应本着互助的原则进行协商解决,或另订书面补充合同。

3. 方案修改　若在临床试验期间,因方案修改导致研究经费发生变动,由双方重新协商解决,签署补充合同。

4. 试验提前终止　如因申办者/CRO 方原因提前终止试验,所付款项金额按终止时已入选的病例数决定;如果因临床研究机构方原因提前终止试验,所付款项金额由双方协商解决。

5. 合同结算　尾款结算时应根据实际病例数及实际产生的各种费用进行计算,特别注意不要遗漏筛查失败病例和计划外访视的检查费,档案保管费应约定年限。

四、范例

合同编号：

2	0			-	0		

临床试验合同

项目名称＿＿＿＿＿＿＿＿＿＿＿＿＿＿＿＿＿＿＿＿＿＿＿＿＿＿＿＿＿＿＿＿＿＿＿＿＿

CFDA 批件号：　　　　　　　　注册分类：　　　　　　　　注册国家：

试验类别：□国际多中心　　　□国内多中心　　　□单中心

试验分期：□BE　□Ⅰ期　　　□Ⅱ期　　　　□Ⅲ期　　　　□Ⅳ期

参与性质：□组长单位　　　　□参加单位

申办者：　　　　　　　　注册地址：

法人：　　　　　　　　　项目负责人：　　　　　　　邮政编码：

联系电话：　　　　　　　传真：　　　　　　　　　　E-mail：

CRO：　　　　　　　　　注册地址：

法人：　　　　　　　　　项目负责人：　　　　　　　邮政编码：

联系电话：　　　　　　　传真：　　　　　　　　　　E-mail：

临床试验机构：

地址：　　　　　　　　　机构办公室主任：　　　　　邮政编码：

联系电话：　　　　　　　传真：　　　　　　　　　　E-mail：

主要研究者：　　　　　　专业组：

联系电话：　　　　　　　传真：　　　　　　　　　　E-mail：

签订时间：＿＿＿＿年＿＿＿月＿＿＿日

合同有效期限：＿＿＿＿年＿＿＿＿月 至 ＿＿＿＿年＿＿＿＿月

委托方(甲方)：申办者：××××制药股份有限公司　和(或)

　　　　　　　　CRO：＿＿＿＿＿＿＿＿＿＿＿＿＿＿＿＿＿＿＿＿＿＿＿＿

受托方(乙方)：××××医院

委托方将依据名为"＿＿＿"的方案【方案版本号：＿】开展一项临床试验，从而对申办者＿＿＿＿＿＿研制的＿＿＿＿＿试验药物进行临床试验，并且受托方在阅读了研究方案、临床研究者手册以及与试验用药品有关的足够信息以评价其参与该研究的兴趣后，研究机构和研究者同意参与研究，并保证有足够的权限、能力和经验进行临床试验，并拥有必备的基础设施和技术手段保证试验的顺利进行，依据《中华人民共和国民法典》的规定，合同双方在平等互利、充分表达各自意愿的基础上，就以下各条所涉及的相关技术和法律问题，经协商一致达成如下协议，由签约双方共同恪守。自双方签订合同之日起即生效，任何一方不得单独终止合同。

（一）双方合作的主体、合作方式、目的和内容

1. 本合同签署的主体是甲方：＿＿＿＿＿＿＿＿和乙方：××××医院。以下合同内容中不得出现任何其他公司或单位的责任和义务或者其他内容，若甲方或乙方认为需要涉及其他公司或单位的内容，该公司或单位也需要签署该协议。

2. 如果本合同的申办者为国外公司，由 CRO 代表其签署合同，如果 CRO 公司对受试者权益保护和赔偿不承担责任，则需由申办者出具对受试者权益保护和赔偿的声明作为合同附件，该声明只由申办者相关人员签字不具有法律效应，需由申办者将该声明在国外当地公证部门公证，并经当地中国大使馆或领事馆认证方有效，该声明、公证及认证资料需由 CRO 公司盖章，并由 CRO 公司对真实性负责。

3. 根据国家食品药品监督管理总局第（＿＿）号批件（如适用），甲方委托乙方对甲方研制的＿＿＿＿＿药物（注册分类：＿＿＿＿＿）进行＿＿期临床试验，以评价其有效性和安全性。

4. 负责项目的专业组为＿＿＿＿＿，主要研究者为＿＿＿＿＿。

5. 该试验总设计例数为＿＿例，甲方计划委托乙方完成＿＿例受试者入组观察。

（二）双方承担的责任（根据具体项目可增加相应条款）

甲方（申办者：＿＿＿＿＿＿＿）：

根据《药物临床试验质量管理规范》中对申办者、监查员的职责限定，甲方应在合同中明确如下职责。

1. 向乙方和乙方研究者提供临床试验批件并保证该批件的合法有效（如适用），并为甲方提供的所有资料的逻辑性、合规性、合法性负责。

2. 根据国家相关法律法规以及乙方的要求,免费向乙方提供研究用文件夹,包括但不限于:①临床试验批件;②申办者和CRO资质证明;③与申办者的委托关系及责任证明;④临床试验方案(最新版本及修订版本);⑤药检报告;⑥受试者知情同意书;⑦病例报告表(CRF);⑧研究者手册等与试验相关的资料。

3. 负责与乙方一起对主要研究者及其研究团队进行资格审核,以选择合格的研究者。

4. 无偿提供合格的试验用药、对照药,保证药物的质量,并对试验用药品进行适当的包装与标签,使之符合临床试验的设计需要。

5. 甲方负责对乙方的研究人员进行该临床研究有关的培训。

6. 甲方为临床试验质量保证责任方,应建立对临床试验的质量控制和质量保证系统[详见第(五)条]。

7. 根据甲方或乙方需要,甲方及时组织对临床试验的稽查以保证质量。

8. 甲方应及时向乙方PI告知试验中存在的问题,以便乙方采取相关措施保护受试者。

9. 本试验一旦发生不良事件或严重不良事件,若需要甲方协调,甲方监查员或者负责人必须在24小时至48小时之内到达乙方,负责协助处理严重不良事件后果并采取必要的措施,以保证受试者的安全和权益,并及时向药品监督管理部门和卫生行政管理部门报告,同时向涉及同一药物的临床试验的其他研究单位通报不良事件[详见第(八)条]。

10. 甲方负责为乙方医疗机构及乙方研究者提供法律上与经济上的担保。对发生与试验相关的损害(包括受试者损害、乙方医疗机构和研究者的损害),以及发生与试验相关的纠纷,甲方负责承担全部责任,包括治疗费用及相应的经济补偿[详见第(八)条]。

11. 向乙方伦理委员会和临床试验机构递交最终的临床试验分中心小结和总结报告。

12. 甲方决定中止临床试验前,须书面通知乙方、乙方研究者和伦理委员会,并述明理由。乙方同意试验终止后,相关资料归档按照乙方的要求进行。

13. 甲方应严格保护受试者隐私和信息,未经受试者书面同意,受试者的个人信息/标本等不能擅自用于商业宣传和商业开发及探索性研究。

14. 提供并按时支付临床研究费用。

15. 甲方需要帮助乙方选择第三方SMO公司的合格的CRC参与临床研究或由乙方自行选取CRC,产生的CRC费用由甲方承担,协议另行签署。

16. 在试验进行中或结束后,如果甲方发现与试验用药相关的新的不良反应等可能影响受试者目前或试验结束后的健康或利益,甲方有责任在发现相关信息时及时告知主要研究者、乙方的机构办公室和伦理委员会。

17. CRO公司应提供申办者委托该公司承担临床试验相关业务的委托函,明确说明CRO受申办者委托承担的责任与义务范畴,以及CRO公司不承担的责任与义务范畴。(若适用)

18. 在本合同的第(八)条应明确临床试验相关损害赔偿等责任承担方,如CRO公司不承担该责任,则应由申办者出具承担该责任的具有中国法律效力的承诺书作为合同附件。(若适用)

乙方(××××医院):

1. 负责与甲方一起对主要研究者及其研究团队进行资格审核,以选择合格的研究者。

2. 负责合同的管理以及甲方提供的经费的管理,协调甲方提出的临床试验相关的要求。

3. 负责对临床试验的档案资料进行保管,保管期限遵循《药物临床试验质量管理规范》要求。

4. 主要研究者负责与申办者准备临床试验项目资料并审核,研究者必须熟悉申办者提供的临床试验方案等资料,并根据自身的资质、设施、条件等情况综合评估是否承担该试验,保证满足《药物临床试验质量管理规范》中研究者职责项下要求的全部条件,向药物临床试验机构提出申请。

5. 主要研究者负责组建临床试验的团队,并做好分工和授权,负责组织、协调、督促参加试验的研究者及其他人员,严格按照伦理委员会批准的研究方案、《药物临床试验质量管理规范》及其他相关法律法规进行临床研究,按时完成临床试验。

6. 主要研究者负责接受由申办者委派的临床监查员的监查,对于申办者监查员或者机构质量保证人员在检查过程中发现的问题及时进行整改和完善,并根据要求反馈整改结果,以保证临床试验质量。

7. 主要研究者负责保证提供的研究结果和数据的准确、真实、可靠,保证所有的临床试验数据均有原始记录并可以溯源,保存好所有的原始记录,保证将数据等原始记录真实、准确、完整、及时、合法地载入病历和病例报告表,并为此负责。

8. 主要研究者负责做出与临床试验相关的医疗决定,保证受试者在试验期间出现不良事件时得到及时、适当的治疗。研究者有义务采取必要的措施以保障受试者的安全,并将其记录在案。

9. 在临床试验过程中如发生严重不良事件,研究者应立即对受试者采取适当的治疗措施并通知甲方,在规定时限内报告相关部门,并在报告上签名及注明日期。

10. 在收到申办者数据处理组织对病例报告表的询问表后,应及时提供反馈信息,一般情况下不应超过1周。

11. 研究者应与申办者商定有关临床试验的费用,并在合同中写明。研究者在临床试验过程中,不得向受试者收取试验用药、相关检查等(如果由申办者提供药物和费用)所需的费用。

12. 临床研究结束后负责整理临床试验所有相关资料,向甲方提供真实准确的 CRF、小结报告及其他书面资料。协助甲方解答主管部门或数据统计部门对本临床研究提出的各项疑问。

13. 研究者中止一项临床试验必须通知受试者、申办者、伦理委员会和药物临床试验机构,并阐明理由。

14. 如果主要研究者从研究机构离职或由于其他原因不能继续开展本研究,机构将及时通知申办者或 CRO。新主要研究者的委任必须事先取得申办者或 CRO 的批准。

如甲乙任何一方改动方案,需经双方协商同意,伦理委员会批准后,方可实施。

(三)经费承担及支付方式、支付时间

1. 甲方支付乙方费用

(1)临床试验观察费_____元人民币/每例受试者,该试验计划入组____例受试者,共计人民币_____元。

(2)机构管理费_____元,医院管理费_____元。

(3)受试者补偿_____元(含医院代缴个人所得税_____元),实验室检查费_____元(合同应附相关实验室检查明细、检查次数、单价、金额等)。

(4)临床试验资料保存_____年,每年每例缴纳资料保管费用_____元。

(5)药品管理费_____元。

(6)如乙方机构为牵头单位,甲方应付乙方牵头费_____元。

(7)_____%税费_____元。

综上,此合同的预计总费用为_____元整。

预计总费用=总研究经费×(1+税率)。

(8)本协议项下所有甲方对乙方(研究机构)的付款,均应付至如下研究机构的银行账户:

账户名称：

账　　号：

开户银行：

汇款时请注明：主要研究者姓名＋合同编号＋药物名称

乙方收到费用后及时开具与费用金额相等的正式发票，发票信息：_____。

2．付款计划

（1）甲方在合同签订后，临床试验启动会召开之前支付合同总金额（　　元）40%的费用，即人民币＿＿＿＿＿＿＿＿＿＿＿＿＿＿＿元整（大写）（￥＿＿＿元整）。

（2）甲方在入组病例数达到预计病例数的一半时，支付合同总金额（　　元）40%的费用，即人民币＿＿＿＿＿＿＿＿＿＿＿＿＿整（大写）（￥＿＿＿元整）。

（3）甲方在临床研究结束后、小结报告盖章之前，按实际发生例数付清合同尾款。

（4）筛选失败的病历、脱落病历、剔除病历的费用按照实际发生的费用支付。

（5）若临床试验期间，因方案修改导致研究经费发生变动，由双方重新协商解决。

（四）计划与进度

在合同正式签订，获得××××医院医学伦理委员会批件，各种试验相关文件、试验用药品、研究经费、所有临床研究所需物资等到位后，乙方开始在××××医院＿＿＿＿＿专业内进行临床试验。力争在＿＿＿个月内完成＿＿＿例受试者的筛选、入组、临床观察，提供符合 GCP 要求的 CRF、分中心小结表等法规要求的相关内容。若因试验用药、方案等原始资料修改、经费等原因造成延误，责任由甲方自负。

（五）研究监查、质量控制与保证

1．甲方负责委派合格的监查员，并为乙方所接受，监查员依照工作任务监查临床研究实施过程和所有试验资料，并就监查中发现的问题与研究者协商解决，及时整改。

2．甲方监查员负责对试验的质量进行监查，确保所有试验资料符合上报要求，并及时（事件获悉后 30 天内）向乙方告知可能影响受试者健康或安全的严重或持续违背方案事件。监查频率应和入组进度相协调。

3. 监查员有权核对与该项研究有关的所有受试者的原始资料。根据有关法规规定,监查员应保护受试者的隐私。甲方从乙方调阅和拿走任何试验资料均需有资料调阅和交接记录。

4. 监查员务必从试验开始经常和机构质量保证人员联系,在临床试验开始入组 1~3 例的时候,监查员务必告诉乙方机构办公室的质量保证人员,以后至少在监查时与机构办公室的质量保证人员联系,并报告监查结果。

5. 凡是试验时间超过 1 年的,甲方必须每年向伦理委员会和机构办公室提供年度报告。

6. 甲方应当在试验结束后半年内提供小结报告和总结报告,如不提供视为自动放弃本试验项目。试验结束后甲方应尽快上报,如果自试验结束后 1 年内没有上报,视为自动放弃本试验项目,一切后果将由甲方承担。

7. 如果甲方或监查员发现乙方未严格执行试验方案或未严格执行 GCP,甲方或监查员应及时通知研究者进行整改,直至整改合格,并达到试验申办者满意。申办者或 CRO 的监查记录对试验数据和质量的认同即代表试验申办者或 CRO 最终确认接受试验数据。基于对这些数据的接受,试验申办者或 CRO 将不得再对日后发现的试验数据差异或其他质量问题要求乙方承担责任。

8. 甲方派出的监查员及其他任何人员和甲方委托的 CRC 等与甲方有关的一切人员在监查、随访、数据审核等一切活动中不得参与原始数据的篡改、修改、修饰等,如有违反,甲方将承担所有的相关法律责任。

(六)合同结束对技术内容的验收标准及方式

在试验结束时,甲方按国家食品药品监督管理局颁布的药品临床研究相关法规中对新药临床试验的要求,以及临床研究方案,对乙方提供的临床研究病例报告表及临床研究小结表等进行验收,甲方应保证所有的研究经费已全部到乙方账户,并携带转账记录到机构办公室盖章。

若临床试验内容不符合方案和合同的要求,乙方应配合甲方进行补充、完善。但若因试验药物本身或药物质量影响研究结果,或者甲方提供的方案等其他资料本身设计不规范,则责任由甲方自负。

(七)知识产权、成果归属与分享、研究资料保存

1. 乙方、主要研究者与乙方职员在临床研究期间获得的所有病例报告表和其他资料均归甲方所有,乙方不得将这些数据用于任何商业目的,包括提出专利申请或将数据用于支持任何未决的或将来的专利申请。

2. 甲方在申报本临床试验研究成果时,若引用临床研究资料,乙方应作为

协作单位。甲方在获得国家食品药品监督管理局的新药生产批件后,应给乙方一份复印件。

3. 乙方在学术会议或刊物上交流临床研究结果时应征得甲方同意。

4. 为保证临床试验资料的安全,乙方规定所有临床试验资料保管到期后均由乙方负责销毁,不得返还甲方。甲方需在保管到期时间前3个月与乙方主动取得联系,商讨临床试验资料的销毁事宜,如果甲方不主动联系,乙方有权在保管到期后自行销毁。

(八)保险及赔偿

1. 如果研究对象以参与研究时遭受人身伤害或引发病症为由,对乙方、研究负责人、任何合作研究者以及他们的受托人、职员、代理人和雇员(以下称"乙方受保护人")提出任何索赔、诉讼或做出任何判决(以下称"索赔"),甲方应承担赔偿责任,为其辩护,并使其免于承担任何法律责任、索赔、损害赔偿、损失或费用(包括律师费和诉讼费)。

2. 申办者应确认其已经按照法律规定就其责任投保了一份临床试验责任险,需向乙方提供该保险单,并将购买保险的相关内容在合同正文或附件中披露,包括但不限于保险的险种、适应范围、赔偿金额、索赔程序等。但购买保险并不能取代申办者在承担试验相关损害及发生与试验相关纠纷时,应及时、有效履行职责的义务。如果申办者为受试者购买的保险不能满足受试者补偿或赔偿,则应由申办者负责保险之外的补偿或赔偿。如果该研究的申办者未投保临床试验责任险,则发生的一切法律责任、纠纷、损害赔偿、索赔以及相关费用(如律师费、诉讼费等)全部由申办者承担。

3. 甲方负责为乙方医疗机构及乙方研究者提供法律上与经济上的担保。对发生与试验相关的损害(包括受试者损害、乙方医疗机构和研究者的损害)和纠纷,甲方负责承担全部责任,包括治疗费用及相应的经济补偿。

4. 对于放入或植入体内而不取出或若干年后再从体内取出的药物,待试验结束若干年后或更长时间出现的有关不良反应所引起的责任(包括经济和法律等责任)均由甲方(实施者)承担。

5. 甲方应与研究者迅速对试验所发生的不良事件和严重不良事件采取必要的措施,包括但不限于:

(1)在研究者或鉴定委员会对不良事件与试验关系进行判定前,垫付受试者相关的治疗费用,以保证受试者的安全和权益,待责任认定后,由责任方负责费用的支出。

(2)如果出现与试验相关的不良事件或严重不良事件,研究者应及时处理并随访到不良事件或严重不良事件消失、正常或转归,甲方应支付受试者因不良事件或严重不良事件产生的治疗费、化验检查费,并给予受试者误工费、损失费以及受试者要求的合理的经济补偿。如果出现诉讼,甲方根据诉讼结果承担经济和法律责任。

6. 一旦发生受试者或研究者损害的赔偿或诉讼,乙方应立即通知甲方,甲方必须(甲方为申办者则由申办者,甲方为 CRO 公司则由 CRO 或 CRO 通知申办者)立即委托专人(律师或其他人员)全权处理索赔、赔偿或诉讼事宜,研究机构或研究者允许并同意给予甲方相关的合理协助。

7. 若因本试验方案或其他资料设计本身有缺陷而导致受试者损害也全部由甲方承担。

8. 如果在受试者或研究者伤害需要赔偿或诉讼的过程中出现法律或其他部门认定存在"无过错责任"时,该无过错责任的赔偿由甲方承担。

9. 如因乙方主要研究者和其他的试验参与者等相关人员在临床试验中出现医疗事故,或未遵从临床试验方案,或违背现行法律法规,导致的受试者损害或其他损害,经法律部门、仲裁部门认定需要乙方承担的责任由乙方研究者自行承担。

10. 本条款下的义务在本协议终止后继续有效。

(九)生物样本的管理

1. 生物样本的采集和储存只限于临床试验方案中规定的样本,且只允许根据方案的要求进行检测,不允许任何一方对生物样本另行处理与另行检测,或用于其他相关研究,或以此试验为契机建立样本库,否则一切责任由违约方负责。

2. 生物样本只允许在资质合格的实验室(需提供该实验室的资质和卫健委认可的室间质控证明)进行检测。凡是涉及人类遗传资源管理的项目,需要到科技部人类遗传办办理审批后方可启动。

3. 如果生物样本需要运输到国外进行检测,必须首先得到遗传办、卫健委、海关等相关主管部门的批准,将相关批准文件加盖单位红章后递交药物临床试验机构和伦理委员会备案,经药物临床试验机构和伦理委员会批准后方可进行。

(十)争议与违约处理方法

1. 若甲方未按本合同规定的时间和金额付款或未按规定的时间提供临床研究用药物、器械及相关设备物资,乙方有权终止合同或将合同规定的完成期限相应顺延。

2. 如果该试验或验证产品存在侵犯知识产权或专利等其他问题,则由甲方负全部责任。

3. 合同在甲乙双方商定定稿后,在签署期间,任何一方如有任何改动必须经另一方同意,如果任何一方私自改动而未经另一方同意,则由改动方负全部责任。

4. 双方应信守合同,若有争议,双方协商解决。经协商仍不能达成一致意见的,应提交机构所在地仲裁委员会仲裁,或者向机构所在地人民法院提起诉讼。

(十一)合同变更及其他有关事项

1. 如因甲方原因提前终止试验,所付款项金额按终止时已入选的病例数决定;如果因乙方原因提前终止试验,所付款项金额双方协商解决。

2. 任何一方如因水灾、火灾或者其他自然灾害、事故、战争、暴乱、运输延迟、无法获得材料、电力或自然资源供应中断、法案、禁令、政府管制或其他不可抗力的影响不能履行其有关部分义务时,应免除其相关责任。无论是否出现类似的或者与上述不同的情况,或出现超出当事方合理控制范围的其他原因,当事方应做出一切可能的努力,以消除、阻止或克服该事件,并尽快履行其义务。

3. 以上未尽事宜,由甲乙双方本着互助的诚意协商解决,或另订书面补充协议。

(十二)合同生效

本合同一式＿＿＿份,甲方保留＿＿＿份,乙方保留＿＿＿份,经签约双方签字盖章后,最后一个签字日期起生效。

本项目的试验方案与中国 GCP 和其他相关法律法规适用于本协议。

甲方(委托方):		
单位名称(盖章)		
法定代表人/委托代理人(签字)(由委托代理人签字需要附法人授权书)		日期:
甲方(委托方):		
联系部门/联系人		电话:

（续表）

通信地址		邮政编码：
乙方（受托方）：××××医院		
机构名称（盖章）	××××医院	
机构主任（签字）		
	日期：	电话：
机构办公室主任（签字）		
	日期：	电话：
主要研究者（签字） （主要研究者代表该试验全部 研究者签署合同，并承担相 关责任和义务）	日期：	电话：

注：合同签署方可根据实际情况增加。

附件：临床试验需要的相关检查明细表

检查项目	单价 （元/次）	检查次数（次/人）					合计检查 次数（/人）	试验 例数*	单项汇总 金额（元）	备注
		筛选期	访视1	访视2	…	完成期				
合计										

注：①所有合同均应按照此表格详细计算检查费用，检查次数需要根据每一次的筛选或访视详细列出（特别是如果筛选期使用以前的检查结果，也应将检查费预算出来，给受试者报销前期检查费用）；②项目预算时务必由申办者与主要研究者一起确定好确切的检查项目与收费价格，并

填写好上述信息,一旦因检查项目信息有差异导致检查费用超支,超支部分由申办者补充;③试验例数＊为计划入组例数,费用结算时以实际检查受试者例数为准;④试验结束后由申办者与研究者一起计算最终的检查费用,多退少补。

五、常见问题和案例分析

1. 合同中应明确临床试验相关损害赔偿等责任承担方,如申办者为国外公司或机构,建议由申办者国内分公司、关联公司或 CRO 签署合同并全权代表申办者承担赔偿责任,或者由申办者国内分公司或关联公司出具赔偿相关承诺书。

案例:

2011 年 2 月 14 日,23 岁的王姑娘在上海市肺科医院参加美国联合医药公司、凯特勒特制药公司关于曲前列尼尔二乙醇胺缓释片的有效性、安全性的 16 周、国际多中心、双盲、随机、安慰剂对照研究的药物临床试验。2011 年 4 月 12、13 日,王姑娘感到身体不适,最终于 2011 年 4 月 16 日死亡。历经三年多的诉讼,2014 年 10 月 22 日上海市杨浦区人民法院一审判处:上海市肺科医院向王姑娘父母赔偿人民币 48 万余元。由于国内合作方上海市肺科医院没有提供国外申办者美国联合医药公司和北卡罗来纳州凯特勒特制药公司的相关资质资料及合作信息,涉案的跨国公司没有承担任何责任。(赵广泉,叶正兴. 跨国药企新药试验暗藏风险. 健康时报,2016.6.23)

为此,上海市杨浦区人民法院向上海市食品药品监督管理局发出司法建议书(沪杨法建〔2014〕第 18 号),其中建议:

(1)严格试药活动的审批。新药试用关系到试药人的健康权乃至生命权,在开展此项活动时,作为管理机构,应从严审批、从严规制。要求申请人在递交的试药合同中明确外国药企与国内医疗机构的权利义务及责任承担方式,相关外国药企应提供完备的中文版企业注册登记信息并提交一定金额的保证金,或者要求其必须在国内设有分支机构作为担保人,方便应诉主体的确定及赔偿责任的承担。

(2)信息的充分披露。对临床试药活动中涉及的药品特性、药品配方、试验方案、风险处置方案应要求申报人充分披露、备案,不得以涉及商业机密为由故意隐瞒,确保发生医疗损害时的有效处置及相关医学鉴定的开展;可统一制定包含上述内容的详尽的试药人知情同意书,保障试药人的知情权。

(3)规范保险流程。要求申报人选择国内的保险机构为试药人购买商业保险,并提供完善的保险投保、理赔方案,在试药合同中明确,损害发生后由投保人协助申请理赔,确保试药人保险救济途径的畅通。

2. 试验赔偿的条款中应规定"发生与试验相关的损害或死亡时,由申办者承担参加临床试验受试者的医疗费用及相应的经济补偿或者赔偿";不论申办者是否购买保险、所购买的保险范围如何,根据中国法律法规确定为申办者赔偿责任的,申办者均应负责。

案例:

2006 年 10 月,84 岁的张老太在北京大学人民医院参与拜耳医药公司一种预防术后血栓的新药临床试验,11 月 7 日按试验计划进行静脉造影后,张老太出现造影剂过敏性休克,为此张老太将拜耳医药公司、北京大学人民医院诉至北京市朝阳区人民法院,索赔 15 万欧元。拜耳医药公司辩称,张女士在进行静脉造影的过程中产生休克并非试用新药造成的,而系造影剂过敏,张女士索赔无依据,不同意其诉讼请求。事后,拜耳医药公司只给付了张老太医保报销以外自行负担的部分医药费 3296.17 元,未予其他赔偿。

拜耳医药公司与北京大学人民医院签订的临床试验协议中约定,拜耳医药公司应当就直接归因于研究药物的、对受试者伤害引起的责任,在保险不覆盖的范围内支付经北京大学人民医院认定的与研究药物相关的不良反应的治疗费用。同时协议确定拜耳医药公司购买特殊保险以保护受试者免受因与研究和研究药物有关的个人伤害而产生的经济损失,每例患者的保额为 50 万欧元,如经仲裁确认受试者的健康因服用了研究药物而受到损害,拜耳医药公司负责代表受试者向保险公司索赔。但在庭审中,拜耳医药公司称该合同为德文版,以该公司非投保人,合同文本长且翻译成本高(约 2 万欧元),翻译及公证、认证周期长等理由拒绝出示。

最终该案于 2013 年 2 月 21 日在朝阳区人民法院一审宣判,因拜耳医药公司拒绝提供保险合同,法院依据证据规则推定张老太的情况属于保险赔偿范围且应由拜耳医药公司直接承担赔偿责任,并根据张老太的受损情况、不良反应对其产生的影响、赔偿限额所能赔偿的最坏损害情况等,判决拜耳医药公司赔偿张老太 5 万欧元。[中国法院网讯(石岩)2013-02-21]

3. 购买临床试验保险并非万全保障,几乎所有保险都会设定赔付范围和最高赔付额,若发生与临床试验相关的损害赔偿,保险不能覆盖之处还得由申办者负责。所以立项之前应评估试验的风险等级、申办者的资质和经济实力,以确保一旦发生赔偿事件,申办者有能力承担。

案例 1:

2008 年 5 月,国家药监局收到国家某药物临床试验机构关于"仙牛健骨颗粒"严重不良反应的报告,该试验出现 1 例死亡,20 多例严重肝损伤。经紧急破盲后,各医院伦理委员会对该事件结论均为与试验药物相关。因申办者无力承担巨额赔偿,宣告破产。受试者家属将矛头指向研究者,出现了冲击医院等行为,后经江苏省卫生厅等政府部门介入,由医院对患者进行赔偿,才得以平息。

案例 2:

2006 年,8 名健康志愿者在伦敦 Northwick Park 医院接受 TGN1412 首次用于人体的 I 期临床试验。6 名接受药物注射的志愿者在药物注射后出现严重的全身炎症反应,反应最严重的 Ryan Wilson,在 ICU 住院治疗 3 个多月后,足趾和手指缺血坏死,接受全部足趾切除术和 3 个手指部分切除术。因 ICU 治疗费用非常高,申办者 TeGenero 公司破产,破产后 6 名受试者向 CRO 精鼎医药索赔。(临床试验的法律责任与风险管理 . http://www.360doc.com/content/16/1211/20/21872115_613879212.shtml)

4. 关于知识产权的规定,通常在临床试验合同中,申办者会强调临床试验所有知识产权均归己方所有,研究者论文发表前需要提前几个月发送,申办者审核通过后方可发表。但是临床试验也是利用人类遗传资源进行的科研合作,应该遵守《中华人民共和国人类遗传资源管理条例》(中华人民共和国国务院第 717 号令),该条例第二十四条写道"利用我国人类遗传资源开展国际合作科学研究,产生的成果申请专利的,应当由合作双方共同提出申请,专利权归合作双方共有。研究产生的其他科技成果,其使用权、转让权和利益分享办法由合作双方通过合作协议约定;协议没有约定的,合作双方都有使用的权利,但向第三方转让要经合作双方同意,所获利益按合作双方贡献大小分享。"

七、延伸阅读

药物临床试验 合同管理·广东共识(2014 版)
(广东省药学会 2015 年 1 月 20 日印发)

1. 合同的重要性

(1)临床试验合同是临床试验中申办者/合同研究组织(CRO)、研究机构/研究者约定各方职责、权利,明确临床试验经费的重要文件。

(2)临床试验合同属于技术服务合同,应遵循《中华人民共和国民法典》并受其保护。

2. 合同的起草

（1）申办者/CRO 和研究机构均可负责执笔、起草，或拟订"合同模板"以供参照使用。

（2）合同起草应遵循《中华人民共和国民法典》《药物临床试验质量管理规范》等相关法规的条款，并依据研究机构所在伦理委员会审批通过的临床试验方案、知情同意书等关键性文件来制定。

（3）合同需经过申办者/CRO 和研究机构/研究者的充分协商、共同讨论，各方均可对合同条款和经费提出建议和意见，最终达成一致。

（4）合同一般分为：主合同；补充合同；临床研究协调员（CRC）聘用合同；责任主体转让合同；其他类型，如申办者提供办公用品、耗材的合同；数据管理及统计服务合同等。

3. 合同的内容

合同的内容包括（但不限于）以下内容。

（1）申办者、研究机构的名称、地址、联系方式。

（2）试验项目名称、目的、方法，委托研究内容的详细描述，临床试验实施要求，研究物资供应。

（3）研究的预计进行时间，预计完成的有效病例数，有效病例或完成病例的定义，筛选失败病例的处理等。

（4）申办者、研究机构、主要研究者应分别履行的职责、行使权益等。

（5）试验费用预算组成及相应计算方法，付费方式、分期付款时间、进度等。

（6）合同的生效起止时限，部分条款在委托研究完成后依然有效的界定和说明。

（7）违约责任，即明确定义申办者或研究机构哪些情况属于违约，何方需承担何种责任。

（8）争议解决方法，如出现履约中存在争议的情况，如何解决，如需仲裁，仲裁地的选取原则等。

（9）保密责任。

（10）知识产权归属及文章发表。

（11）临床试验责任保险、由试验所致受试者和研究者的损害、损失的相关赔偿和补偿。

（12）合同变更及其他有关协商事项。

4. 合同的审核

（1）形式审查。

合同格式、签章部分应符合双方单位的基本要求；合同名称与试验项目名称的一致性；履行合同的责任方：明确甲方为申办者或 CRO，乙方为×××医院。如申办者将全部或部分职责委托给第三方（如 CRO 公司），应就所涉及的责任部分签署三方合同；如甲方为 CRO 公司的，应要求申办者或 CRO 提供合法有效的授权委托书，以证明申办者对其的委托范畴，并与合同相一致；合同各方当事人信息的准确性：必要时需核实；合同用语：避免使用非专业术语表述专业问题，造成歧义；避免英语直译，造成语言生涩，与汉语表达习惯不一致；合同盖章：印章上的公司名称与合同中书写的单位名称应一致；合同上应盖双方单位公章或合同专用章，而非财务专用章，如使用合同专用章的，要求该公司提供该合同专用章的公安局备案资料。

（2）内容审查。

1）合同主体资格、履约能力。申办者/CRO 应为具有签约、履行合同权力和能力的主体，应为中国境内具有营业执照的法人单位，或为获得法人授权、在中国的分支机构。

2）合同条款名目。目前常用的临床试验合同条款书写方式可分为 2 种：参照《合同法》规定，按照标准条款逐一撰写的；或按照甲乙双方的责、权、利分别罗列的。

3）合同付款条款。通常建议：①甲方在合同签订后一定期限内支付合同总金额一定比例的费用，双方根据实际情况具体协定；②甲方在乙方完成一定数量的入组病例数时，支付相应部分的金额费用，双方根据实际情况具体协定；③甲方在试验结束后拿走归甲方所有的 CRF 表联后一段时限内，按实际发生例数付清合同尾款，总结报告签字盖章前须完成全部资料交接；④实际发生费用：比如筛选失败的病例、脱落病例、剔除病例的费用的支付，应在合同中详细说明；⑤若临床试验期间，因方案修改导致研究经费发生变动，由双方重新协商解决，签署补充合同。

4）违约责任。约定违约情形、违约责任，违约所产生的损失范围及补偿。

5）管辖约定。通常合同中会明确，一旦发生履行合同方面的纠纷将交付合法的仲裁机构进行处理。作为研究机构，在与甲方充分协商后，建议将合同的纠纷仲裁机构约定为事件发生地，即研究机构所在地。处理纠纷的官方语言为中文。

6）知识产权、保密条款。试验进行期间，知识产权完全归属甲方，但在合同履行完毕后，乙方可在征得甲方书面同意后，对研究结果进行发布、发表等。

5. 合同中的重要条款

（1）受试者权益。

1）如发生与试验相关的损害或死亡时，由甲方承担相应责任、诊治费用和经济补偿，但由医疗事故所致者除外。合同中有关试验相关损害的条款应与知情同意书一致。

2）未经受试者书面同意，受试者的个人信息/标本等不能擅自用于商业宣传和商业开发及探索性研究。

（2）甲方（申办者）职责。

1）提供试验相关的文件、药物、设施、耗材及研究经费等；对试验用药品进行适当的包装与标签，并符合临床试验的设计需要。

2）派遣合格的、并被研究者所接受的监查员，对试验的质量进行监查；确保所有试验资料符合上报要求，并及时向乙方告知可能影响受试者健康或安全的严重或持续违背方案事件。监查频率应和入组进度相适应。

3）负责为乙方医疗机构及乙方研究者提供法律上与经济上的担保。

4）甲方派出的监查员以及其他任何人员，在监查、随访、数据审核等一切活动中不得参与原始数据的篡改、修改、修饰等，如有违反，甲方将承担所有的相关法律责任。

5）甲方应组织独立的稽查以保证试验质量。

6）甲方应及时向 PI 告知试验中存在的问题，以便乙方采取相关措施改进/保护受试者。

7）甲方决定中止/终止临床试验前，须书面通知研究者和伦理委员会，并述明理由。

8）向伦理委员会和临床试验机构递交最终的临床试验分中心小结表或总结报告。

（3）甲方（CRO）职责。

1）提供申办者委托该公司承担临床试验相关业务的委托函，明确说明CRO 受申办者委托承担的责任与义务范畴，以及 CRO 不承担的责任与义务范畴。

2）应明确临床试验相关损害赔偿等责任承担方，如 CRO 不承担该责任，应要求申办者出具承担该责任的证明文件。

（4）乙方（研究机构/研究者）职责。

1）研究者必须详细阅读和了解试验方案的内容，并严格按照方案执行。

2）保证将数据真实、准确、完整、及时、合法地载入病历和病例报告表。

3）由具有相关资质的研究者做出与临床试验相关的医疗决定，保证受试者在试验期间出现不良事件时得到适当的治疗，研究者有义务采取必要的措施以保障受试者的安全，并将相应措施记录在案，按指定程序上报严重不良事件

（SAE）。

4）接受申办者派遣的监查员或稽查员的监查和稽查及药品监督管理部门的稽查和视察，确保临床试验的质量。

5）如果研究者违反方案，不听从指示或存在数据质量问题，甲方有权取消该分中心的资格，甚至可以要求退还未使用的经费，但医疗机构不承担责任和赔偿。

6）研究机构如不能完成部分工作，应事先由申办者与其他相关机构签署相关委托合同。

（5）保密。

双方可接触试验相关资料的人员应对对方的受试者信息/医疗信息/商业机密等有保密责任。监查员以及与甲方有关的一切人员在监查、随访、数据审核等一切活动中，如有意或无意泄露受试者信息，造成受试者权益受损或受试者追诉相关责任和赔偿时，甲方应承担所有的相关法律责任。

（6）争议解决。

凡因执行本合同所发生的一切争议应通过友好协商的途径解决，如协商仍不能解决问题时，可使用其他解决途径，如仲裁。仲裁地点应选择研究所在地。

（7）生物样本。

生物样本只允许在各医疗机构实验室、该试验组长单位实验室或具有相关资质的中心实验室进行检测，并经药物临床试验机构和伦理委员会批准后方可。甲方或其代理人不得擅自运输到境外检测。

（8）保险的约定与披露。

1）甲方负责为乙方医疗机构及乙方研究者提供法律上与经济上的担保。对发生与试验相关的损害（包括受试者损害、乙方医疗机构和研究者的损害），以及发生与试验相关的纠纷，甲方负责承担全部责任，包括治疗费用及相应的经济补偿。

2）甲方已按照相关规定就其责任投保了一份临床试验责任险，并向乙方提供该保险单和保险合同副本或有效证明文件。

6. 经费类型

经费的一般类型（包括但不限于）如下。

（1）受试者费用。

按照研究方案和合同的有关规定应用于受试者的相关费用，包括检查费、药费、交通补贴、营养补贴等。建议采取实报实销的方式。

（2）试验观察费。

用于支付研究人员的劳务费、刻盘、阅片、标本制作等。建议按观察周期或疗程计算。

（3）试验用药品管理及配置费。

建议根据试验用药品的管理难易程度，如药物数量、温湿度要求、冷链保存和转运要求、配置要求及收发频率等计算。

（4）CRC 聘用费。

用于聘请院内或院外 CRC。参见"CRC 管理·广东共识"。

（5）实验室相关费用。

用于实验室耗材的购买、仪器设施的保养及折旧。可独立于主合同之外单独签订，建议采取实报实销方式。

（6）数据管理及统计费。

用于统计方案设计、数据库设计、数据输入与处理、统计等，以及硬件设备与软件的配备和更新等。可独立于主合同之外单独签订，具体费用根据数据管理和统计服务内容而定。

（7）资料档案保管费。

甲方需要机构保存资料时间＞5 年的，应支付机构办公室一定保管费用。费用由甲方与机构办公室具体协商。

（8）税费。以上所有经费均按国家税务标准收取税费。

7. 合同的保存

（1）合同至少一式三份，三份合同均需签章并具有同等效力。合同签署后，建议一份交申办者/CRO 保存，一份交主要研究者存研究档案，一份交机构办公室存档。

（2）合同签署后，应妥善保管，注意防火、防盗、防潮、防虫。

（3）合同原件一般不提供外借，如需要，可提供复印件参阅。

药物临床试验技术服务合同专家共识
（中国药理学会药物临床试验专业委员会）

药物临床试验是指任何在人体（患者或健康志愿者）进行药物的系统性研究，目的是确定试验药物的疗效与安全性。当药物研发单位（药企、研究所等）不具备实施试验药物的临床条件和资质时，就需要作为发起该药物临床试验的申办方（sponsor），委托具有资质的研究机构参与药物的临床评价过程，因此，药物临床试验技术服务合同是申办方与研究机构间专门针对特定药物临床试验项目中特定任务所签订的委托服务协议。

药物临床试验合同是申办方、研究机构、主要研究者（PI）、合同研究组织

(CRO)约定各方职责、权益,明确临床试验经费的重要文件。它属于技术服务合同,应遵循《中华人民共和国民法典》并受其保护。

申办方/CRO和研究机构均可负责起草药物临床试验合同。合同条款应依据《药物临床试验质量管理规范》和临床试验方案、知情同意书等关键性试验文件及其他涉及的行业技术准则来制定。合同需申办方/CRO和研究机构/研究者在平等互信、充分表达各自意愿的基础上协商签订,并由签约各方共同恪守。

本共识主要针对在我国境内开展的以药品注册为目的的药物临床试验。其他类型试验可参照执行。

1. 合同应包含的内容

药物临床试验合同内容应包括(但不限于):①申办方、研究机构的名称、法定代表人、地址、联系方式;②临床试验名称、委托研究内容的详细描述(可将试验方案或方案摘要作为合同附件)、临床试验实施要求、研究物资供应;③约定完成或预计完成有效病例数,筛选失败病例、脱落病例的处理;④对临床试验完成质量的详细定义,申办方、研究机构、主要研究者应分别履行的职责和行使的权益等;⑤临床试验费用预算组成,付费方式、进程等;⑥研究的预计进行时间,临床试验合同的生效起止时限,部分条款在委托研究完成后依然有效的界定和说明;⑦违约责任,即明确定义申办方或研究机构的哪些情况属于违约,需承担何种责任;⑧争议解决方法,如出现履约中存在争议的情况,如何解决,如需仲裁,仲裁地的选取原则等;⑨保密责任、文章发表及知识产权归属;⑩临床试验责任保险、由试验所致受试者和研究者的损害、损失的相关赔偿;⑪试验有关仪器、设备等的赠予、使用、归还;⑫其他。

2. 合同的各方及职责

临床试验合同中,申办方是委托研究的发起主体,属于甲方,CRO公司是医药研发合同外包服务机构,属于申办方的延伸,也是甲方。研究机构是受托主体,属于乙方。

(1)申办方作为甲方,根据《药物临床试验质量管理规范》中对申办方、监查员的职责限定,应在合同中明确如下职责。

1)提供试验相关的文件、药物、设备、耗材及研究经费等;对试验用药品进行规范的包装与标签,并符合临床试验的设计需要。

2)为临床试验质量保证责任方,应派遣合格的监查员,对试验的质量进行监查,确保所有试验资料符合相关要求,监查频率应和入组进度相协调。甲方应及时向乙方告知可能影响受试者健康或安全的严重或持续违背方案事件和重要信息。

3)必要时,可组织独立的稽查以保证质量。

4)负责对乙方的研究人员进行该临床研究有关的培训。

5)应及时向乙方和 PI 告知试验中存在的问题,以便乙方采取相关措施改进及保护受试者。

6)在决定中止或暂停临床试验前,须书面通知研究机构、研究者和伦理委员会,并阐明理由。

7)向伦理委员会和研究机构递交最终的临床试验分中心小结或总结报告。

8)发生与试验相关的损害或死亡时,由申办方承担参加临床试验受试者的医疗费用及相应的经济补偿或者赔偿。

9)未经受试者书面同意,受试者的个人信息/标本等不能擅自用于商业用途及探索性研究。

(2)如涉及 CRO 公司的合同,还应增加以下要点。

1)提供申办方委托 CRO 承担临床试验相关业务的委托函,明确说明 CRO 受申办方委托承担和不承担的责任与义务范畴。

2)应明确临床试验相关损害赔偿等责任承担方,如 CRO 公司不承担该责任,应要求申办方出具承担该责任的证明文件。

(3)研究机构为乙方,乙方应在合同中列明负责药物临床试验的主要研究者,根据《药物临床试验质量管理规范》研究者的职责限定,应在合同中明确如下职责。

1)研究者必须详细阅读和了解试验方案的内容,并严格按照方案执行。

2)保证将数据真实、准确、完整、及时、合法地载入病历和病例报告表。

3)研究者负责做出与临床试验相关的医疗决定,保证在获知受试者于试验期间出现不良事件(AE)和严重不良事件(SAE)时,对受试者给予适当的治疗。研究者有义务采取必要的措施以保障受试者的安全,并记录在案。发生 SAE 时还应按规定程序上报。

4)接受申办方派遣的监查员或稽查员的监查和稽查及药品监督管理部门的稽查和视察,确保临床试验的质量。

5)配合甲方及时核实数据。

6)按法规要求保管试验资料,保管时间双方可协商。

7)按试验进度及时提供有关注册材料。

8)提供合法的收款票据。

9)研究者应根据申办方的要求出席药物的审评会。

3. 合同经费预算

(1)合同经费的一般类别(包括但不限于)如下。

1)受试者费用。按照研究方案和协议的有关规定应用于受试者的相关费用,包括检查费、药费、住院费、交通补贴、营养补贴、受试者招募费用等。如有其他原因无法按此结算,具体费用由研究者按方案、病种特点、治疗疗程预计可能发生的相关费用,必要时可考虑地区差异。

2)试验观察费。用于支付研究人员的劳务费、加班费、刻盘、阅片、标本制作等费用。根据研究项目特点可按观察周期或疗程计算,也可按双方可接受的其他方式计算。

3)试验用药品管理及配置费。用于试验药房设备设施的保养、折旧及药物配置劳务费等。

4)临床试验资料档案保管费(>5 年):根据现行《药物临床试验质量管理规范》要求,研究机构应保存试验资料至试验结束后 5 年,如申办方需要机构延长资料保存时间,应支付机构一定保管费用。费用按年计,建议一次性付清。

5)临床研究协调员(CRC)费:用于聘请院内或院外 CRC,辅助研究者完成试验相关工作。根据临床试验工作需要,可独立于主协议之外单独签订。费用预算建议按承担工作单项累计计费,如承担 CRF 填写等以疗程或访视计数的,按观察周期或疗程计算。

6)试验材料费。申办方委托研究机构代为购置的有关试剂、耗材等。

7)数据管理及统计费。主要用于统计方案设计、数据库设计、数据输入与处理、统计等;以及硬件设备及软件的配备和更新等。

8)管理费,含机构管理费、医院管理费;用于药物临床试验的组织、监督管理、协调、质控等费用,包括但不限于机构工作人员或邀请的专家为完成以上工作的劳务费、加班费。

9)合同经费的税费。收费标准按国家税务标准。

10)其他有关费用。临床试验发展基金(或利润);根据试验项目委托的具体内容确定,如生物样本分析、转运、保管等。

(2)合同经费的支付方式与进度。

1)具体支付方式或进度乙方可根据自身的情况与甲方约定。

2)经费预算中应约定筛选失败、脱落、剔除病例和不合格病例的经费支付方式。

3)经费预算中应约定具体的检查项目、次数及预计金额,必要时可列出检查化验明细。

4)申办方可根据访视期或其他时间详细列出经费的支付明细。

4. 保险在合同中的约定

依据《药物临床试验质量管理规范》第四十三条:申办方应对参加临床试验

的受试者提供保险,对于发生与试验相关的损害或死亡的受试者承担治疗的费用及相应的经济补偿。申办方应向研究者提供法律上与经济上的担保,但由医疗事故所致者除外。

申办方应按照法律规定对参加临床试验的受试者投保临床试验责任险,并将该保险单、保险合同副本复印件或者影印件提供给研究机构。申办方为受试者购买的保险不能满足受试者补偿或赔偿,申办方仍应继续承担受试者的补偿或者赔偿款项。申办方未购买临床试验责任险,除应对研究者承担违约责任外,仍应承担受试者试验相关损害后果的全部责任。

通常申办方应将"承诺购买保险"或与之相对应的措施写入合同中,所购买保险的相关内容应在合同正文或附件中披露,包括但不限于保险的险种、适应范围、赔偿金额、索赔程序等。但购买保险并不能取代申办方在承担试验相关损害及发生与试验相关纠纷时,应及时、有效履行职责的义务。

5. 受试者和研究者受损害的责任约定

(1)申办方负责为研究机构及研究者提供法律上与经济上的担保。发生与试验相关的损害(包括受试者损害、乙方研究机构和研究者的损害)后果时,申办方负责承担全部责任,包括医疗费用、经济补偿或者赔偿等。如进入诉讼程序,则由申办方承担案件的律师费、诉讼费等与诉讼相关的费用。

(2)对于放入或植入体内而不取出或若干年后再从体内取出的药物,待试验结束若干年后或更长时间出现的有关不良反应所引起的责任(包括经济和法律等责任)均由申办方(实施者)承担;如果符合本条款的临床试验,本协议永久有效。

(3)对试验所发生的需要及时处理(包括但不限于治疗、赔偿等)的不良事件,申办方应与研究者迅速采取措施并进行处置,包括但不限于:

1)在研究者判定受试者损害后果与临床试验相关后,由申办方及时垫付受试者相关的治疗费用,以保证受试者的安全和权益。

2)如果出现与试验相关的不良事件或严重不良事件,研究者应及时处理并随访到不良事件或严重不良事件消失、正常或转归,申办方应及时支付受试者因不良事件或严重不良事件产生的医疗费用,并给予受试者误工费、护理费、营养费、住院期间伙食补助费等法律规定的相关费用。

(4)一旦发生受试者或研究者损害的赔偿纠纷或诉讼,研究者应立即通知申办方,申办方必须(甲方为申办方则由申办方,甲方为 CRO 公司则由 CRO 或 CRO 通知申办方)立即委托专人(律师或其工作人员)全权处理索赔或赔偿或诉讼事宜,研究机构或研究者同意给予申办方相关协助。

(5)若因试验药物本身的不良反应和(或)试验药物、试验方案或其他资料设计本身有缺陷而导致受试者、研究者损害时应由申办方承担责任。

(6)如果在受试者或研究者伤害需要赔偿或诉讼的过程中出现法律或其他部门认定存在"无过错责任"时,该无过错责任的赔偿由甲方承担。

6. 研究者过错应承担的责任

(1)研究者过错是指主观上不希望、不故意,客观上凭专业能力和责任应该能够预见,由于研究者的疏忽大意而造成不良后果的,不良后果与研究的过失与疏忽存在直接因果关系,主要有以下几点。

1)研究者的诊疗行为被医学会认定为医疗事故。

2)研究者的诊疗行为存在过错并与损害后果之间存在因果关系,且有相关司法鉴定中心出具的司法鉴定意见书。

3)因研究者未遵从临床试验方案或未遵从申办方就试验提出的书面建议及指导说明而造成的受试者的损害。

4)因研究者违背现行 CFDA 的规定及相关的法律、法规或规章,导致的受试者的损害。

5)因研究者违背保密原则,泄露申办方相关保密信息,侵犯申办方知识产权等,造成申办方损失并要求予以赔偿。

(2)研究者过失或疏忽引起的纠纷或赔偿的责任认定。

鉴于药物临床试验是一项复杂且烦琐的科研活动,轻微的方案偏离或违背在所难免,研究者因过失或疏忽造成的轻微的方案偏离或违背并未导致严重后果的,研究者可以免责。

药物临床试验质量的主要责任方为申办者,研究者对双方约定的方案负责,研究机构不对该药物是否能通过注册审评或上市负责,但研究者应对因个人或委托的职员的过失或疏忽而造成的严重后果负责。

申办方应及时对试验项目进行监查,发现并指出研究者的过失与疏忽,如监查员未履行职责,申办方也应承担相应的责任。

研究者恶意违反中国的有关法律、法规、试验方案造成不良后果的,由研究者承担相应责任,甚至法律责任。

申办方与研究机构就研究者过错不能达成一致时,由申办方对研究者是否存在过错、过错与损害后果是否相关进行举证,如认定研究者存在过错且过错与损害后果之间存在因果关系时,由研究者承担相应责任。

7. 申办方或其代理人失职应承担的责任

参考《药物临床试验质量管理规范》中第六章"申办方职责"规定,申办方如不能达到所述条款,均可判为失职。如涉及以下违规行为,应追究相关法律责任。

（1）申办方派出的监查员等与申办方有关的人员在监查、随访、数据审核等一切活动中不得参与原始数据的篡改、修改、修饰等，如有违反，申办方将承担所有的相关法律责任。

（2）生物样本应在各临床研究机构的实验室、该试验组长单位实验室或卫健委认可的其他第三方实验室（需提供该实验室的资质和卫健委临检中心出具的室间质控证明）进行检测，如在临床研究机构以外的其他单位检测，需经机构和伦理委员会批准后方可。不允许申办方或其代理人擅自运输到国外检测，除非经国家政府有关部门批准。

（3）申办方派出的监查员和其他任何人员，以及与申办方有关的一切人员在监查、随访、数据审核等一切活动中，如有意或无意泄露受试者信息，造成受试者权益受损或受试者追诉相关责任和赔偿时，申办方应承担相关法律责任。

（4）如果申办方或监查员发现临床研究机构未严格执行试验方案或未严格执行 GCP，申办方或监查员应及时书面通知研究者进行改正。申办方或 CRO 监查员的监查记录对试验数据和质量的认同即代表试验申办方或 CRO 确认接受试验数据。基于对这些数据的接受，试验申办方或 CRO 将不得再对日后发现的试验数据差异或其他质量问题要求临床试验机构承担责任。

8. 临床试验合同签署的主体及承诺书的法律效力约定

（1）合同签署的主体。

1）如果国内公司或者在国内有分公司的跨国公司作为申办方与临床研究机构签署合同，申办方与临床研究机构是合同的主体，可以签署两方合同。

2）如果申办方全权委托 CRO 公司签署合同并承担合同中约定的所有责任和义务，CRO 公司与临床研究机构是合同的主体，可以签署两方合同，但 CRO 公司应提供申办方委托其承担的责任和义务的范畴。

3）如果申办方部分委托 CRO 公司相关的责任和义务，即申办方与 CRO 公司分别承担相关责任和义务，申办方、CRO 公司和临床研究机构均为合同的主体，需签署三方合同，分别规定各方的权利、责任和义务。

4）合同中应明确临床试验相关损害赔偿等责任承担方，如 CRO 公司不承担该责任，应要求申办方出具承担该责任的具有中国法律效力的承诺书作为合同附件，如申办者为国外公司或机构，其对受试者相关损害的赔偿需由 CRO 公司提供担保或负连带责任。

（2）承诺书的法律效力。

1）如果申办方为国内公司或者跨国公司的中国分公司，可由其出具承诺书并由法人或代理人签字和加盖公司公章（也可签署三方合同）。

2）如果申办方为在中国有分支机构的国外公司，国外公司的承诺书需由其中国分支机构进行担保。

3）如果申办方为在中国没有任何分支机构的国外公司，其出具的承诺书需经过该当事人所在国的公证机关证明该承诺书的真实性，并由我国驻该国使、领馆对认定该公证证明的合法性。该承诺书、公证及认证资料需由 CRO 公司盖章，并由 CRO 公司对其真实性和法律效力负责。

（3）合同签字约定。

在合同上签字的合同主体方应为法人，如果法人委托其代理人签署合同，需出具法人授权委托书。乙方临床研究机构主要研究者应代表该试验项目的全部研究者签署合同，并承担相关责任和义务。

9. 参考依据

（1）《药物临床试验质量管理规范》。

（2）《中华人民共和国民法典》。

参考文献

［1］曹烨.药物临床试验合同管理·广东共识（2014 年）[J].今日药学，2015(2):73-74.

［2］中国药理学会药物临床试验专业委员会.药物临床试验技术服务合同专家共识[J].中国临床药理学与治疗学，2015,20(4):361-365.

（**编写**：贾敏，曹玉，刘真，王美霞；**审校**：肖爽，吴伟）

第二节　经费的管理

一、概述

临床试验经费是从事临床试验活动的基础,如何合理有效地使用经费是申办者、研究者及其所在机构各方利益的焦点所在,也是经费管理中的难点。经费管理是能否顺利推行临床试验的核心问题之一,从机构承接项目之初,根据临床试验方案合理制定项目经费预算,到经费入账,再到临床试验实施中经费支出的执行和监督,最后到项目结题时对经费结算及剩余经费的处理(图 3-2),经费管理贯穿于临床试验的始终。

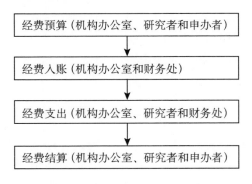

图 3-2　经费管理基本流程图

对于临床试验的经费管理,由于法规没有出台统一的管理办法,各家机构对经费的管理各自为政,有的管理非常严格,研究者可支配的经费非常受限;有的放任自由,平台需要发展或遇到项目风险时,没有经费支持。伦理经费管理和经费审计问题不在本节中讨论,本节内容仅供大家参考。

二、法规要求

GCP 和 ICH-GCP 中均没有对临床试验经费管理做具体要求,GCP(2020年)第四十条仅提到"合同的试验经费应当合理,符合市场规律"。

严格来讲,临床试验也是科学研究的一部分,我国各级政府相关管理部门对科研经费出台了许多管理办法,可供我们参考。从 2016 年 7 月中共中央办公厅、国务院办公厅印发的《关于进一步完善中央财政科研项目资金管理等政策的若干意见》中我们可以看到,国家对科研经费管理的政策导向是以调动科研人员积极性和创造性为出发点和落脚点,强调激发科研人员的创新精神。我们需要按照临床试验活动规律和预算管理要求,优化管理流程,改进管理方式,以适应临床试验实际需要。

三、管理要点及重点

(一)重要性

经费管理贯穿临床试验活动的始终,从机构承接项目之初的经费预算,到项目执行过程中的各种支出,再到项目结题的经费决算,都涉及大量经费管理的工作。申办者通过项目实施期望其投入的经费能够得到最大回报,使得新药能够顺利上市;研究者期望通过项目的实施获得学术提升和实现个人增收;项目执行机构则希望获得学术声誉及其对人才培养支出的补偿。临床试验经费管理得当,方可达到多赢局面。

(二)经费预算

合理制定项目预算是合同拟定的关键,所谓合理制定预算就是根据项目实施的需要核算项目成本,将经费预算在合同中明确列出,作为试验支出的依据。在上一节合同管理"经费预算"中已讲述了关于经费组成和需要重点注意的内容,可供大家参考。

对于试验用药品管理及配置费、临床试验资料档案保管费、生物样本处理和保存费及机构管理费等没有财务物价相关收取标准的细目,机构应在临床试验财务管理制度中规定收费标准或限定比例,让相应的经费预算有据可依。

(三)经费入账

临床试验经费应统一汇入医院财务账户,汇款附言中写明项目关键信息,如合同编号、研究者姓名、药物名称或产品名称等,一旦汇款进入医院财务账户,申办者应提供汇款凭证给机构办公室,并由机构办公室协助财务处核实项目归属和经费来源,建立项目专用账目,专款专用。财务编号建议与机构临床试验编号一一对应。机构办公室可设立专门账册,并依据合同按比例分列账目,在总额控制下,按要求划拨或支取。

(四)经费支出

主要研究者、机构办公室和财务部门,应各司其职,各负其责,分工明确,密切配合,做好项目经费的支出管理工作,应避免由于审批周期过长,影响项目进度。为保障项目的正常运行,经费支出时应留出足够的结余,保证账上留有足够的管理费和检验检查、受试者补偿等费用。

主要研究者及其他经费支出人员应自觉接受有关部门的监督检查,对项目经费使用的真实性、有效性承担经济与法律责任;机构办公室负责项目管理和合同管理,监督、指导主要研究者按照项目合同的约定,在其权限范围内使用经费。机构办公室还负责管理费的支出,并接受有关部门的监督检查;财务部门负责项目经费的财务管理和会计核算。

1. 检验检查费、住院费支出

现在全国绝大部分机构都实现了门诊、住院患者电子化系统管理,为了临床试验受试者的检验检查能溯源,必须经过医院的医院信息系统(hospital information system,HIS)和实验室(检验科)信息系统(laboratory information system,LIS)进行检验检查。有的医院采取患者先垫付费用,拿医院财务出具的正式收据进行报销的方式。但这种方法烦琐、会出现漏报,还有可能因为机构办公室疏于管理,费用从医疗保险支付,严重违背 GCP 和医疗保险相关规定。建议在医院患者管理系统中开发临床试验专用模块,试验方案中每个受试者的筛查、随访时挂号和开医嘱、检验检查、住院都通过该模板直接记账,并从专项经费中扣除。

2. 受试者补偿支出

研究者按合同规定的受试者补偿金额做好“补偿发放签字单”,签字单上应包含受试者姓名、身份证号、银行卡号、发放金额及签字栏,在机构办公室做好支出审核,受试者签字后交财务处直接银行转账发放补偿。签字单复印件各专业科室应存档备查。受试者补偿费也有不经医院财务管理的方式,详见后文“五、常见问题(三)”,但也应注意留存受试者领取补偿的证据。

3. 临床试验观察费/劳务费支出

研究者在临床试验中扮演着多重角色,要完成试验任务,并保证受试者的安全,还要对试验的进度和人员进行科学有效的管理。如果临床试验本身所获得的经济效益较少,无法调动其积极性,完成试验的质量也不能保证,这对于新药的研制、医院学术梯队的建立及学科带头人的培养都是十分不利的。国家对于科研经费的政策导向也是"松绑＋激励":2016 年 7 月中共中央办公厅、国务院办公厅印发《关于进一步完善中央财政科研项目资金管理等政策的若干意见》,从经费比重、开支范围、科目设置等方面提出了一系列的措施,加大对科研人员的激励力度,取消绩效支出比例限制。建议机构应尽可能地提高研究者临床试验观察费/劳务费的支出比例。研究者在支出这部分费用时也应多考虑专业组团队的付出。

4. 管理费支出

管理费的支出必须建立制度,设定机构管理费的比例,为保障试验研究人员的积极性,机构应该公开经费使用情况,并接受各方监督。

管理费可分为医院管理费和机构管理费。

医院管理费用于支付医院场地和设施使用费、基本设备和购置费、仪器折旧费和水、电能源消耗等,以及其他有关管理费用的补助支出。本类别经费在入账时,可由机构办公室按合同确定金额后,财务科直接划拨,计入医院收入,用以弥补医院相关人员、能源及设备设施损耗成本。

机构管理费作为机构和专业组的发展基金,用于支付机构管理岗位人员的培训费、差旅费、国际交流合作费;机构和专业组发展建设支出的材料费、设备费、基本建设费;院外专家的差旅费和咨询费;举办会议费;出版/文献/信息传播/知识产权事务费等。机构办公室主任为机构发展基金的主要责任人,专业组负责人为专业组发展基金管理的主要责任人,凭票据和(或)单据到机构办公室审核后,财务处、机构主任逐级签字后,到财务处进行支取。

5. 其他经费支出

合同预算中的经费细目,均应凭相应票据和(或)单据到机构办公室进行审核,审核后再到财务进行支出。

(五)经费查询

在进行临床试验项目的过程中,研究者可向机构办公室申请经费查询,实时掌握项目经费情况,避免超支。

(六)经费冻结

(1)对项目运行异常、财务收支异常及不符合机构和上级部门财务制度的项目,机构可采取停止临床试验经费支取的临时冻结措施,待整改后方可解冻。

（2）未通过机构质量监督和外部检查的项目经费也可以采取暂停支取临床试验经费等处罚措施，待整改后方可解冻。

（3）注意具体情况具体分析，采取经费冻结措施时需要保障已入组受试者检验检查、治疗及补偿等费用的使用。

（七）结题经费关账

项目结束后应规定完成结账和关账的时限，超过时限的，可由机构办公室进行清理和结转，医院统一管理。

如项目需要退款，由研究者填写申请，并附申办者盖章的退款情况说明和支款凭证，机构办公室审核后，财务处、机构主任逐级签字后退款。

四、范例

药物临床试验机构经费管理办法

（一）为明确××××医院药物临床试验机构（以下简称"机构"）、专业组、科室和项目组的责、权、利三位一体关系，提高机构管理效率、效力和公平性，加强机构经费支出监控，规范财务管理制度和流程，特制订该办法。

（二）机构内部所有的药物、医疗器械、体外诊断试剂临床试验和研究者发起的临床研究项目均按本办法执行。

（三）为促进机构良性发展，机构经费优先支持机构办公室、专业组和科室的发展，鼓励研究者通过多参加技术含量高的临床试验进而提高临床研究水平。

（四）机构有权根据形势发展及上级文件要求对临床试验服务费的项目类别、项目明细、收入标准、限定比例、支出标准、支出比例、支出科目、支付范围、支出方法、报销审批流程等进行调整。

（五）机构临床试验项目经费支出包括项目成本费、医院管理费、机构管理费和项目劳务费等 4 个部分。

1. 项目成本费主要用途和责任人　受试者的门诊挂号费、住院费、试验相关的检测检查费、受试者招募费和补偿费（含交通补偿）、对外测试加工费、机构服务使用费（包括中心试验药房、专职研究护士等）、样本使用费、特殊设备和场地租用费、项目所需的特殊材料费、设备费、基本建设费等。主要研究者为主要责任人。

2. 医院管理费主要用途和责任人　用于支付医院场地和设施使用费、基本设备和购置费、仪器折旧费和水、电、煤消耗等,用于医院其他有关管理费用的补助支出。本类别经费在入账时,可由机构办公室按合同确定金额后,财务科直接划拨,计入医院收入,用以弥补机构相关能源及设备设施损耗成本。

3. 机构管理费主要用途和责任人　机构管理费作为机构和专业组的发展基金,用于支付机构管理岗位人员的培训费、差旅费、国际交流合作费;机构和专业组发展建设支出的材料费、设备费、基本建设费;院外专家的差旅费和咨询费;举办会议费;出版/文献/信息传播/知识产权事务费等。机构办公室主任为机构发展基金的主要责任人。科室负责人为科室发展基金管理的主要责任人。

4. 项目劳务费主要用途和责任人　用于支付项目组及协作组成员劳务费。主要研究者为项目劳务费管理的主要责任人。

(六)药物临床试验机构各类经费支出范围包括:医院管理费、劳务费(含加班费、激励费等)、培训费、专家咨询费、测试加工费、设备费、材料费、基本建设费、差旅费、会议费、培训费、国际交流合作费、出版/文献/信息传播/知识产权事务费等。

1. 医院管理费　使用本单位现有仪器设备及房屋,日常水、电、气、暖消耗,以及其他有关管理费用的支出。

2. 劳务费　是指在项目/业务活动执行过程中支付给实施人员的劳务性费用,包括在规定工作时间之外继续生产劳动或者工作所获得的劳动报酬。

劳务激励费是指在项目/业务活动执行过程中对机构相关技术人员,在进行综合绩效考核的基础上,结合机构实绩所支付的劳动报酬。

3. 专家咨询费　是指在项目/业务活动执行过程中支付给临时聘请的咨询专家的费用。

4. 测试化验加工费　是指在项目/业务活动执行过程中支付给外单位或患者的检验、测试、化验及加工等费用。

5. 设备费　是指在项目/业务活动过程中购置专用仪器设备,对现有仪器设备进行升级改造,以及租赁外单位仪器设备而发生的费用。

6. 材料费　是指在项目/业务活动执行过程中消耗的各种原材料、辅助材料等低值易耗品的采购及运输、装卸、整理等费用。

7. 基本建设费　是指在项目/业务活动过程中发生的房屋建筑物购建、专用设备购置等基本建设支出。

8. 差旅费　是指在项目/业务活动执行过程中开展科学试验、科学考察、业务调研、学术交流等所发生的外埠差旅费、市内交通费用。

9. 会议费　是指在项目/业务活动执行过程中为组织开展学术研讨、咨询及协调项目活动而发生的会议费用。会议费开支范围包括会议住宿费、伙食费、会议室租金、交通费、文件印刷费、医药费等,会议交通费是指用于会议代表接送站,以及统一组织的会议代表考察、调研等发生的交通支出。应按照国家有关规定,严格控制会议规模、会议数量、会议开支标准和会期。机构组织的会议按照四类会议的综合定额标准控制住宿费、伙食费、其他费用,可在所涉及的相关经费标准合计金额内统筹使用。

10. 培训费 是指在境内举办的岗位培训、任职培训、专门业务培训、初任培训等,以及参加临床试验及业务相关的国内学术会议的注册费等。

11. 国际交流合作费 是指项目/业务活动执行过程中人员出国及外国专家来华工作的费用。国际交流合作费应当严格执行国家外事经费管理的有关规定。支出需要阐明费用与项目的相关性和必要性,并详细列示出访或受邀来华专家的国家或地区名称、机构名称、事由、人数、天数、差旅费、伙食费、住宿费和其他费用的开支标准等测算依据。

12. 出版/文献/信息传播/知识产权事务费 是指在项目/业务活动执行过程中,需要支付的出版费、资料费、专用软件购买费、文献检索费、专业通信费、专利申请及其他知识产权事务等费用。

(七)机构经费支出审批流程和要求

(1)药物临床试验机构各类经费的使用由研究者、专业组/科室负责人或机构办公室经办人填写支款凭证,机构办公室主任审核后由财务科科长、机构主任/授权签字人审批后报销。

(2)培训费用报销应提供培训审批表、真实合规的培训费发票。

(3)院外专家咨询费、受试者补偿费(含交通补偿)等均需提供含有身份证号码及本人签名的签收单,签收单需在财务科规定的时间内及时上交。逾期不交者,机构有权暂扣其后续经费的发放和领取。冒领、伪造签名等行为,机构将追究当事人的法律责任。

(4)检测化验费包括实验室、病理学检测和影像学及相关的检查费,门诊挂号费和住院费以实际发生费用及账单为准,项目组、机构办公室和财务科三方认可后结转。

(5)内部测试加工费。在医疗服务收费标准内的转入医院收费账目,按照医院绩效考核方案实施;超出医疗服务收费标准部分计入提供服务所在科室的科室劳务费管理。

(6)机构各类发展基金中常规费用外的特殊经费支出需另附特殊情况说明,说明需经科主任和分管院长签字确认。

(7)因项目/业务活动需要借款的,按照财务科规定的借款流程预支。

（8）经费支出需同时遵循机构及相关职能部门制定的制度和流程。

（八）为鼓励研究者自发发起项目，对机构所有研究者发起的临床研究项目采取减免政策，仅收取 n％医院管理费和 n％机构管理费。

（九）机构办公室和财务科有权对项目运行异常的经费、财务收支异常的经费及不符合机构和上级部门财务制度的经费进行临时冻结，待整改后方可予以解冻。

（十）未通过机构质量监督和外部检查的项目经费一律暂停发放临床试验观察费/劳务费，待整改后方可予以解冻。

（十一）项目劳务费中应保留不低于 15％的结余经费，待项目结题后方可发放。

（十二）项目结束后，原则上 6 个月内应完成结账和关账，超过时限的，由机构办公室进行清理和结转，原则上由机构发展基金统一管理，限定用于非劳务类的经费支出。

（十三）经费到账后，财务处应在 5 个工作日内通知机构办公室核实项目归属和经费来源，建立项目专用账目，财务编号应与机构临床试验编号一一对应。机构办公室设立专门账册。如项目需要退款，由研究者填写申请并附经申办者盖章的退款情况说明和支款凭证，机构办公室审核后，财务处、机构主任逐级签字后退款。

（十四）机构管理费原则上根据半年度综合绩效考核结果每半年度发放一次。机构奖励费根据全年度综合考核结果每年度发放一次。

（十五）药物临床试验机构各类发展基金要做到专款专用，不得挪作他用或用于与医院、机构和专业组/科室发展无关的其他开支。经费使用情况随时接受内部和外部审计，每半年向机构主任/授权签字人汇报，每年向院内全体研究者、相关职能部门及纪委公开一次。

（十六）本办法自_____年____月____日起正式生效。所有自_____年____月____日后入账经费均按照此办法实施。

（十七）本管理办法由××××医院药物临床试验机构办公室、财务科负责解释。

五、常见问题

（一）经费预算必须合理有据

自 2015 年"第 117 号公告"后开始的自查核查，有的 BE 项目被立案调查，其中的一个线索就是因合同金额太低，真实性被质疑。

(二)临床试验的检验检查费管理

建议在 HIS 中设立临床试验专用模块。如果不在 HIS 中设立临床试验专用模块,研究者给受试者开出的检验检查医嘱没有得到专门管理,可能会按医疗保险来结算,严重违背 GCP 和医疗保险相关规定。

(三)受试者补偿能否不通过医院支付

笔者认为通过医院转账到受试者银行卡的途径来支付受试者补偿费是最规范的:一是避免将受试者信息泄露给申办者或第三方;二是医院通常会代缴个人所得税,没有漏税现象,但是却存在支付滞后的缺点。若在合同中明确写出"受试者补偿由申办者或第三方另付",在保证受试者信息不流出医院的前提下,可以采纳申办者或第三方支付。近年来,信息化技术迅猛发展,有的申办者开始尝试与支付宝等第三方平台合作开发 ePay 支付方式,既能保障支付的及时性,又能保护受试者的隐私,还能兼顾代缴个税,这一支付方式有望成为被人们普遍采用的新的支付方式。

（**编写**：贾敏,顾俊,王美霞；**审校**：肖爽,吴伟）

第四章

临床试验用药品管理

第一节　概　述

试验用药品,指用于临床试验的试验药物、对照药品,其中对照药品包括临床试验中用于与试验药物参比对照的其他研究药物、已上市药品或者安慰剂[1]。本章所述的药品管理指针对以上试验药物、对照药品(包括安慰剂)在临床研究机构(或中心)的管理。

一、临床试验用药品管理的意义及现状

临床试验是指以人体为对象的试验,意在发现或验证某种试验药物的临床医学、药理学及其他药效学作用、不良反应,或者试验药物的吸收、分布、代谢和排泄,以确定药物的疗效与安全性[1]。试验用药品是临床试验的研究干预措施,其规范化使用和管理对研究结果的可靠性、准确性起着极为关键的作用;由于试验药物的安全性和疗效具有很大的不确定性,因此加强试验用药品的管理,保证试验用药品规范使用,也是保护受试者权益的重要措施。可见,试验用药品管理质量往往影响整个临床试验质量,以试验用药品为抓手,规范临床试验用药品管理,有助于临床试验整体质量的提升。

我国《中华人民共和国药品管理法》[2]、GCP[1]和《药品经营质量管理规范》(Good Supply Practice,GSP)[3]都对试验用药品管理有明确要求。然而在临床试验的执行中,试验用药品相关的问题比较多,在国家药品监督管理局药物临床试验数据现场核查临床部分的高频缺陷条款,缺陷条款数量由多到少分别为:不良事件漏报 13.12%,方案执行 11.99%,合并非禁用药漏记 9.53%,临床试验记录 8.31%,生物样本管理 7.12%,试验用药品管理记录 5.07%,受试者筛选 4.92%,合并违禁用药 3.94%,违背方案例数与总结报告和(或)原始资料不一致 3.33%,受试者用药记录 3.21%[4]。可见试验用药品管理问题占临床试验总体缺陷条款的比例较大,试验用药品相关问题(试验用药品管理记录和受试者用药记录)占缺陷条款的 8.28%。主要体现在:试验用药品接收、贮存、

分发、回收、销毁记录不完整或有误，试验用药品接收、分发、回收管理记录不全，温度记录也存在问题。在机构和专业的检查中，经常出现的问题还有药物储藏场地设施不符合要求，无专人管理，未按各机构的 SOP 执行等问题。

同时，从临床问题构建工具 PICOS 原则来看试验药物在临床试验设计中的考虑。PICOS 是 participants（研究对象）、intervention（干预）、comparison（比较）、outcome（结局）和 studydesign（研究设计）的缩写，通过 PICOS 这几个维度，把"临床问题"这个不容易被定位的问题，用标准化的方法表述出来。药物临床试验中的干预措施就是试验用药品。Cochrane Handhook 从 5 个方面考虑了干预（intervention）和比较（comparison）：①试验组和对照组的干预措施是什么；②干预措施是否是有变异（如剂量/强度、给药方式、给药人员、给药频率、给药时机）；③这些变异是否纳入了（如是否有无法达到适当临床干预效果的一个临界剂量以下的剂量）；④如何处理仅纳入了部分干预措施的试验；⑤如何处理目标干预措施合并了另外一种干预措施（联合干预）的试验[5]。试验药物是药物临床试验中的干预措施，临床试验数据统计和分析需要考虑到干预措施及干预措施变异的处理，应尽可能依从临床试验方案和标准操作规程，规范管理试验用药品，以保证临床试验数据的可靠性。

二、试验用药品管理的特殊性

我们都知道，上市药品不同于一般商品，必须由药师管理，存放于满足药品存储要求的环境，分发过程中执行三查七对，要严格执行 GSP。通过这些要求，机构管理层、药物管理人员、研究医生和普通大众都能认识到上市药品的特殊性，并且严格执行。但是试验用药品的管理状况又是如何的呢？

据了解一部分试验用药品存放于科室或研究者的工作区域，如办公室的柜子里、值班室的床底下等。药物管理员可能是医生、护士或 CRC，但并非药师。接收、分发、回收、退还和销毁的过程记录不完善或不完整，数量不一致，关键信息漏记等。试验用药品确实可以这样管理吗？

那就让我们比较一下上市药品和试验用药品的不同特征，分析一下针对临床试验药物的特点，我们需要采取哪些措施。（表 4-1）

表 4-1　试验用药品与上市药品的比较

序号	比较	上市药品	试验用药品	试验用药品管理的相应要求
1	是否上市	已上市	大部分试验药物未上市，（Ⅳ期研究除外，改剂型，增加适应证、阳性对照药）	需要 NMPA 临床试验许可或备案、药检报告
2	疗效数据、安全性数据	疗效基本明确，安全性基本明确	疗效未知，安全性未知，或者知之甚少	贮存条件要求更严格来源去向记录清楚、完整
3	是否免费	不免费	免费提供	不得销售、转赠，安全防盗要求更严格
4	药物编号	无编号	独立的药物编号；品种相同，试验项目不同的试验药物不能混用	发药、配液等环节要核对药物编号，不能混淆
5	除说明书外，其他使用要求	按说明书和临床需要	访视点、药物剂量用法与方案一致	严格执行方案要求
6	处方医生是否需要被授权	具备相应资格，不需要另外授权	只有被授权的医生才能开处方	需要授权分工表和签名样张
7	药物管理员是否需要被授权	具备相应资格，不需要另外授权	只有被授权的药物管理员才能参与药物管理	需要授权分工表和签名样张
8	剩余药物及包装	无要求，不需要回收	回收剩余药物及包装	需要药物回收记录
9	处方	常规处方	专用处方	专用处方
10	特殊标志	无特殊标志	包装标签上应当标明仅用于临床试验、临床试验信息和临床试验用药品信息	关注标签是否标志
11	包装	无额外的包装	包装复杂，按不同试验设计，有不同包装	包装合理
12	安慰剂	不涉及安慰剂	安慰剂对照	安慰剂包装、外形、气味等与试验药物保持一致

　　通过上面的分析，我们可以看出试验用药品具有许多不同于上市药品的特点，因此在管理方面需要采取相应的对策。而且，我们对临床试验药物的疗效和安全性知之甚少，甚至并不了解，我们应该采取更加谨慎的态度，进行更加严格的管理，那种低于常规上市药品管理标准的管理方式显然是将这种不确定的风险放大，无法保障受试者用药安全和试验结果真实可信。因此，我们必须认识到这种风险，对试验用药品采取更加严格的管理。

　　本章将介绍试验用药品管理的相关法规，以探讨试验用药品管理的具体问题。

第二节　法规要求

　　与药品管理直接相关的法规是《中华人民共和国药品管理法》、GCP 和《药品经营质量管理规范》,同时可参考 ICH-GCP[E6(R2)]。以下我们将分别介绍上述法规中涉及的药品管理的相关内容。

一、中华人民共和国药品管理法

　　《中华人民共和国药品管理法》[2] 是我国从事药品的研制、生产、经营、使用和监督管理的单位或者个人必须遵守的法律,同时也是我国 GCP 制定的依据。

　　"第一章　总则"中明确了药品管理应当坚持风险管理、全程管控、社会共治的三个原则,上市前药品管理和上市后药物管理是药品全生命周期管理的重要环节。

　　"第二章　药品研制和注册"中明确了 GCP 制定的依据,是药品临床试验质量管理的基本要求。同时,明确了开展药物临床试验应当经国务院药品监督管理部门批准,开展药物临床试验,应当在具备相应条件的临床试验机构进行。

　　"第三章　药品上市许可持有人"中明确了药品上市许可持有人的责任。药品上市许可持有人对临床试验等承担责任,对药品质量全面负责。

　　"第四章　药品生产"中明确医疗机构中直接接触药品的工作人员应当每年进行健康检查。原文如下:"第五十条　药品上市许可持有人、药品生产企业、药品经营企业和医疗机构中直接接触药品的工作人员,应当每年进行健康检查。患有传染病或者其他可能污染药品的疾病的,不得从事直接接触药品的工作"。

　　"第六章　医疗机构药事管理"中明确药师或者其他药学技术人员负责本单位的药品管理、处方审核和调配、合理用药指导等工作,非药学技术人员不得直接从事药剂技术工作。药品存放场所应当具备冷藏、防冻、防潮、防虫、防鼠等措施。原文如下:"第六十九条　医疗机构应当配备依法经过资格认定的药师或者其他药学技术人员，负责本单位的药品管理、处方审核和调配、合理用药指导等工作。非药学技术人员不得直接从事药剂技术工作"；"第七十一条　医疗机构应当有与所使用药品相适应的场所、设备、仓储设施和卫生环境，制定和执行药品保管制度，采取必要的冷藏、防冻、防潮、防虫、防鼠等措施，保证药品质量。"

"第十一章　法律责任"中对未遵守 GCP 等的个人、机构或企业明确了法律责任。原文如下："第一百二十六条　除本法另有规定的情形外，药品上市许可持有人、药品生产企业、药品经营企业、药物非临床安全性评价研究机构、药物临床试验机构等未遵守药品生产质量管理规范、药品经营质量管理规范、药物非临床研究质量管理规范、药物临床试验质量管理规范等的，责令限期改正，给予警告；逾期不改正的，处十万元以上五十万元以下的罚款；情节严重的，处五十万元以上二百万元以下的罚款，责令停产停业整顿直至吊销药品批准证明文件、药品生产许可证、药品经营许可证等，药物非临床安全性评价研究机构、药物临床试验机构等五年内不得开展药物非临床安全性评价研究、药物临床试验，对法定代表人、主要负责人、直接负责的主管人员和其他责任人员，没收违法行为发生期间自本单位所获收入，并处所获收入百分之十以上百分之五十以下的罚款，十年直至终身禁止从事药品生产经营等活动。"

二、GCP（2020 年）

"第四章　研究者"中明确研究者和临床试验机构对机构的试验用药品有管理责任。原文如下。

第二十一条　研究者和临床试验机构对申办者提供的试验用药品有管理责任。

（一）研究者和临床试验机构应当指派有资格的药师或者其他人员管理试验用药品。

（二）试验用药品在临床试验机构的接收、贮存、分发、回收、退还及未使用的处置等管理应当遵守相应的规定并保存记录。

试验用药品管理的记录应当包括日期、数量、批号/序列号、有效期、分配编码、签名等。研究者应当保存每位受试者使用试验用药品数量和剂量的记录。试验用药品的使用数量和剩余数量应当与申办者提供的数量一致。

（三）试验用药品的贮存应当符合相应的贮存条件。

（四）研究者应当确保试验用药品按照试验方案使用，应当向受试者说明试验用药品的正确使用方法。

（五）研究者应当对生物等效性试验的临床试验用药品进行随机抽取留样。临床试验机构至少保存留样至药品上市后 2 年。临床试验机构可将留存样品委托具备条件的独立的第三方保存，但不得返还申办者或者与其利益相关的第三方。

"第五章　申办者"中明确了申办者负责试验用药品制备、包装、标签和编码，并且申办者负责试验用药品的供给和管理。明确了监查员在临床试验过程中试验用药品的监查要求。原文如下。

第四十四条　试验用药品的制备、包装、标签和编码应当符合以下要求。

（一）试验药物制备应当符合临床试验用药品生产质量管理相关要求；试验用药品的包装标签上应当标明仅用于临床试验、临床试验信息和临床试验用药品信息；在盲法试验中能够保持盲态。

（二）申办者应当明确规定试验用药品的贮存温度、运输条件（是否需要避光）、贮存时限、药物溶液的配制方法和过程，以及药物输注的装置要求等。试验用药品的使用方法应当告知试验的所有相关人员，包括监查员、研究者、药剂师、药物保管人员等。

（三）试验用药品的包装，应当能确保药物在运输和贮存期间不被污染或者变质。

（四）在盲法试验中，试验用药品的编码系统应当包括紧急揭盲程序，以便在紧急医学状态时能够迅速识别是何种试验用药品，而不破坏临床试验的盲态。

第四十五条　试验用药品的供给和管理应当符合以下要求。

（一）申办者负责向研究者和临床试验机构提供试验用药品。

（二）申办者在临床试验获得伦理委员会同意和药品监督管理部门许可或者备案之前，不得向研究者和临床试验机构提供试验用药品。

（三）申办者应当向研究者和临床试验机构提供试验用药品的书面说明，说明应当明确试验用药品的使用、贮存和相关记录。申办者制订试验用药品的供给和管理规程，包括试验用药品的接收、贮存、分发、使用及回收等。从受试者处回收以及研究人员未使用试验用药品应当返还申办者，或者经申办者授权后由临床试验机构进行销毁。

（四）申办者应当确保试验用药品及时送达研究者和临床试验机构，保证受试者及时使用；保存试验用药品的运输、接收、分发、回收和销毁记录；建立试验用药品回收管理制度，保证缺陷产品的召回、试验结束后的回收、过期后回收；建立未使用试验用药品的销毁制度。所有试验用药品的管理过程应当有书面记录，全过程计数准确。

（五）申办者应当采取措施确保试验期间试验用药品的稳定性。试验用药品的留存样品保存期限,在试验用药品贮存时限内,应当保存至临床试验数据分析结束或者相关法规要求的时限,两者不一致时取其中较长的时限。

第五十条　监查员的职责如下。

监查员应当核实临床试验过程中试验用药品在有效期内、保存条件可接受、供应充足;试验用药品是按照试验方案规定的剂量只提供给合适的受试者;受试者收到正确使用、处理、贮存和归还试验用药品的说明;临床试验机构接收、使用和返还试验用药品有适当的管控和记录;临床试验机构对未使用的试验用药品的处置符合相关法律法规和申办者的要求。

三、药物临床试验机构管理规定

根据 2019 年修订的《中华人民共和国药品管理法》,药物临床试验机构由资质认定改为备案管理。国家药品监督管理局会同国家卫生健康委员会制定了《药物临床试验机构管理规定》[6]（2019 年第 101 号）。

"第二章　条件和备案"中要求药物临床试验机构应当具备独立的临床试验用药房。原文如下:"第五条　药物临床试验机构应当具备的基本条件包括:……(三)具有与药物临床试验相适应的独立的工作场所、独立的临床试验用药房、独立的资料室,以及必要的设备设施。"

四、药品经营质量管理规范

《药品经营质量管理规范》[3]是药品经营管理和质量控制的基本准则,药品经营企业应当严格执行本规范,药品生产企业销售药品、药品流通过程中其他涉及储存与运输药品的,也应当符合本规范相关要求。现行版本为根据 2016年 6 月 30 日国家食品药品监督管理总局局务会议《关于修改〈药品经营质量管理规范〉的决定》修正,2016 年 7 月 13 日发布的《药品经营质量管理规范》。临床试验药物管理中药物存储、设施与设备、温湿度记录、药物接收等管理可供参考。为了便于了解法规的要求,以下内容摘自原文。

"第五节　设施与设备"中规定了药库建设的基本要求,应该配备的设施与设备等要求,冷藏、冷冻药品运输过程中对温度控制的要求。原文如下。

第四十五条　药品储存作业区、辅助作业区应当与办公区和生活区分开一定距离或者有隔离措施。

第四十六条　库房的规模及条件应当满足药品的合理、安全储存,并达到以下要求,便于开展储存作业。

(一)库房内外环境整洁,无污染源,库区地面硬化或者绿化。

(二)库房内墙、顶光洁,地面平整,门窗结构严密。

(三)库房有可靠的安全防护措施,能够对无关人员进入实行可控管理,防止药品被盗、替换或者混入假药。

(四)有防止室外装卸、搬运、接收、发运等作业受异常天气影响的措施。

第四十七条　库房应当配备以下设施设备。

(一)药品与地面之间有效隔离的设备。

(二)避光、通风、防潮、防虫、防鼠等设备。

(三)有效调控温湿度及室内外空气交换的设备。

(四)自动监测、记录库房温湿度的设备。

(五)符合储存作业要求的照明设备。

(六)用于零货拣选、拼箱发货操作及复核的作业区域和设备。

(七)包装物料的存放场所。

(八)验收、发货、退货的专用场所。

(九)不合格药品专用存放场所。

(十)经营特殊管理的药品有符合国家规定的储存设施。

第五十一条　运输冷藏、冷冻药品的冷藏车及车载冷藏箱、保温箱应当符合药品运输过程中对温度控制的要求。冷藏车具有自动调控温度、显示温度、存储和读取温度监测数据的功能;冷藏箱及保温箱具有外部显示和采集箱体内温度数据的功能。

"第六节　校准与验证"中规定了温湿度监测设备校验的要求。原文如下。

第五十三条　企业应当按照国家有关规定,对计量器具、温湿度监测设备等定期进行校准或者检定。

企业应当对冷库、储运温湿度监测系统及冷藏运输等设施与设备进行使用前验证、定期验证及停用时间超过规定时限的验证。

"第九节　收货与验收"中规定了药品验收的详细要求,冷藏、冷冻药品验收时应关注运输过程的温度记录、运输时间,不符合温度要求的应当拒收。原文如下。

第七十三条　药品到货时,收货人员应当核实运输方式是否符合要求,并对照随货同行单(票)和采购记录核对药品,做到票、账、货相符。

随货同行单(票)应当包括供货单位、生产厂商、药品的通用名称、剂型、规格、批号、数量、收货单位、收货地址、发货日期等内容,并加盖供货单位药品出库专用章原印章。

第七十四条 冷藏、冷冻药品到货时,应当对其运输方式及运输过程的温度记录、运输时间等质量控制状况进行重点检查并记录。不符合温度要求的应当拒收。

第七十五条 收货人员对符合收货要求的药品,应当按品种特性要求放于相应待验区域,或者设置状态标志,通知验收。冷藏、冷冻药品应当在冷库内待验。

第七十六条 验收药品应当按照药品批号查验同批号的检验报告书。供货单位为批发企业的,检验报告书应当加盖其质量管理专用章原印章。检验报告书的传递和保存可以采用电子数据形式,但应当保证其合法性和有效性。

第七十八条 验收人员应当对抽样药品的外观、包装、标签、说明书以及相关的证明文件等逐一进行检查、核对;验收结束后,应当将抽取的完好样品放回原包装箱,加封并标示。

第七十九条 特殊管理的药品应当按照相关规定在专库或者专区内验收。

第八十条 验收药品应当做好验收记录,包括药品的通用名称、剂型、规格、批准文号、批号、生产日期、有效期、生产厂商、供货单位、到货数量、到货日期、验收合格数量、验收结果等内容。验收人员应当在验收记录上签署姓名和验收日期。

验收不合格的还应当注明不合格事项及处置措施。

第八十一条 企业应当建立库存记录,验收合格的药品应当及时入库登记;验收不合格的,不得入库,并由质量管理部门处理。

"第十节 储存与养护"中规定了药品储存和养护的要求,尤其是明确了相对湿度的范围。对有效期进行自动跟踪和控制,对质量可疑的药品应当有效隔离并存放于标志明显的专用场所。原文如下。

第八十三条 企业应当根据药品的质量特性对药品进行合理储存,并符合以下要求。

(一)按包装标示的温度要求储存药品,包装上没有标示具体温度的,按照《中华人民共和国药典》规定的贮藏要求进行储存。

(二)储存药品相对湿度为 35%～75%。

(三)在人工作业的库房储存药品,按质量状态实行色标管理,合格药品为绿色,不合格药品为红色,待确定药品为黄色。

(四)储存药品应当按照要求采取避光、遮光、通风、防潮、防虫、防鼠等措施。

(五)搬运和堆码药品应当严格按照外包装标示要求规范操作,堆码高度符合包装图示要求,避免损坏药品包装。

（六）药品按批号堆码，不同批号的药品不得混垛，垛间距不小于 5 厘米，与库房内墙、顶、温度调控设备及管道等设施间距不小于 30 厘米，与地面间距不小于 10 厘米。

（七）药品与非药品、外用药与其他药品分开存放，中药材和中药饮片分库存放。

（八）特殊管理的药品应当按照国家有关规定储存。

（九）拆除外包装的零货药品应当集中存放。

（十）储存药品的货架、托盘等设施设备应当保持清洁，无破损和杂物堆放。

（十一）未经批准的人员不得进入储存作业区，储存作业区内的人员不得有影响药品质量和安全的行为。

（十二）药品储存作业区内不得存放与储存管理无关的物品。

第八十四条　养护人员应当根据库房条件、外部环境、药品质量特性等对药品进行养护，主要内容如下。

（一）指导和督促储存人员对药品进行合理储存与作业。

（二）检查并改善储存条件、防护措施、卫生环境。

（三）对库房温湿度进行有效监测、调控。

（四）按照养护计划对库存药品的外观、包装等质量状况进行检查，并建立养护记录；对储存条件有特殊要求的或者有效期较短的品种应当进行重点养护。

（五）发现有问题的药品应当及时在计算机系统中锁定和记录，并通知质量管理部门处理。

（六）对中药材和中药饮片应当按其特性采取有效方法进行养护并记录，所采取的养护方法不得对药品造成污染。

（七）定期汇总、分析养护信息。

第八十五条　企业应当采用计算机系统对库存药品的有效期进行自动跟踪和控制，采取近效期预警及超过有效期自动锁定等措施，防止过期药品销售。

第八十六条　药品因破损而导致液体、气体、粉末泄漏时，应当迅速采取安全处理措施，防止对储存环境和其他药品造成污染。

第八十七条　对质量可疑的药品应当立即采取停售措施，并在计算机系统中锁定，同时报告质量管理部门确认。对存在质量问题的药品应当采取以下措施。

（一）存放于标志明显的专用场所，并有效隔离，不得销售。

（二）怀疑为假药的，及时报告食品药品监督管理部门。

（三）属于特殊管理的药品，按照国家有关规定处理。

（四）不合格药品的处理过程应当有完整的手续和记录。

（五）对不合格药品应当查明并分析原因，及时采取预防措施。

五、中华人民共和国药典

《中华人民共和国药典》[7]（简称《中国药典》）是药品研制、生产、经营、使用和监督管理等均应遵循的法定依据。所有国家药品标准应当符合中国药典凡例及附录的相关要求。现行版本为国家药监局、国家卫健委于 2020 年 6 月 24日发布的《中华人民共和国药典》（2020 年第 78 号），自 2020 年 12 月 30 日起实施。在"凡例"项目与要求中规定了药品贮藏与保管的基本要求。原文如下。

二十九、[贮藏]项下的规定，系对药品贮藏与保管的基本要求，除矿物药应置干燥洁净处不做具体规定外，一般以下列名词术语表示：

遮光系指用不透光的容器包装，例如棕色容器或黑色包装材料包裹的无色透明、半透明容器；

避光系指避免日光直射；

密闭系指将容器密闭，以防止尘土及异物进入；

密封系指将容器密封，以防止风化、吸潮、挥发或异物进入；

熔封或严封系指将容器熔封或用适宜的材料严封，以防止空气与水分的侵入并防止污染；

阴凉处系指不超过 20 ℃；

凉暗处系指避光并不超过 20 ℃；

冷处系指 2～10 ℃；

常温系指 10～30 ℃。

除另有规定处，[贮藏]项未规定贮存温度的一般系指常温。

第三节　试验用药品中心化管理

一、试验用药品中心化管理的必要性

我国临床试验用药品的管理模式主要有两种：专业科室和研究者试验用药品管理模式、试验用药品中心化管理模式，两种模式的利弊分析见表 4-2。

表 4-2　试验用药品管理常见模式分析

管理模式	利	弊
专业科室和研究者试验用药品管理模式	1. 受试者领药方便，随时可取可用 2. 通过试验用药品的分发和回收，研究者能更准确地了解受试者的用药情况	1. 不能满足独立的临床试验用药房的机构管理规定 2. 很难满足有资格的药师管理试验用药品的要求 3. 涉及多个专业和科室，存在试验用药品贮存设备与设施重复建设，不利于试验用药品的贮存和管理 4. 涉及多名药物管理人员，多为医生、护士、CRC，管理人员不固定，缺乏系统的药学专业知识，不能及时发现存在的问题，试验用药品接收、贮存、分发、回收、退还及未使用的处置等管理和记录不易规范 5. 实际投入面积大、设施设备重复投入，耗费过多人力和精力 6. 同时管理多个项目的研究者，发药混淆的风险增加

（续表）

管理模式	利	弊
试验用药品中心化管理模式	1. 可满足独立的临床试验用药房的机构管理规定 2. 可满足有资格的药师管理试验用药品的要求 3. 试验用药品存储条件规范 4. 试验用药品接收、贮存、分发、回收、退还及未使用的处置等管理和记录规范	

基于对试验用药品管理常见模式利弊的分析，顺应临床试验用药品管理发展的规律，试验用药品中心化管理模式是试验用药品管理的必然趋势。试验用药品中心化管理模式可以满足 CFDI 的检查标准，是成为合格的、合规的机构的要求；是确保临床试验药物安全管理、保护受试者用药安全的要求；也可进一步推广，搭建临床研究药物管理的平台，不只是注册临床试验，上市后临床研究、科研课题类的临床研究均可纳入试验用药品中心化管理模式中，这些对于规范研究药物在机构的管理，保障研究过程科学规范、研究结果准确可靠，保护受试者安全具有重要意义。

据了解，美国、欧洲、韩国等很早就采用了药品中心化管理模式，如 Duke University（杜克大学）有专门试验用药品管理药房（investigational drug service，IDS），韩国首尔大学临床试验中心有中心药房和肿瘤临床试验中心药房。国内也有很多医院实施了药品中心化管理，如北京大学第三医院、中国医学科学院肿瘤医院、天津医科大学肿瘤医院、上海中医药大学附属岳阳中西医结合医院、首都医科大学附属北京中医医院、湖南省肿瘤医院等。

因此，推动试验用药品中心化管理既能与国际先进水平接轨，又符合中国国情；是我国 GCP 发展的趋势，更是试验用药品管理的必然发展趋势。

二、试验用药品中心化管理的多样性

在试验用药品中心化管理模式的框架之下，各个机构可根据自身特点设立不同模式的管理。以是否设立药库为准，可分为有药库（负责药物接收和贮存）和无药库的试验用药品中心化管理模式；根据中心药房的数量不同可分为单一中心药房和多个中心药房。一般认为，一个中心药房，有足够的场地，同时能兼顾各个专业取药的中心药房是理想的选择。但是如果中心药房的场地有限,而药物所占空间又比较大,那么中心药房就很难同时具有接收存储和分发的功能,可以考虑参考医院临床药物管理流程:药库接收和存储药物、药房分发药物,明显的缺点是承担试验用药品管理的药库和药房都需要满足建设的要求,药物交接环节增加,导致人员投入增加、出错的可能性增加。如果一个机构有多个不同的院区,且相距较远,那么单一中心药房可能面临受试者和研究者领药和退药不方便的问题,因此在不同院区设立多个中心药房便是解决的方式。

　　当然,单一中心药房往往也不能满足特殊的专业需求,如术中用药、急诊用药;或者某些特殊药品,如放射性药物、毒麻精放类药物,这些药品有特殊的药房建设要求和管理要求。因此,结合专业特点和所要管理的试验用药品的特点,以中心药房为主、卫星药房为辅的管理模式更能满足多方面的需求。

第四节　临床试验中心化药房的建立

建立中心化药房是临床试验用药品管理的趋势,但并不是所有的独立试验药房管理都可以称为"临床试验中心化药房",有独立的临床试验药房(或药库)存放试验用药品只是中心化药房的必备条件。本节将从以下几方面阐述中心化药房建设的内涵[8]。

一、人员要求及资质

按照管理要求,管理人员必须具备药师资格,但如果科室和研究者自己管理药物,这一条要求较难实现。还有关于主要研究者(PI)授权的问题,按 GCP 的要求,药物管理员要获得 PI 的授权,是项目组的成员之一,要有启动会的培训记录和 PI 的授权分工表。

药物管理员要注意以下几点。

(1)本机构或医院的在职人员,具有药师及以上职称。

(2)每年进行健康检查。

(3)熟悉临床研究药物管理流程。

(4)接受过 GCP 方面培训,并获得培训证书。

(5)参加项目启动培训会,有培训记录。

(6)获得项目主要研究者(PI)的授权。

(7)应有备用药物管理员,最好是药师,以应对药物管理员休息等情况。

二、储存空间及硬件设备

GCP 中无相应的具体条款,关于储存空间及硬件设备可参考 GSP 中对冷藏、冷冻药品的储存与运输管理、温湿度自动监测等的要求。

建立和管理中心化药房时注意以下几点:

（1）有独立、安全的药物储存空间，具有防盗、防火等措施。包括：房间坚固封闭；使用防盗门、防盗锁、密码锁或组合应用；使用电子监控器；进出人员应被授权，有"非授权人员限制入内"的标志，只有被授权人员才能进入的门禁系统等。防火设备有灭火装置、探测器等。

（2）空间大小足以满足试验药物的储存需要。按照临床试验的规模规划空间大小，能够满足需要即可。如果空间较紧张，也可以通过密集柜、小尺寸的药品柜来增加储存能力，或者通过增加供货次数和减少库存量来减少对储存空间的需求。

（3）空间布局合理，不同功能区域分开，具有明显标示。不同的存储区域（如常温、阴凉、冷藏、深冷药物存放区域）要分开；回收药物要分开存放；不合格药物要隔离；还需要验货区、药物分发区、文件存储区、监查接待区域等。

（4）采取避光、遮光、通风、防潮、防虫、防鼠等措施。

（5）环境温湿度条件符合药物储存要求。调节温湿度设备，如空调、除湿机、加湿器等；监测温湿度设备，如温湿度记录仪或动态温湿度记录仪（详见"三、温湿度监测及记录"）。

（6）应急设备，如双路供电、不间断电源（UPS），建议空调、冰箱和温湿度调节和监测设备配备 UPS 电源。

（7）药物存储设备，如药品柜、阴凉柜、冷藏冰箱、深冷冰箱。阴凉柜、冷藏冰箱和深冷冰箱均需年检，需要年检报告。

三、温湿度监测及记录

试验用药品应按申办者的说明储存并符合适用的管理要求。

温湿度监测和记录是试验用药品管理中易出问题的环节之一。首先，试验用药品应按申办者的说明储存并符合适用的管理要求；其次，要对存储的环境温度进行监测，及时记录。

记录的仪器有普通温湿度计、电子温湿度计、24 小时动态温湿度记录仪等。普通温湿度计只能记录读数时刻的温湿度，只能体现那个时间点的温湿度是否合适，而且采集间隔较宽，休息日无记录。电子温湿度计可以记录此次读数和上次读数之间的最高和最低温湿度，记录范围从时间点到时间段。有的电子温湿度计可以回溯到每个采集点的温湿度，可导入计算机系统或打印存档。但此类型的记录仪都存在实时监测差，不能及时发现异常，现在应用较广的 24 小时动态温湿度记录仪解决了手工记录采集点较少、发生超温情况不能及时发现等问题，是目前较理想的记录监测设备。如果发生超过条件温度（高于或低于)的情况,及时采取处理措施。

主要需要关注以下几点。

(1)试验用药品应按申办者的说明储存并符合适用的管理要求,没有标示具体温度的,按照《中华人民共和国药典》规定的贮藏要求进行储存。有时,不同的文件要求的温度不同,这时需要进行核实和更正。

(2)中央24小时温湿度监测,并具备报警功能是目前记录和监测温湿度比较理想的方式,选择稳定可靠的记录装置有助于提高效率、减少药物超温的损失。

(3)如果发生超温,可能是超过最高温度,也可能是超过最低温度。我们一般设置24小时温湿度监测的报警值距离超过最高点或最低点2~4℃,这样可以尽量及时处理,避免超温。但是如果已经发生超温,首先要隔离药物,不能再将药物分发给受试者,联系监查员,等待申办者出具正式处理的文件。

(4)温湿度计、24小时温湿度监测仪的采集探头都需要有计量部门的校准,每年校准一次。

1)一般情况下,常温存放的药物室温应控制在10~30℃,阴凉存放的药物温度控制在8~20℃,冷藏药物存放温度控制在2~8℃;药物储藏环境相对湿度应保持在35%~75%。

2)每日监测温湿度,确保贮存条件符合要求。如果发现室内温度/湿度或者冰箱的温度超过规定范围时,应及时将超温药物隔离保管,并报告项目监查员和研究者,待得到明确的正式文件通知后才能确定该批超温药物是否能继续使用。

四、试验用药品管理流程

(一)试验用药品接收

(1)确认临床试验用药品合格。只有检验合格的临床试验用药品方可用于临床试验。因此,接收时需要有试验药物、对照药品、基础用药等的检验合格报告。疫苗类制品、血液制品、国家药品监督管理局规定的其他生物制品及境外生产的临床试验用药品,必须经国家药品监督管理局指定的药品检验所检验合格方可用于临床试验。申办者对临床试验用药品的质量负责。每批次药物均需有相应的药品检验报告。

(2)接收药物时,还需要核对和检查。

1)注意包装是否完好,标签内容是否全面,标签应包括研究方案名称/编号、药物编号、药物名称、规格(具体到最小包装)、用法用量、贮存条件、批号、生产日期、有效期、生产厂家/申办者名称,并标明"仅供临床研究使用"。

2)检查试验用药品运输过程的温度记录,以保证试验用药品在运送过程中符合要求。冷藏药物必须冷藏运送或冷链配送。拒收在运送过程中出现超温的药物,或接收后放置于不合格药物区隔离,药物管理员及时与申办者/PI沟通,记录处理过程。

3)试验用药品运送单有签名及日期。

4)观察药物包装和标签是否合理。例如,包装和标识是否易混淆、服用或使用是否方便、外部标签和内部说明书内容是否一致、易碎药品的包装是否有保护性等。(如有可能)

5)双盲试验,检查试验药物和对照药物/安慰剂的外形、气味、包装、标签和其他特征是否一致。(如有可能)

(3)试验用药品接收记录要包括:方案名称/编号、接收药物的编号、名称、规格批号、有效期、数量,以及接收双方签字和日期。

(二)试验用药品贮存

在试验用药品的贮存过程中,要确认两点:①贮存时间和条件是可以接受的,是符合方案要求的;②整个试验中试验用药品供应充足。

(1)试验用药品应储藏在带锁的专用柜或专用冰箱中,有特殊存储条件的试验用药品则存放于该试验项目配置的专用存储设备。

1)为每个临床试验项目设定独立的药物存放位置,并设有明显标示。药物应按编码顺序存放,避免混淆。大件药物放在地垫上。

2)如果同一品种药物能够开展多个适应证的临床试验,应将该药物放在不同的存放位置,以防止错发药物。

3)应在试验用药品专柜或冰箱的明显位置张贴试验药物明细单,详细注明专柜内药物名称、承担科室及申办者。

(2)试验用药品存放处应避光通风、防潮防蛀、温湿度适宜,并有良好的供电及保护措施。试验用药品存放期间每日记录温湿度,记录应包含从药物接收到最后一例受试者最后一次被分发药物。

(3)定期检查试验用药品存储情况,也称为清查。包括在库药物的药物号、数量、贮存条件、有效期、药物有无变质等。如发现试验用药品近效期、变质、失效、包装破损、丢失等情况,应积极采取措施,并联系研究者或申办者。不能将不合格或者不能确认为合格的试验用药品分发给受试者,详细记录完整的处理过程。

(4)随时关注试验用药品的库存量,确保整个试验期间试验用药品供应充足。在库试验用药品数量不足时,应积极联系申办者,保证试验用药品供应充足。

(三)试验用药品分发

(1)研究者应当保证试验用药品只按已批准的方案使用,即按照试验方案规定的剂量、频次、给药途径、疗程,使用于合格的受试者。

(2)在试验用药品分发时,药房管理员需要核对以下信息:临床试验名称、受试者姓名、入组编号、药物名称、规格、数量、用法用量、日期,并记录发药表。

1)需要多次分发的试验药物,应核对此前的发药信息(包括入组编号)。

2)如有超过方案规定时间窗仍未领取的药物,需要及时通知项目联系人或机构办公室。

3)如有发药处方或凭证,则医师签名应与项目的授权分工表及签名样张一致。

(3)药房管理员按照方案要求分发试验用药品。如为随机设计,按照方案要求获取随机号。

(4)发药与审核。按照处方管理办法,应该由两名药师完成。但是如果条件有限,审核人可以是 CRC、研究者等,或者由急诊值班人员再次审核确认。领药人与药房管理员当场核对试验药物名称、数量、外观、有效期等,防止缺失、破损、发霉、失效等情况。

(5)药房管理员应向受试者解释用药方法、贮存条件及注意事项等。

(四)试验用药品回收

(1)受试者需要及时退还剩余药物,包括试验药物、对照药物和方案要求的应急用药,同时需要回收药物包装。对于单次发药者,观察疗程结束后回收剩余药物;对于多次发药者,下次发药前回收上次发药的剩余药物。

(2)药房管理员核对退药信息,包括临床试验名称、受试者姓名、入组编号、药物名称、退药数量、日期。要求退药数量精确到最小包装。

(3)遵循方案要求回收剩余药物。

(4)核实受试者用药记录卡、研究病历和患者的实际回收情况是否吻合。不一致的情况是否有合理原因,如遗洒等,并进行记录。

(五)试验用药品退还

(1)清点剩余药物。药房管理员和申办者清点、核对剩余药物数量、药物号及包装。剩余药物包括受试者退回的药物和未使用的药物。

（2）核实试验用药品分发和退还的数量是否与接收的数量一致。

（六）试验用药品销毁

（1）销毁申请，内容包括项目名称、销毁内容（包括药物名称、规格、批号、包装盒、药瓶）、数量、销毁理由。销毁前需由研究者或药物管理员提出。

（2）销毁过程必须至少由1名药物管理员和监查员，或者2名药物管理员共同参与。

（3）记录销毁过程。填写"销毁记录表"，记录项目名称、销毁内容（包括药物名称、规格、批号、包装盒、药瓶）、数量、销毁理由、销毁实施地点、时间、销毁方式、销毁实施人、销毁监督人。

（4）细胞毒药物、单抗类注射液等试验用药品最好由医院销毁。可以由申办者出具委托销毁的委托函。

（5）放射性药物等试验用药品的废弃物必须按照国家有关要求妥善处理。

（6）如果由申办者销毁，申办者销毁后应向机构或研究者提交一份销毁记录复印件。

五、试验用药品管理的记录

试验用药品的使用记录应包括数量、装运、递送、接受、分配、使用后剩余药物的回收与销毁等方面的信息。这是药物管理的最关键的环节，也是出错最多的环节。要求进入试验中心的每一片药都能清楚它的去向。

研究者应当保证试验用药品只按已批准的方案使用。

研究者或者由研究者授权的药师或其他人员，应当保存试验用药品送交到试验中心的记录、在试验中心的存货清单、每位受试者的使用记录和未使用的药品返还给申办者或另行处置的记录。这些记录应包含日期、数量、批号/系列号、有效期（如有）和分配的试验用药品及受试者的唯一编码。研究者应保存所有能说明受试者被给予了方案要求的药量，并与从申办者处收到的试验用药品总数相吻合的相关材料。

研究者或被授权的某个人，应当向每一位受试者解释试验用药品的正确用法，并应在该试验的不同阶段确认每一位受试者完全遵照使用说明用药。

六、临床试验机构对试验用药品管理的质量控制

临床试验用药品管理的质量控制是贯穿于整个试验过程的重要环节，包括

对临床试验药房的质控和对项目中临床试验用药品管理的质控。

可定期组织对临床试验药房的质控。质控内容包括试验用药品管理的总体情况和抽查临床试验项目试验用药品管理的情况：①试验用药品是否按照方案要求的储存要求储存，各药物存储区域（常温、阴凉和冷藏）是否符合规定的要求，温湿度记录是否完整并符合药物储存要求，清查登记是否完整并按时进行，未分发药物是否与回收药物分区域存放，档案是否专人专柜保存并分类存放，动态温湿度监测设备是否正常报警等；②抽查临床试验项目是否按照试验方案和药物管理 SOP 进行药物接收、贮存、分发、回收、退还和销毁。

对项目中试验用药品管理的质控按照项目质控计划，一般在项目进行的初期、中期和结束后进行，包括试验用药品接收记录、分发记录、回收记录，接收数量是否与分发和回收的数量一致，试验用药品使用是否与方案要求一致，用药依从性记录是否与研究病历一致，试验用药品的温湿度记录是否符合方案要求，发生超温等情况是否处理恰当等。

对质控中发现的问题应及时整改，并再次审核整改情况，从而不断提高试验用药品的管理水平，提升整个临床试验项目的质量。

七、其他重要问题

(一)运输过程中温度记录

运输过程中的温度是容易忽略的环节，在途药物的存储条件直接影响试验用药品的质量，影响受试者安全和试验结果。在运输过程中，试验用药品处于已经出库，但尚未被机构或研究者接收的阶段，温度记录易被忽略，因此机构或研究者更应重视，在验收入库时需要查验运输过程中的温度记录，拒收运输过程中温度不合格的试验用药品，以确保试验用药品的整个供应链温度记录完整，保障试验用药品质量。

(二)应急信件

在盲法试验中，试验用药品的编码系统应当包括一种在医学紧急情况下能够迅速鉴别药品、但不破坏临床试验的盲态。应急信件通常应被妥善存放于24 小时均可获得的地方，以免出现无法获得受试者试验用药的情况，这种情况会影响受试者的后续治疗。

第五节　研究者和临床试验机构在试验用药品管理中的作用

试验用药品的管理责任由研究者和临床试验机构负责。

临床试验机构的主要职责是建立符合要求的临床试验用药品管理体系,建立独立的临床试验中心药房,配备合适的人员管理试验用药品,建立临床试验用药品管理的管理制度和标准操作规程,建立包括试验用药品管理在内的质量控制体系,协调研究者和临床试验药房等。具体体现在以下几个方面。

(1)研究者应熟悉申办者提供的试验方案、研究者手册、试验药物相关资料信息。

(2)研究者和临床试验机构应当指派有资格的药师或者其他人员管理试验用药品,被指派的药师或其他人员应接受研究者/临床试验机构的监督。

(3)被指派的药师或其他人员应确保试验用药品在临床试验机构的接收、贮存、分发、回收、退还及未使用的处置等管理,应当遵守相应的规定并保存记录。试验用药品管理的记录应当包括日期、数量、批号/序列号、有效期、分配编码、签名等。研究者应当保存每位受试者使用试验用药品数量和剂量的记录。试验用药品的使用数量和剩余数量应当与申办者提供的数量一致。

(4)试验用药品的贮存应当符合相应的贮存条件。

(5)研究者应当确保试验用药品只按照已批准的方案使用。

(6)研究者或指定的专人,应当向每一位受试者说明试验用药品的正确使用方法,并定期确认每一位受试者完全遵照使用说明用药。

(7)研究者应当对生物等效性试验的临床试验用药品进行随机抽取留样。临床试验机构至少保存留样至药品上市后 2 年。临床试验机构可将留存样品委托具备条件的独立的第三方保存,但不得返还申办者或者与其利益相关的第三方。

第六节　申办者和监查员在试验用药品管理中的作用

一、申办者在试验用药品管理中的作用

申办者是临床试验数据质量和可靠性的最终责任人，申办者应建立药物临床试验的质量管理体系。申办者负责试验用药品的生产、包装、标签和编码，具体内容如下。

(一)提供有关试验用药品的资料

(1)在计划试验时，申办者应当保证有足够的非临床研究和(或)临床研究的安全性和有效性数据支持所研究的试验人群暴露的给药途径、剂量和持续时间。

(2)当有重要的新资料时，申办者应当更新研究者手册。

(二)负责试验用药品的生产、包装、标签和编码

(1)申办者应当保证试验用药品(包括活性对照品和安慰剂)具有适合产品开发阶段的特性，按照生产质量管理规范(GMP)生产，编码和标签的方式应适合盲法隐藏。此外，标签应当符合管理要求。

(2)申办者应当确定试验用药品的允许储存温度、储存条件(如避光)、储存时间、重组溶液和程序，以及必要时药物的输注装置。申办者应当将这些决定通知所有有关各方(如监查员、研究者、药师等)。

(3)试验用药品的包装应当能防止药物在运输和储存期间免受污染和不可接受的变质。

(4)在盲法试验中，试验用药品的编码系统应当包括一种在医学紧急情况下能够迅速鉴别药品、但不破坏临床试验的盲态。

(5)在临床研究期间,如果试验用药品或对照产品的配方有明显改变,应当在新制剂用于临床试验之前获得制剂产品的附加研究结果(如稳定性、溶出速率,生物利用度),以评价这些改变是否明显改变产品药代动力学特征。

(三)负责试验用药品供应和管理

(1)申办者负责向研究者和临床试验机构提供试验用药品。

(2)申办者在临床试验获得伦理委员会同意和药品监督管理部门许可或者备案之前,不得向研究者和临床试验机构提供试验用药品。

(3)申办者应当向研究者和临床试验机构提供试验用药品的书面说明,说明应当明确试验用药品的使用、贮存和相关记录。申办者制订试验用药品的供给和管理规程,包括试验用药品的接收、贮存、分发、使用及回收等。从受试者处回收的以及研究人员未使用的试验用药品应当返还申办者,或者经申办者授权后由临床试验机构进行销毁。

(4)申办者应当确保试验用药品及时送达研究者和临床试验机构,保证受试者及时使用;保存试验用药品的运输、接收、分发、回收和销毁记录;建立试验用药品回收管理制度,保证缺陷产品的召回、试验结束后的回收、过期后回收;建立未使用试验用药品的销毁制度。所有试验用药品的管理过程应当有书面记录,全过程计数准确。

(5)申办者应当采取措施以确保试验期间试验用药品的稳定性。试验用药品的留存样品保存期限,在试验用药品贮存时限内,应当保存至临床试验数据分析结束或者相关法规要求的时限,两者不一致时取其中较长的时限。

二、监查员在试验用药品管理中的作用

申办者应加强对临床试验全过程的监管,加强对临床试验的自查,确保临床试验数据的真实可靠。监查的工作范围是药物临床试验的全过程,在某种程度上监查的质量决定了临床试验的质量。对试验用药品管理的监查主要从以下方面进行。

(1)监查员应当核实临床试验过程中试验用药品在有效期内、保存条件可接受、供应充足。

(2)试验用药品是按照试验方案规定的剂量只提供给合适的受试者。

(3)受试者收到正确使用、处理、贮存和归还试验用药品的说明。

(4)临床试验机构接收、使用和返还试验用药品有适当的管控和记录。

(5)临床试验机构对未使用的试验用药品的处置符合相关法律法规和申办

者的要求。

三、在试验用药品管理过程中申办者和监查员常见的问题

(一)试验用药品供应方面的问题

(1)试验药物的质量问题未能提供试验药物在符合 GMP 条件下生产的证明;需冷链管理的试验药物运输储存温度未达到方案的要求等。

(2)试验用药品的供应问题。试验用药品因海关通关不及时或其他原因导致供应不及时,致使受试者在试验期间非正常停药。

(二)监查方面的问题

(1)监查流于形式,试验用药品管理未纳入监查计划,如违规给药、试验用药品的关键数据不一致等重大问题,但监查报告中均未提及,仅记录了监查内容和过程。

(2)未跟踪监查发现问题的整改情况。

第七节 试验用药品管理的常见问题

一、常见问题

(一)试验用药品存储场地或设施设备缺陷

试验用药品存储场地或设施设备方面的问题多见于临床试验机构无中心化药房,研究者自己管理试验用药品,如试验用药品和试验文件存放于同一个文件柜,且存放一些与临床试验无关的资料;存储试验用药品的冰箱存放于科室仓库或者医生休息室;试验用药品与常规医疗药品混存在一个冷藏柜中;存放试验用药品的冰箱为家用冰箱,非医用设施,无锁;温湿度计未经质监部门校准。

解决方式:机构对试验用药品管理的不重视是首要原因,研究者自己管理试验用药品,场地、设施设备投入较高,不容易满足规范管理的要求,因此建议中心化药物管理,专人、专药房管理。

(二)试验用药品接收、贮存、分发、回收、退还、销毁记录不完整或有误

试验用药品接收、贮存、分发、回收、退还、销毁过程完整、数量吻合、可溯源是管理的核心,是监查、核查的关键,是容易出错的环节。例如,试验用药品接收时未关注到运输过程中的温度,尤其是有特殊要求的药物未追踪运输过程中的温度;试验用药品运输过程中超温,未按相应流程处理;药物接收时,接收的药物批号与药检报告批号不一致;药物入库/出库记录中未填写药物批号、有效期等信息;药物接收流程与专业制定的 SOP 不一致;未按方案要求发药,发药记录与 CRF 不一致(如发药次数与时间、发药量、回收时间及回收量等);试验用药品使用记录不一致(如发药记录为 14 粒,CRF 中的填写为 12 粒)。

解决方式:试验用药品接收、贮存、分发、回收、退还、销毁过程管理需要非常细致。当研究者自己管理试验用药品时,由于药物管理员同时为科室护士、

其他研究者,兼有其他研究工作或临床工作,出错的概率更大一些,因此建议专人管理;还有的机构由试验药房和科室共同管理试验用药品,职责不明确,流程不完善,也易出管理的漏洞,建议职责明确、完善药物管理的制度和 SOP。

(三)温度记录的问题

温度记录出现的问题很多,而且有各种问题,比较典型的温度记录的问题包括:一年 365 天的温湿度数值保持不变,并且出自同一个人的字迹,也被称为"劳模效应";无工作人员上班,但有温湿度记录,或者出现 2 月 30 日的温湿度记录;温度超过规定但无相关处理记录;有温度记录,但无法体现一段时间内的温度变化;温湿度记录不符合药物储存要求,如方案中要求的温度为阴凉,但药物存放的温度记录显示为 15～25 ℃,与方案要求不一致。

解决方式:温湿度记录看着是小事,但出错的机会很多,要给予足够的重视。首先,试验用药品存储的温湿度环境要满足方案的要求;其次,使用有报警功能的动态温湿度设施监测温湿度,温湿度超过设定的界值时自动报警,可以及时采取相应的措施以确保不超温;如果发生超温,一定要隔离放置药品,不能给受试者分发,联系申办者解决。

(四)其他问题

1. 药品不真实

在 2015 年"第 117 号公告"后,国家药监管理部门网上公示的造假行为中有药品不真实的情况,见于 BE 试验,试验制剂与参比制剂完全相同。

2. 发错药、发错药物号、试验分组执行错误

这些情况应该属于非预期事件,应该及时给予补救措施:首先,关注受试者安全,尽可能追回错发的药物,减少受试者暴露于错误的治疗,如果已经服用错误的药物或使用错误的药物号,应关注是否给受试者造成影响,以及可能的补救措施;其次,关注对试验的完整的影响,是否会影响盲法等。发生以上非预期事件,还应向申办者、机构办公室、伦理委员会及时报告。

3. 药物丢失

药物丢失的情况可能多见于一些肿瘤药、罕见病药物,由于药物昂贵且稀缺,在试验用药品常规安全管理要求的基础上,应加强管理。药物丢失时,应向申办者、机构办公室、伦理委员会及时报告。

4. 过期药物

对于试验用药品的有效期,药物管理员应给予极大的关注,同时应考虑受试者的服药周期,确保药物在服药周期内有效,尤其是一些药物有效期短、服药周期长的临床试验。人工管理药物有效期的工作量较大,而且容易有疏漏,每月应盘点药物数量和有效期,建议使用信息化系统管理,临近有效期时,系统会自动提醒。

5. 药物包装损坏

药物包装损坏、药物混浊或结块等性状改变,属于不合格药品,不能分发给受试者,应尽快和申办者联系,找明原因,对症处理,补充试验用药品,尽量不影响试验进度。在药物盘点时应关注药物性状和包装。

6. SOP 不全面、可行性差

这是在很多机构存在的问题,而且经常在出现较多的药物管理方面的问题后被发现,究其原因是机构的制度、SOP 可行性差。应在满足法规的基础上,优化临床试验用药品管理流程,按实际操作制定 SOP,按制定的 SOP 操作。

第八节 延伸阅读

一、如何估计试验用药品中心化管理的成本

每次合同经费预算时都会碰到试验用药品中心化管理的成本问题,粗略的预算模式很难让申办者/CRO 等临床研究费用出资方信服,因此较为精确的试验用药品中心化管理的成本预算确有必要。在调研、测算的基础上,初步建立试验用药品中心化管理的成本估算模型,来测算试验用药品管理收费标准,经过多年使用能满足经费预算的要求。本成本估算考虑了药物管理的主要要素,固定成本的均摊、运行成本和人员成本,并且在行业可接受的范围内形成了目前的计算公式。

试验用药品管理费用＝固定成本均摊＋运行成本系数×储存条件系数×体积系数×存放时间(年)×例数(例)＋人员成本系数×药物管理难度系数×发药次数(次)×例数(例)

(1)固定成本均摊。固定成本是以上一年的房屋使用费、空调、冰箱、药物和档案存储设施(如密集柜、药柜、文件柜等)、电脑、温控系统、信息软件系统、加湿器等总费用除以上一年项目数量折算。

在使用公式时,固定成本为固定数值,固定数值是按上一年的固定成本除以当年的项目数,得出本年度每个项目的固定成本均摊值。

(2)运行成本估计。运行成本是以上一年的水电暖费用、温控系统采集器校准(每点)费用、温控系统报警电话短信通信费、冰箱年检费用、信息系统维护费用、消耗性材料(硒鼓、纸、文件夹等)费用、各设备维护费、废物销毁等总费用除以上一年临床试验例数折算,再以项目占用资源、支出消耗等影响较大的因素(如储存条件、体积、存放时间、例数)进行复核,确定系数。

在使用公式时,只考虑了对占用资源、支出消耗等影响较大的因素,如储存条件、体积、存放时间、例数。以系数的形式体现,系数为上一年运行总成本除

以当年项目总例数。

（3）人员成本估计。人员成本是以上一年投放的人员成本除以上一年发药次数,折算每次发药的人员成本系数。人员成本系数是以上一年人员总成本除以总药物分发次数(次数＝例数×每例分发次数)。在使用公式时只考虑了对占用劳动时间影响较大的因素,如药物管理的复杂程度、分发次数等。其他对药物和存储条件的日常维护、温湿度控制等未单独列入。

在使用公式时,按药物管理的复杂程度、分发次数等对占用劳动时间影响较大的因素,以人员成本系数方式体现。

（4）举例。某药,体积中等(可能中药体积大,此参数需要加入考虑),需阴凉保藏,预计存放 2 年,例数 20 例,分 2 次分发,管理难度中等,计算应收费用。

其中,固定成本均摊 3100 元,运行成本系数 38.7 元,人员成本系数 125 元

$$试验用药品管理费用＝3100＋38.7×(1×1×2×20)＋125×(1×2×20)＝9648 元$$

（5）说明。这个公式是不精确的,不是准确计算:①每年项目数变化较大;②虽然有些因素列入了固定成本均摊,但如果项目数量和占用体积已与其他项目竞争空间资源,那么平均计算可能就不恰当了;③虽然有些因素放在了运行成本,但是如年检等与占用的体积关系并不大。因此,这个公式只是相对的,只是尽可能体现对空间资源、能源和人工劳动时间的占用相对合理。

二、不同国家温湿度的不同要求(表 4-3)

表 4-3　不同国家温湿度的不同要求

环境条件		美国药典 34		欧洲药典 7.0		中国药典 2020 年版	
冷处	冷冻储存	−25～−10 ℃	深冷	低于−15 ℃			
	不超过 8 ℃	冰箱中储存	2～8 ℃	冷处		2～10 ℃	
	控制的冷处	2～8 ℃,允许是 0～15 ℃					
阴凉	8～15 ℃	阴凉	8～15 ℃		阴凉处	不超过 20 ℃	
					凉暗处	避光并不超过 20 ℃	

（续表）

环境条件		美国药典 34	欧洲药典 7.0		中国药典 2020 年版	
室温	工作区的一般温度	室温储存	15～25 ℃		常温	10～30 ℃
	控制下的室温储存	20～25 ℃,允许在 15～30 ℃				
温暖		30～40 ℃				
	过热	40 ℃以上				
	干燥储存	控制室温下温度不超过 40 ℃				

三、运输、药物装卸等过程中短时间温度超标的处理

试验过程中,在运输、药物装卸过程中有时不可避免地会出现超过温度要求的情况,研究者和临床试验机构拒收运输过程中超温的药物,直到申办者出具药物可以正常使用的说明。那么申办者出具药物正常的依据是什么,超过多长时间是可以接受的,怎么去衡量,一直没有规范和标准,针对上市药物运输、药物装卸等过程中短时间温度超标,德国联邦药品生产商协会（BAH）向药品监督管理部门提出了一些诠释和说明[9]。

根据该文章结论,可以接受短时温度超出范围（冷藏药品除外）。

平均动力学温度（mean kinetic temperature,MKT）计算可以用于支持允许接受短时温度超出范围的说法。MKT 定义为药品在供应链贮运中暴露的所有温度的动态平均值。显示的存贮温度应与整个货架期一起来考虑。如果药品能暴露在 25 ℃ 36 个月,则同样可以承受在 21 ℃ 放置 33 个月加 40 ℃ 存贮 3 个月的结果。

还有一种诠释为基于风险定义短期偏差（小于 12 小时）时特定的运输可接受标准:"通过风险分析,要注意的是,考虑到原料药在整个产品寿命中允许的最大降解程度,这些由于运输引起的短期偏差（长达 12 个小时）对稳定性和货架期的影响是可以忽略的。

GMP/GDP 监管当局会接受该诠释到何种程度还有待观察。本书将此观点引入是希望与读者共同探讨短时间温度超标的处理和可接受范围。

参考文献

［1］ 国家药监局,国家卫生健康委.关于发布药物临床试验质量管理规范的公告(2020 年第 57 号）［EB/OL］. 2020-04-26. https://www. nmpa. gov. cn/xxgk/ggtg/qtggtg/ 20200426162401243. html.

［2］ 全国人民代表大会.中华人民共和国药品管理法.［EB/OL］. 2019-08-26. http://www. npc. gov. cn/npc/c30834/201908/26a6b28dd83546d79d17f90c62e59461. html.

［3］ 国家食品药品监督管理总局.药品经营质量管理规范.［EB/OL］. 2016-07-20. https://www. nmpa. gov. cn/directory/web/nmpa/xxgk/fgwj/bmgzh/20160720102601205. html.

［4］ 王佳楠,钱雪,李见明.药物临床试验数据核查工作及常见问题分析.中国新药杂志, 2018,27(11):1273-1276.

［5］ 曾宪涛,孙竹,汤红明. Meta 分析系列之十:合格标准的制定.中国循证心血管医学杂志,2013,5(1):6-9.

［6］ 国家药品监督管理局,国家卫生健康委.关于发布药物临床试验机构管理规定的公告（2019 年第 101 号）［EB/OL］. 2019-11-29. https://www. nmpa. gov. cn/yaopin/ ypggtg/ypqtgg/20191129174401214. html.

［7］ 国家药监局,国家卫生健康委.关于发布 2020 年版《中华人民共和国药典》的公告(2020 年第 78 号）.［EB/OL］. 2020-07-02. https://www. nmpa. gov. cn/xxgk/ggtg/qtggtg/ 20200702151301219. html.

［8］ 李树婷,杨丽,张黎,等.临床研究药物中心化管理现场评估标准［J］.药物评价研究, 2016,39(3):335-344.

［9］ GDP Interpretation:German Associations publisha Position Paperon Temperature Deviations. ECA Academy. （2015-12-16）［2020-11-06］. http://www. gmp-compliance. org/eca_news_5128_15131,15268,Z-GDPCM. html.

（编写：程金莲**；审校：**吴伟,肖爽）

第五章

受试者管理

　　从临床试验项目的管理和质量保障角度看,受试者的管理包括招募、筛选、入组、留置,是临床试验非常核心的环节。试验进度延长,不仅会导致新药上市延后,而且可能给制药企业带来巨大的经济损失。尽快完成试验、获得药品监管机构的批准上市、在专利保护期内收回投资成本并争取获得最大利润,是所有制药企业共同追求的目标。在药物临床试验过程中,能否有效地管理受试者,按照试验进度的要求达到入组人数,保留受试者,减少失访率,确保其依从试验方案以控制试验风险,从而完成预期进度并达到试验目的,关乎临床试验的成败。

第一节　受试者招募

　　药物临床试验在药物研究活动中具有重要地位。整个药物研发过程中最耗时的就是药物临床试验,占整个药物研发时间的一半多。一般临床试验的项目阶段可分为计划、启动、实施、完成四大部分。申办者对临床试验的时间预期也可认为是从计划到完成阶段的全部时间,通常会有一个经验性的预估期限。第一位受试者入组与最后一位受试者完成试验通常作为试验实施阶段的起始和结束标志,其中受试者招募又占了试验的大部分时间。受试者招募在临床试验中属于研究实施阶段的前期工作,招募进度和招募质量是影响试验进度和质量的重要因素。一旦由此限速环节带来招募期延长的风险,企业往往不得不通过增加招募中心或加大资金投入来实现预期进度。即使这样,仍有可能因招募期的延长而使试验无法按照既定的时间进度实施,从而延后新药的上市,给企业带来巨大的经济损失。因此,受试者的招募能否达到预期,是制药企业最为关注的问题之一。

一、受试者招募准备及实施流程

(一)招募准备

1. 组建招募团队并给予充分培训　申办者是受试者招募的发起方和支持方,研究者或 SMO 公司是受试者招募的执行方,CRO 公司是受试者招募策略和具体计划的制订者。招募团队由这三方的人员组成,并通过沟通协作完成招募工作。

与受试者的第一次接触尤为关键,尤其是以主动联系的方式招募受试者时,一方面招募人员需要做好相应的准备再拨打电话;另一方面需要着重评估拟采取的沟通方法和技巧是否符合受试者的特点和心理预期。在沟通前,对招募团队的人员要给予充分的培训,包括疾病的治疗规范、临床试验方案的科学性、临床试验方案执行流程和目标受试者的共性疑问。应准备必要的科研数据、文献、以往临床诊治经验,以帮助受试者了解试验的目的和意义。如果受试者收到招募电话后提出的问题大部分无法得到解释和说明,在诚信缺失的现代社会,受试者很容易对这项研究产生怀疑,招募的成功率就会受到影响。招募者如果就是受试者的主治医生,这是最理想的,容易取得受试者的信任,建立良好的沟通基础。当然,主治医生也可能不是同一人,这时候就特别需要转诊前主治医生的引荐和鼓励。

2. 制订合理的招募计划　在招募开始前,招募团队需要依据研究方案,就可能影响招募的因素进行项目调研。根据调研结果,由整个研究团队共同研讨后制订切实可行的招募计划,医生从医学角度提供意见,申办者从项目运行角度提供支持。初期制订的计划可能无法一蹴而就,需要根据项目的进展,特别是遭遇的困难,有针对性地调整计划和预算,以保证临床研究的进度和质量。

(1)预估招募周期。招募周期的预估需要充分调查适应证疾病的流行病学资料,调研临床医生发现此类受试者的途径、概率和人群特点。在受试者招募过程中,存在著名的 Lasagna 法则,即研究者预测的招募率总是比现实招募率要大得多。研究者往往过于乐观估计自己的受试者资源,但在招募实施过程中由于种种原因其预估的受试者中,有相当一部分在主观上或客观上不能参加试验,从而使得原定招募计划不得不延长。国外学者也建议,使用"半数原则"或"十分之一原则"保守估算入组人数,否则盲目乐观可能给招募带来措手不及的麻烦和困难。近年来,随着医疗机构信息化建设的飞速发展和临床科研一体化的思维模式转换,也有与信息技术公司合作、由专业软件利用医院信息系统存储的患者信息来进行估算的尝试,但其中涉及的法律及伦理问题存在很大争议,所以仅仅是非常小范围的初步尝试。

(2)选择招募渠道,拟定招募广告/信息的内容。招募渠道的选择需要遵循尊重受试者隐私与自愿参加的原则。目前临床试验中采用的招募渠道主要有以下几种。①医生直接招募:在临床诊疗(门诊/住院)过程中,当患者的主治医生同时又是试验的研究者,认为患者符合试验条件时,可以邀请其参加试验;另一种方式是患者的主治医生不是试验的研究者,确定患者符合临床试验要求,询问患者意愿后与研究者联系纳入研究。②社区义诊/专家咨询会:适用于入组很困难的试验。③第三方招募:通过第三方公司、其他医生推荐或协助招募受试者。第三方招募团队比研究者或监查员更熟悉招募的方式与策略,更有精力和时间专门投入到招募工作中去,特别是上门拜访等。同时,他们也更了解患者的心理活动,更擅长沟通和说服,使医院内研究团队可以将精力集中在知情同意过程和临床观察研究上。④公开招募:即以公开、书面的方式通过传媒招募。例如,在医疗机构内、社区,或通过电视/电台、报纸、网络、移动通信等,以广告、海报、传单或数字杂志、数字报纸、手机短信等新媒体的形式,向患者或健康志愿者发出邀请。⑤通过医疗档案招募:即经过伦理委员会批准,通过检索医疗记录、病案登记、健康档案等数据库进行初筛,以电话、邮件方式通知受试者进行招募。

(二)招募实施流程

1. **临床判断**　研究者判断受试者是否符合目标疾病的诊断标准及临床试验目标适应证的纳入/排除标准。

2. **获得知情同意**　在受试者接待室接待受试者,研究资料摆放整齐,环境安静,不受打扰。沟通前先简单聊几句,拉近距离,再转入正题。沟通采用通俗易懂的语言,根据临床试验要求及试验时间安排,询问受试者的意见,站在受试者的角度,充分分析风险收益比,充分解释知情同意书的内容,再次确认是否自愿参加临床试验,接受试验方案的治疗。最后留给受试者足够的斟酌时间,以期在轻松、真诚、平等的气氛下获得受试者的知情同意。

3. **筛选检查**　按临床试验要求完成筛选前需要获得的检查,妥善记录受试者信息。

4. **确认入选**　根据检查报告结果再次确认受试者是否真正符合纳入/排除标准。

二、影响受试者招募的因素及应对措施

在实践中,招募的实际进展往往与预期相去甚远。比如研究者的预测招募率总是大于现实招募率。主要原因是研究者对自己的受试者资源过于乐观,往往只考虑到潜在的患病人群数量,未充分考量在潜在的患病人群中,有多少可找到并接触到的受试者,后者又包含多大比例的符合方案要求的受试者,最后同意参加研究并符合方案的受试者很可能所剩无几,最终导致招募时间比预估时间要长。再比如,由于方方面面的原因,不同研究机构的招募率常常有很大差异,高招募率与低招募率的研究机构招募受试者的速度有可能相差数倍。如果申办者对试验项目的可行性或者研究机构的环境研究得不够充分,势必会因选择了不恰当的机构而影响整个项目的招募进度。此外,若是受试者脱落情况较多,数据难以达到统计学要求,则不得不再次进行补充招募,这不仅会影响项目进度,同时也意味着试验前期在部分受试者身上的投入都白白浪费了。所以在多中心临床试验的准备阶段,可行性调查是一个必不可少的环节。招募团队需要根据可行性调查的结果预估招募周期、制订招募计划,确定合乎要求的医院及研究者作为临床试验的场所及执行者。可行性调查做得越细致、越具体,越容易在更短的时间内招募到足够的受试者人数。进行可行性调查需要充分考虑影响招募的因素,以获得尽量准确的信息。

(一)招募方式

1. 医生直接招募　此方式的优点是针对性较强,招募到的受试者合格性筛查通过率高、成本低。缺点是可能存在一定程度的潜在强迫和冲突,患者很难拒绝主治医生,并不是了解此试验而是出于对医生的信任才参加试验,所以入组后的留置可能会面临挑战。

2. 社区义诊/专家咨询会　可在短时间内招募到大量受试者,但筛查通过率低,增加合格性筛查的难度。

3. 第三方招募　第三方招募团队会接受专门的招募培训,比研究者更熟悉招募的方式与策略,更有精力和时间专门投入到招募工作中去,也更了解受试者的心理活动,更擅长沟通和说服,使医院内研究团队可以将精力集中在知情同意过程和临床观察研究上。目前招募公司一般以服务 I 期临床和 BE 试验为主,招募健康受试者,但市场规则、招募秩序存在一系列问题:①招募把关不严,许多招募公司只在乎入组受试者的人员数字,不在意临床试验的入组和排除标准,导致筛选失败比例很高,增加了临床研发成本;②招募资源有限,大

临床项目患病受试者的招募比健康受试者的招募困难许多,招募费用很高,此外因为患病受试者一般被医院或社区锁定,难以被招募公司招募到,且企业或CRO目前整体上无法接受投入高额成本进行招募,对招募费用的理解和SMO费用的理解尚在接受过程中。

4. 公开招募 优点是招募到有参与临床试验经验受试者的可能性比较大,依从性较好。缺点是虽然可在短时间内招募到大量受试者,但是筛查通过率低,增加了合格性的筛查难度;受试者有可能之前参与过类似试验,有混杂因素。

5. 通过医疗档案招募 优点是可以有针对性地联系目标人群。缺点是事先需要获得目标人群的邮箱等联系方式,操作存在困难。而且受众可能会对被获悉姓名、联系方式和疾病状况等私人信息感到不满,招募成功的可能性也许并不理想。

(二)疾病的特征和临床研究的学术价值

项目研究的疾病也常常因其本身特点而对招募进展有所影响。对于没有有效治疗手段的疾病、目前治疗效果不好的疾病,尤其是慢性病的受试者招募相对比较容易,而急性病、危重病则相对比较困难。住院患者的招募相对比较容易,而门诊患者的招募相对比较困难。此外,疾病的发病季节、发病率都是应该纳入考虑的因素。所以,需要充分调查适应证疾病的流行病学资料、调研临床医生发现此类受试者的途径、概率和人群特点。对受试者,尤其是罕见病受试者的发现和招募尤其关键。

学术追求是研究者参与试验的主要原因之一。在我国当前的形势下,作为医生,既是临床医生,又是医学科研工作者,而且科研成果是评价医生的一个很重要的指标,所以研究者有学术研究的兴趣与需求。这种兴趣与需求主要是获得新的医学知识,即在某类疾病的治疗上实现突破。所以研究者感兴趣的适应证,试验药是全球首创,试验对学术有很大贡献,无形中可激发研究团队的积极性。

(三)试验方案

我国GCP规定,申办者应当保证临床试验各个环节的可操作性,试验流程和数据采集避免过于复杂。临床试验出现招募受试者困难的情况时,试验方案是否合理是必须要考虑的。纳入/排除标准过于严格、疗程过长、随访次数过多,检查过于频繁或含有侵入性检查不仅会影响入组后受试者的依从性,更会从一开始就影响到受试者招募。

1. 纳入/排除标准　新药在临床试验中都有目标适应证,应严格按照纳入和排除标准选择合适的受试者。在实际操作中,可能患某疾病的人群数量较多,但是入组符合标准的却很少。比如纳入标准里的病史、治疗史,排除标准里的洗脱期、生命体征、年龄、临床常规检查和临床特殊检查等都会直接影响入组患者的合格与否,如果标准过于理想化,与临床实际情况脱节,会导致目标人群较少,影响招募速度。

2. 试验药物或干预措施　试验药物剂量大小、口感、不良反应也会对受试者招募产生影响。对中医药来讲,受试者对中医药的接受程度,以及对疗效和结果的信任程度会对受试者是否参与试验产生影响。从疗效角度而言,如果受试者受益较少,也会影响参与意愿。

3. 数据采集　如果现场随访次数过多、试验操作流程复杂,或者受试者标本采集次数/量过多,都会减弱潜在受试者的参加意愿。

(四)人员和设施配备

作为临床试验实施的现场,医院规模、医疗水平、医院的信誉、科研水平、设备条件及就诊人数等都会对受试者招募产生影响。此外,医院对于药物临床试验是否有相应的便捷政策或措施,比如是否为受试者提供就诊随访的绿色通道,提供检查及信息采集的便利条件等,都可能对潜在受试者在随访方面的顾虑产生影响,从而影响受试者的参与意愿。所以,研究者和临床试验机构应当具有顺利完成临床试验所需的必要条件。

1. 是否有竞争性试验　是同一时段,如果有适应证相似的其他临床试验在同一医院或科室进行,势必会出现竞争受试者的情况。

2. 研究者的专业能力　对研究者的信任是受试者入组的重要动力,研究者的表现是决定受试者入组速度的关键因素之一。负责招募的研究者需要具备诊断疾病、判断入组条件、解答潜在受试者专业方面疑问的专业能力,以及良好的医患沟通能力。

3. 研究者的时间安排和参与意愿　对研究者来说,学术追求是他们参与药物临床试验的主要原因之一,研究者有学术研究的兴趣与需求。这种兴趣与需求主要是获得新的医学知识,即在某类疾病的治疗上实现突破,而非治愈某位受试者个体的疾病。但也有调查结果显示,一部分研究者参加药物临床试验只是为了完成上级主管领导分配的任务,即主动参与试验的意愿不高。对他们而言,药物临床试验首先是一项指标性任务。研究者首先是医生,承担着高工作负荷、高专业水平和高医疗风险等中重度职业压力,如果再承担药物临床试验工作,势必进一步增加工作量和工作压力。这是造成研究者参与试验积极性不高的重要原因之一。组成研究者团队的成员,应该确保在试验约定的期限内有足够的时间实施和完成临床试验。研究者医生如果并非专门负责临床试验或有很多临床工作,往往对临床试验项目的筛选入组及资料填写时间难以合理分配,也没有精力为临床试验招募受试者,这会直接影响招募进度。

4. 科室资源调动　研究者在临床试验期间应有权支配参与临床试验的人员,具有使用临床试验所需医疗设施的权限,这是正确、安全地实施临床试验的前提。

5. 研究者团队培训　在中国,医疗环境纷繁复杂,潜在受试者唯有对医生和医疗环境有较高的信任度,才会参与到医疗事务中,将生命托付于医生,也才会积极参与到临床试验中来。所以在临床试验开始招募前,应确保所有参加临床试验的人员充分了解试验方案及试验用药品,明确各自在试验中的分工和职责。尤其是参与招募的人员,如果谈知情同意的研究者资质较浅,又培训不到位,谈知情同意时沟通得不彻底,也会导致潜在受试者因对研究者信心不足或对临床试验不能理解而犹豫不决。

6. 主要研究者的监管能力　主要研究者或其委托的质量控制人员,应监管所有研究人员执行试验方案,并采取措施实施临床试验的质量管理。

7. 内部管理部门　根据我国国情的需要,临床试验机构应当具有相应的内部管理部门,承担临床试验的管理工作,如项目接洽、质量监管、档案保存等。

总之,对各研究机构要有初步的审查,尽量避免存在竞争项目的研究机构以及地理或当地文化环境不利于受试者招募的机构。CRO 公司应准确地掌握各研究机构的招募情况,及时发现存在招募困境的研究机构,进行激励性电话联系或实地拜访,组织招募团队共同探讨原因,并做出相应的策略调整。如果采取措施后情况没有好转,可以考虑增加新的研究机构、关闭招募不利的研究机构等措施。

(五)受试者因素

药物临床试验招募到恰当的受试者,可以使各方受益。受试者可获得新的治疗,减低医疗负担;研究者可平衡医疗负担,提高工作效率;申办者可降低研发成本,产品尽早上市;CRO 公司可完成研究计划,降低人力成本。那么,怎样才能招募到恰当的受试者呢?不能否认的是,研究者和受试者在临床试验中相互依存,缺一不可,其关系不完全等同于一般的医患关系。由于专业背景、知识结构、参与目的乃至利益关系的不同,研究者和受试者对临床试验的认知和态度很难做到完全一致,因此单纯从研究者的角度去理解、揣摩和要求受试者,不仅不符合尊重、保护受试者权益的伦理学准则,在实际工作中也常常事与愿违,很难达到预期的目的、动机、观点和诉求。所以,站在受试者的角度去考虑问题是招募调研很重要的一个方向。

1. 对试验药物或干预措施的接受程度　如果公众对某一适应证的某些疗法认识程度普遍不高,接受程度偏低,可能导致招募进度迟缓或停滞不前。例如,在中医医院招募的受试者,其本身对中医干预有选择意愿和偏好,如果给予非中医干预治疗,受试者的依从性可能会降低。或者与以往的就医经验相比,新的干预措施过于复杂,也不易被潜在受试者接受。

2. 受试者在临床试验中的获益和保障　当受试者在临床试验中的获益(如经济补偿、误工费补偿)无法得到满足时,受试者会对试验失去兴趣。或者即使有一定的经济补偿,但对于经济基础较好的受试者,并不构成吸引力。

3. 受试者特征(如交通、经济状况、空闲时间、是否是流动人口等)　不同国家和地域的人群对健康的重视程度和人权意识有何差异,对临床试验是否缺乏了解,对自身参与其中的诸多问题有哪些疑虑等,都是调研时应该考虑的问题。我国地域辽阔,文化差异大,人口流动性强,造成受试者的来源复杂,在年龄、身体、健康状况、文化素养、经济条件等各方面存在着差异,这些有关文化背景、生活习惯、地理条件、心理特征的因素在相当程度上会影响受试者对临床试验的认知。比如来自农村的受试者大多只有小学文化程度,对试验方案的理解存在困难,甚至很多时候存在着语言交流的障碍。或者受试者从外地到本地就医,行色匆匆,没有耐心听研究者介绍试验方案,无法按时随访。在很多情况下,交通不便、小孩在家无人照顾、工作调班困难、不愿意频繁来中心做实验室检查及随访,或其他小的状况,都有可能打消受试者的参与念头。目前,从事临床研究的一线研究人员的共同感受是受试者的参与度不高,知情同意过程进展得不顺利,导致的后果就是入组不足,入组的选择性偏倚较大。一些有关门诊受试者参与临床试验意愿的调查研究显示,潜在受试者愿意参与临床试验的主要动机为愿意为医学事业做贡献,其次为愿意尝试一种新的药物,以及担心拒绝会影响和医生的关系;拒绝参与临床试验的主要原因为不愿意当试验品,不愿意进行筛选时多余的测试,担心药物的安全性和副作用,担心被人看不起和怕麻烦。

正是由于上述这些影响因素,招募工作十分考验招募团队和申办者预判并尽力解决受试者的具体困难的能力。招募团队需要的不仅仅是热情和努力,除了靠招募广告和其他医生介绍,还要通过各种渠道了解潜在受试者关注的问题、他们的特征和需求,保护他们在试验全过程中的利益和权益。例如,向公众及潜在受试者普及有关临床试验的常识,让他们认识到克服小的困难来参加研究是一件非常有意义的事情,是值得去做的事;尽心尽力地向受试者讲解有关目标疾病、参加试验的健康利益和风险。

在真实的临床研究工作中,告知风险的尺度其实很难把握。从伦理学角度来看,应充分告知试验的风险,但过多地关注风险又会加重受试者的顾虑和排斥。但无论出于何种目的和动机,客观、全面、准确地介绍临床试验的目的、过程、风险和获益,尊重受试者的知情权、隐私权,最大限度地保护受试者的安全,既是受试者的共同诉求,也是研究者必须恪守的职责。

总之,在受试者招募过程中,从前期招募计划的制订到具体招募措施的实施都非常重要。在制订计划前,要通过调研了解潜在受试者参与临床试验的动机、障碍及偏好,对项目的入组情况有一定的预见性,提前评估可能遇到的受试者招募问题,考虑应对措施,减少可能的风险。在制订招募计划时,对于可行性调研数据要做处理后的参考,如果只是机械地依据调研数据,也很容易导致招募计划与实际情况不符,对项目管理造成困扰。在招募实施过程中,遇到招募困难的情况,应积极考虑如何妥善解决。例如,对于一直没有入组的研究中心,可由研究团队共同分析招募困难的原因。如果是个别医院的问题,可通过调整人员、分享进展顺利的研究中心的特点和经验等加以改善;如果是方案问题,应评估是否通过修改方案就能改善招募。

三、受试者招募中的伦理问题

我国是药物临床试验开展大国,受试者样本丰富,有着得天独厚的优势。受试者亲身参与试验,用自身的生命健康来验证药物的安全性与疗效,其生命安全、健康利益理应被放在首位。但我国人口众多,受试者受教育水平参差不齐,在没有专业医学知识背景、文化水平较低的情况下做出参与临床试验的决定,存在着一定的伦理隐患。这就更需要临床试验的各方务必担负起维护受试者权益的职责。

(一)受试者招募的伦理原则

1. 保密原则　根据 ICH-GCP 和我国 GCP 的基本要求,对受试者权利、安全性、福利的考量,优先于对科学性和社会性方面的考量,是最重要的考量。要求根据有关的法律法规,尊重受试者的隐私权和保密权,对那些能够鉴别出受试者身份的保密信息应该进行保护。所以,一般情况下,只有受试者的医护人员可以了解到受试者的身份信息,而其他人员不应该获取受试者的身份信息。

2. 充分告知和完全自愿　在临床试验的招募中,受试者是通过签署知情同意书来获得充分告知和完全自愿权益的。受试者知情同意指告知受试者一项试验的各方面情况后,受试者自愿确认其同意参加该项临床试验的过程,须以签名和注明日期的知情同意书作为文件证明。知情同意书是每位受试者表示自愿参加某一试验的文件证明。研究者需要向受试者说明试验性质、试验目的、可能的受益和风险、可供选用的其他治疗方法及符合《赫尔辛基宣言》规定的受试者的权利和义务等,保证受试者在充分了解试验的前提下同意参加试验。知情同意不仅是受试者签署知情同意书,即知情同意并非简单地签署一份书面文件,也是通过研究者和受试者进行充分沟通后获得受试者同意并接受参与试验的动态过程,同时还是整个临床试验全过程中对受试者进行首次培训的过程。在传统的医疗模式中,医生的建议对患者的决定至关重要,甚至对患者有相当大的主导作用。受这种模式的影响,在药物临床试验中,受试者也往往倾向于遵从研究者的建议做出决定。出于自身医学知识的匮乏和对研究者的信赖,他们认为研究者所选择的一定是对自己最有利的。殊不知,药物临床试验与临床医疗的目标是不同的,后者是以治愈个体患者为目标,而前者是以帮助研究者获得对未来患者有益的医学知识为目标,其过程是存在未知风险的,并非一定对受试者有利。所以,在招募过程中,研究者实施知情同意时应当遵守《赫尔辛基宣言》的伦理原则,主要包括如下内容。

(1)在任何人体研究中都应向每位受试候选者充分告知研究的目的、方法、资金来源、可能的利益冲突、研究者所在的研究附属机构、研究的预期的受益和潜在的风险及可能出现的不适。

(2)应告知受试者有权拒绝参加试验或在任何时间退出试验,并且不会受到任何报复。

(3)当确认受试者理解了这些信息后,医生应获得受试者自愿给出的知情同意,以书面形式为宜。如果不能得到书面的同意书,则必须正规记录非书面同意的获得过程并要有见证。

(4)在取得研究项目的知情同意时,应特别注意受试者与医生是否存在依赖性关系或受试者是否被迫同意参加试验,在这种情况下,知情同意的获得应由充分了解此研究并与受试者无依赖关系的医生进行。

(5)受试者必须是自愿参加并且对研究项目有充分的了解。

(6)医学研究应遵从伦理原则,对所有的人加以尊重并保护他们的健康和权益。有些受试人群是弱势群体,需要特别保护。必须认清经济和医疗上处于不利地位的人的特殊需要。要特别关注那些不能做出知情同意或拒绝知情同意的受试者、可能在胁迫下才做出知情同意的受试者、从研究中本人得不到受益的受试者及同时接受治疗的受试者。

在实施知情同意的过程中,同时要符合 GCP 中规定的以下要求。

（1）研究者应当使用经伦理委员会同意的最新版的知情同意书和其他提供给受试者的信息。

（2）研究者不得采用强迫、利诱等不正当的方式影响受试者参加临床试验。

（3）研究者或者指定研究人员应当充分告知受试者有关临床试验的所有相关事宜，包括书面信息和伦理委员会的同意意见。

（4）知情同意书等提供给受试者的口头和书面资料均应当采用通俗易懂的语言和表达方式，使受试者或者其监护人、见证人易于理解。

（5）受试者或者其监护人，以及执行知情同意的研究者应当在知情同意书上分别签名并注明日期，如非受试者本人签署，应当注明关系。

（6）若受试者或者其监护人缺乏阅读能力，应当有一位公正的见证人见证整个知情同意过程。研究者应当向受试者或者其监护人、见证人详细说明知情同意书和其他文字资料的内容。如受试者或者其监护人口头同意参加试验，在有能力情况下应当尽量签署知情同意书，见证人还应当在知情同意书上签字并注明日期，以证明受试者或者其监护人就知情同意书和其他文字资料得到了研究者的准确解释，并理解了相关内容，同意参加临床试验。

（7）受试者或者其监护人应当得到已签署姓名和日期的知情同意书原件或者副本和其他提供给受试者的书面资料，包括更新版知情同意书原件或者副本，以及其他提供给受试者的书面资料的修订文本。

（8）受试者为无民事行为能力的，应当取得其监护人的书面知情同意；受试者为民事行为能力受限的，应当取得本人及其监护人的书面知情同意。当监护人代表受试者知情同意时，应当在受试者可理解的范围内告知受试者临床试验的相关信息，并尽量让受试者亲自签署知情同意书和注明日期。

（9）紧急情况下，参加临床试验前不能获得受试者的知情同意时，其监护人可以代表受试者知情同意，若其监护人也不在场时，受试者的入选方式应当在试验方案及其他文件中清楚表述，并获得伦理委员会的书面同意，同时应当尽快得到受试者或者其监护人可以继续参加临床试验的知情同意。

（10）当受试者参加非治疗性临床试验时，应当由受试者本人在知情同意书上签字同意和注明日期。只有符合下列条件，非治疗性临床试验可由监护人代表受试者知情同意：临床试验只能在无知情同意能力的受试者中实施；受试者的预期风险低；受试者健康的负面影响已减至最低，且法律法规不禁止该类临床试验的实施；该类受试者的入选已经得到伦理委员会审查同意。该类临床试验原则上只能在患有试验药物适用的疾病或者状况的患者中实施。在临床试验中应当严密观察受试者，若受试者出现过度痛苦或者不适的表现，应当让其退出试验，还应当给以必要的处置以保证受试者的安全。

（11）病史记录中应当记录受试者知情同意的具体时间和人员。

（12）儿童作为受试者，应当征得其监护人的知情同意并签署知情同意书。当儿童有能力做出同意参加临床试验的决定时，还应当征得其本人同意。如果儿童受试者本人不同意参加临床试验或者中途决定退出临床试验时，即使监护人已经同意参加或者愿意继续参加，也应当以儿童受试者本人的决定为准，除非在严重或者危及生命疾病的治疗性临床试验中，研究者、其监护人认为儿童受试者若不参加研究其生命会受到危害，这时其监护人的同意即可使患者继续参与研究。在临床试验过程中，儿童受试者达到了签署知情同意书的条件，则需要由本人签署知情同意书之后方可继续实施。

（二）招募中常见的伦理问题

1. 受试者在文化水平、专业知识上处于弱势地位　如果受试者文化水平偏低或医学知识匮乏，限制了其对试验的理解，使其无法准确地接收和理解信息，那么做到真正的知情难度极大。尽管及时告知了相关试验信息，但其同意也大多属于被动同意，并没有实质性意义。即使受试者有意识地去权衡试验利弊，但也会因自身专业知识的局限，缺少对可能出现的药品不良反应及风险与受益比的判断能力。可见，受试者与研究者相比，在专业知识背景、教育水平、社会地位、抗风险能力等方面处于实质意义上的弱势地位。

2. 招募广告内容不合规　招募广告的内容和宣传方式等方面目前还存在种种问题。

（1）隐藏身份。招募受试者的广告常常不会说明这是一项"临床试验"或"临床研究"，没有提及该研究属于试验性质。

（2）有效信息不全。特别是受试者应配合完成的随访和注意事项经常被忽略。

（3）过度强调疗效。有些招募广告过于强调有效性而忽略其风险，含蓄地表达临床研究的药物有明确疗效或安全性非常好，甚至直接宣称和暗示试验药物可以治愈某种疾病或与现行某种药物有相似甚至更好的疗效，或使用"国家药监局批准"的字眼。

（4）过度强调免费治疗和补偿。为了招募更多的受试者，不根据研究实际情况，笼统使用"免费治疗""检查项目免费""高额补偿金"等字眼来吸引潜在受试者的眼球，一味强调免费和补贴，导致受试者容易受广告诱惑而参加试验，受试者的合法权益也容易受侵犯。对上述情况，很多受试者并不能完全辨别，很容易受到误导，引发纠纷。

3. 受试者隐私和个人信息的泄露　隐私与个人信息资料是指在医疗活动

中患者为诊断和治疗疾病,向医生如实陈述病史,包括接受对其隐私部位进行的以诊断和治疗为目的的医学检查等临床检查结果,以及在就诊过程中向承担诊疗任务的医生、护士、医技人员等医疗团队公开的、但不愿意让其他人知道的个人信息、私人活动和私有领域等信息资料,包括所有特定的患者个人信息。在招募过程中违反保密规定有对潜在受试者造成心理危害或社会危害的风险。根据美国密歇根大学制订的受试者风险分级指南的界定,泄露隐私和个人信息可以造成社会名誉遭受严重的或长期的损害,也可能导致健康/生理、心理遭受严重的或长期的损害,属于中高等级的风险。比如泄露精神病史、不洁性行为、特殊传染病病史、家族遗传病史等敏感信息,有可能导致潜在受试者在其工作单位或社区生活中处境尴尬,甚至失业。前文中提到,临床试验的招募方式通常有研究医生直接招募、社区义诊招募、专家咨询会招募、第三方招募、公开招募和通过医疗档案招募。第三方招募和通过医疗档案招募的方式,在以疾病患者为受试人群的研究中,如果招募人员不是医疗档案拥有者或临床主治医生,其获知患者的医疗信息的方法和过程,可能会涉及患者隐私和个人信息泄露的问题。

第三方招募中的第三方通常指招募公司。研发市场上招募公司的类型有4种:①CRO公司衍生的招募部门,足够成熟的CRO公司结合国家要求,组建起属于自己的招募部门,一方面为自身的招募需求做服务,另一方面则为外部企业项目提供合同性质的招募服务;②结合市场情况刚建立的新型招募公司,一般体量小,以区域为主,不能做全国性招募业务;③成立了5年及以上的老招募公司,这种公司人员多,资源广,但是价格高,占所有招募公司数量的比例比较低;④近些年,一些SMO公司也开始开展受试者招募的业务。这些公司声称自己拥有相应的平台和网络,能够拥有受试者的群体,为研究者推荐受试者,并且根据推荐的数量或推荐成功的数量,由申办者给招募公司支付相应的费用。但是,招募公司的工作模式有潜在的伦理问题,即招募公司的人是否有权了解受试者的私人信息。现在一些招募公司的做法是,直接同医院的医生取得联系,获取相关患者的疾病信息及联系方式,再将这些潜在的受试者推荐给研究者,或者直接通过邮件向目标人群发送招募信息,甚至有的招募公司还会对受试者进行初步的筛选,这就会产生受试者隐私权被侵犯的风险。因为招募人员不是患者的主治医生,邮件发送方也不是患者就诊的医院,收件人有理由认为主治医生或该医院侵犯了自己的权益及隐私,在未经患者许可的情况下将姓名、地址和疾病状况等私人信息泄露给第三方。虽然招募公司也可以事先让潜在的受试者签署知情同意书,但是目前还没有相关的法律法规或指导原则来规范这种程序。

4. 存在不合理的招募方式　有时开展临床试验,为了高效地招募受试者,会采用一种所谓"集体招募"的方式。研究者及其团队与相关企业领导及医务室医务人员,或村委会和乡镇卫生院院长及医务人员联系,每到一个检测点便召集企业或乡镇的大致目标人群集中进行初筛,但因是统一知情告知,会存在如下问题:其一,不一定所有的人对告知的内容都能明白;其二,因为招募对象的上级在场,怕上级有看法或受到不公平对待,所以也不一定都是完全自愿同意的;其三,也不排除有人是跟风参与研究,对相关内容并不明白等。所以这种方式看似高效和快捷,但常常难以做到充分告知和完全自愿。

5. 违背自愿原则　应当明确的是,受试者才是参加试验的决定者。但在我国,呈现出明显的家庭主义倾向,即在受试者做出相关决定的时候,受试者本人除了考虑自己的意愿,还要征求家属的意愿,研究者往往会配合这种情况,体现了对受试者和其家属的尊重,是有其合理性的。但需要特别注意的是,个别研究者具有家长式作风,十分主观地认为参加试验有利于患者疾病的治疗、经济负担的减轻,直接为其做出参加试验的决定,在知情过程中以"家长"的姿态对其进行劝说。倘若研究者又是业界资深的专家或是患者常年的主治医生,这种"侵入性"的劝说更会让患者感到不可辩驳和无法质疑,从而做出不一定完全出于本心的决定。在这里应该特别强调的是,是否参与试验应该尊重受试者一方的意愿,研究者要做的是向潜在受试者详细全面且通俗易懂地介绍试验情况,将受试者的权益、义务及可能出现的风险说明白,而不应该替受试者决定是否参加试验。尽管这种情况并不多见,但也值得我们警惕。研究者直接为受试者做出参加试验的决定,剥夺了受试者的自主权,容易使受试者对试验充满期待却轻视了试验风险,一旦出现问题,难以妥善解决,容易产生纠纷,不利于保护受试者权益,也为研究者带来了更多风险。

四、机构和伦理委员会对受试者招募的监督和管理

受试者侵权事件的法律判定通常以《执业医师法》《中华人民共和国民法典》等为依据。但这些现行法律并未就药物临床试验受试者权益做出明确规定,仅能作为参考,法院和法官的度量权比较宽泛。也就是说,在我国现有体制下,有关药物临床试验中受试者权益保护的明确法律规定是缺乏的,受试者权益是缺少足够有力的法律支撑的。所以,严格的监管对试验的安全开展与受试者权益的保障起到重要作用。如果试验在监管不足或者监管不严的情况下进行,容易产生各种乱象,尤其在知情同意权和隐私权的保护方面,很难保障受试者权益。

在临床试验实施过程中,涉及的当事人主体包括:申办者、研究者、受试者。申办者发起一项临床试验项目,研究者在申办者委托下在医疗机构中执行临床试验方案,受试者在充分知情和自愿的情况下参与试验。在受试者招募环节,申办者和研究者对受试者招募的行为负有责任;国家和地方的药监管理部门对受试者招募的合规性有监管职能;伦理委员会对受试者招募信息/广告内容和招募形式有审查、批准职能;药物临床试验机构的管理部门对受试者招募信息/广告的发布、招募过程有协助、监督和管理的职能。针对目前存在的问题,上述职责各方可以尝试从以下几个方面来加强对药物临床试验中受试者招募的监管。

(一)对招募信息/广告内容和形式的监管

临床试验招募广告的内容应当经过伦理委员会审核,招募材料的版本和内容应与伦理委员会审批通过的招募广告的版本和内容一致。具体主要审查如下内容。①性质明确。招募广告必须表明身份,明确地说明这是一项"临床试验"或"临床研究",而不是只强调这是"新药""新治疗"或"新发现"。如果没有先说明其试验性的属性,受试者可能会误以为他们正要接受已经证明有效的新药或新治疗。②信息全面。受试者拥有知情权。招募广告一般言简意赅,由于版面和字数的限制,不可能花大篇幅详细地介绍试验,但是为了保障受试者的合法权益,避免欺瞒和诱导受试者参加试验,必须涵盖的信息不可缺少。招募广告中必须涵盖的信息包括试验概况、目的、临床试验机构名称及地址、试验联系人及联系方式、简单的纳入/排除标准,特别是受试者应配合完成的主要事项等应简要说明。③公平选择。招募广告选择受试者的过程必须是公正的,负担和收益必须公平分配,包括参加研究的直接受益,以及受益于研究所产生的新知识。当在受试者个体或人群中,不公平地分配研究的负担或利益时,不公平分配的标准应在道德上是合理的,而不是任意的。伦理委员会应审查招募广告中计划招募的人群特征(包括性别、年龄、文化程度、文化背景、经济状况和种族等)相对于研究目的与开展研究的环境的合理性。如果有特殊的要求,是否存在一个合理的科学理由需要以另外的方式去做。④不可过度强调疗效。招募广告应避免夸大研究的潜在收益,避免低估研究的预期风险。不可只强调该试验的药物或医疗器械如何优越,如何安全,如何有效;不可直接声称或含蓄地暗示该试验的安全性和有效性,而只字不提受试者潜在的风险;不可暗示该试验的药物或器械的疗效优于或等于现有疗效确切的药物或器械;不可承诺参加试验之后会改善受试者的健康状态;不可出现该试验已经伦理委员会批准并取得国家药监局批文等字样。过度强调疗效的招募广告,易诱导受试者参加试验。

伦理委员会委员须熟悉临床试验方案，才能做出正确判断，站在医学专业的角度审查招募广告，保障受试者的安全和权益。⑤合理的激励和补偿。伦理委员会应当确保知情同意书、提供给受试者的其他书面资料说明了给受试者补偿的信息，包括补偿方式、数额和计划。⑥不可强迫和引诱。招募广告应避免胁迫和其他不当的影响，不应使用含有强制、引诱或鼓励性质的文字、图表、图片或符号等。如不应使用"名额有限""即将截止"或"立即联系"等文字，笼统承诺"免费医疗"也并不合适，其对经济困难的受试者可能是一种强制。

招募材料通过伦理委员会审核后，药物临床试验机构协助沟通协调并根据各机构具体要求确定摆放场所和位置或发布途径。一般摆放在医院门诊、急诊大厅，或者使用微信公众号或电子邮件等方式。

(二)对受试者激励及补偿的监管

1. 合理补偿，避免过度劝诱 对有直接受益前景的研究，潜在受试者可能为获得一个更好的诊断或得到一个其他途径无法获得的药品而被诱导参加研究，伦理委员会可能会认为这样的劝诱是可接受的。当不能提供直接受益前景的研究干预措施或治疗过程存在一定风险时，研究者和伦理委员会应该谨慎地避免过度的物质利诱。例如，试验必要的检查费用和医疗服务、合理的药物治疗、受试者的交通补贴、停车费及其他合理的补贴是允许的，但是不可强调报酬的大小。假如试验提供给受试者的报酬过大，把钱当作一项"令人不愉快"的干预措施的补偿，且干预措施对研究目的而言可能并非必要，很容易诱使受试者为了高额的报酬，冒险参加临床试验，从而损害自身利益。因此，激励与补偿受试者金额大小和支付方式也是伦理委员会审查的要点。伦理委员会应结合试验本身的条件、市场、物价水平和风险受益比等因素来考虑。

2. 避免被他人利用 有时，监护人利用无行为能力的人获取试验的经济补偿。代表无行为能力者的监护人除了交通费用和临床试验有关开支外不应得到其他补偿。

(三)重视对潜在受试者的教育及培训

在我国，普通民众的文化素养参差不齐，地区差异大。潜在受试者往往由于医学和伦理知识的缺乏，难以完全理解试验内容和自身享有的权益，容易出现知情难落实、自主决定难决断和维权意识薄弱的困境和问题。所以，除了在招募阶段对潜在受试者进行疾病相关的基础知识和受试者权益的说明和教育外，各个临床试验机构还应充分发挥科普职能，利用已有的科学普及平台，灵活运用各种方式，如义诊时分发科普手册，利用媒体公众号发布科普视频、科普短文,对大众进行疾病常识和受试者权益保护知识的传播和培训。

(四)对招募者的监管

1. 加强对研究者的培训　研究者是招募团队的重要成员,其所受培训应该严格且全面系统,培训内容应该覆盖药物临床试验的伦理学问题、规范和科学全方位,培训机构及培训方式应该正式且严肃。在我国现有体制下,组织培训的主体是国家级 GCP 培训机构、相关专业学会,以及各临床试验机构。随着我国药物临床试验各层监管制度的逐步完善,研究者 GCP 和伦理意识得到不断加强,研究者培训的重视程度在各个机构也得到了大大提高。但目前,培训重点大多为药物临床试验管理规范,以及具体试验项目的基本情况介绍,关于药物临床试验可能给受试者带来的风险及受试者权益保护的培训仍远远不够,甚至部分研究者并没有接受过这方面的任何培训。而且培训方式多以理论条目的讲授为主,与实践相脱节,难以运用到实际操作中。鉴于上述情况,就需要针对药物临床试验受试者权益的概念、保护要求、典型案例和注意事项,对研究者进行深入培训和答疑。

在培训中,加强对受试者隐私保护的意识、重视维护受试者自主权和知情权是应该着重强调的内容。隐私权关系重大,一旦受试者相关信息泄露,可能会给其造成严重的精神损害,对其生活、工作和社会地位产生不良影响。尤其传染病受试者对相关信息更加敏感,承担的压力是普通受试者的数倍,其隐私权的保护更应当得到研究者的特别重视。应强调从招募阶段起即对潜在受试者的个人资料、疾病情况、病情进展等相关信息采取保密措施,如以编码替代姓名受试者并进行相关资料的录入与整理。关于自主权和知情权,两者的核心内容都是尊重受试者,强调受试者需要得到充分告知并充分理解试验的相关信息后,自由、自愿地做出是否参加药物临床试验的决定。本质上,尊重受试者就是尊重受试者的自主权,而实现对受试者自主权尊重的渠道就是知情同意权。

2. 审核招募公司的合规性　近些年,招募公司发展飞速,以往多以服务 Ⅰ期临床和 BE 试验为主,目前业务范围也逐渐扩展至 Ⅱ～Ⅳ 期临床试验研究。招募公司的服务确实在一定程度上提高了招募环节的速度,但市场规则、招募秩序有待提升。有的申办者认为,自己将临床研究项目委托给 CRO,CRO 再使用招募公司,申办者就不用对招募公司的行为负责了。这种理解是错误的。根据 ICH-GCP 的规定,申办者可以将与研究有关的职责和功能部分或全部转包给 CRO,但申办者最终对研究数据的质量和完整性承担责任;对所有委托给 CRO 的研究相关的职责和功能,申办者应该进行监督,如果 CRO 将部分职责和功能再转包给其他公司,申办者也应承担监督责任。所以,采用外包的方式来转嫁责任,是不可行的。申办者最终需要对招募公司所发生的所有不合规行为负责。所以对招募公司的使用一定要谨慎,需要评估各方面的风险,制订相应的风险管理计划。

目前关于招募推荐费存在较大争议。招募公司一般都会付给推荐患者的医生一定的费用,以提高相关科室医生推荐患者的积极性。但是,这样做也是有风险的。从财务的角度看,一般需要招募公司同推荐医生之间有劳务合同,这样才可以进行付费并代扣代缴个人所得税。由于医生是医院的全职员工,医生与招募公司签订劳务合同是需要经过医院批准的。但是,这样的合同对于医院,尤其是公立医院是不符合国家有关规定的,医院是不可能批准的,医生一般也不愿意在不告知医院的情况下签署这样的合同。如果是由招募公司将费用以奖金的形式发放给招募专员,招募专员再私自付给推荐受试者的医生,这就同医药代表给医生回扣没有本质区别了。在这种两难的情况下,把潜在受试者就诊科室的相关医生纳入研究者队伍,以合理分配研究经费的方式作为推荐受试者的激励,不失为一种解决办法。

(五)对招募过程的监管

1. 招募的准许　我国 GCP 规定,临床试验实施前,研究者应当获得伦理委员会的书面同意;未获得伦理委员会书面同意前,不能筛选受试者。ICH-GCP 规定,受试者招募程序是需要经过伦理委员会批准的。研究者必须在伦理委员会批准受试者招募程序后才可开展临床研究。如果在没有伦理委员会批准的情况下就进行受试者的招募,是有风险的。试验招募开始前和期间,任何未经伦理委员会批准通过的意向性受试者信息收集或初筛行为均视为不当操作,一经发现,伦理委员会和药物临床试验机构有权责令相关责任人撤销该信息或终止该行为。

2. 招募对象的选择　在临床试验招募过程中,要确保受试者参加临床研究是自愿的,并且公平分配研究义务和利益。比如当招募对象与主要研究者存在上下级、隶属或依赖关系时,可能存在强迫或其他影响,即使是公开招募,这些受试者的"自愿"也会受到质疑。所以一些伦理委员会禁止主要研究者邀请自己的学生或实验室主任邀请其雇员作为试验受试者。但是在这一点上,也是存在争议的,如果有合理的方法可以确保类似上述情况的人员参加试验是自愿的、非强制性的,也是符合伦理的。再比如,如果申办者把某个特定区域或国家的受试者人群纳入风险较高的组别(如高剂量组),就违背了公平承担风险的公正原则。临床试验中应避免某些人群因为经济或行政管理的原因,被过多地用作受试者,如仅因为有经济困难的人更容易受到小额报酬的引诱而参加研究,就有选择地招募有经济困难的人作为受试者,这是不公平的。然而,尽管研究的负担不应过多地压在社会经济地位差的群体身上,但并不等同于把这些群体绝对地排除在研究方案之外,因为这样确实又影响了研究人群的代表性准则。

3. 招募方式

(1)确保受试者隐私和个人信息不受侵犯。伦理委员会制定相应的制度和标准操作规程,对研究计划的招募方式进行审查。招募过程中要尊重受试者隐私。试验招募结束后,无论受试者是否入组,登记的受试者信息都需及时销毁或封存并记录,且不得以任何形式进行泄露或交易。若通过数据库检索信息进行招募,应首先通过数据库拥有者、医院或患者主治医师发送介绍研究的邀请函,征求对研究感兴趣的患者的同意,询问是否允许相关研究人员直接与其联系,或建议其直接与研究人员联系。

(2)确保完全自愿和充分知情原则。在临床试验中不能为了快速招募受试者而削弱对受试者知情同意权的实施与充分落实。因此,所采用的招募方式必须能够确保在每位招募个体参加研究前,可以被核实和评估是否被告知并充分理解研究的重点内容。受试者也可以选择不参与,并且不会受到领导或上级的不公平对待和歧视。

4. 知情同意书及知情同意的过程 我国 GCP 规定,知情同意书是伦理委员会应当审查的文件。为了更好地判断在临床试验中能否确保受试者的权益和安全,伦理委员会可以要求提供知情同意书内容以外的资料和信息;实施非治疗性临床试验(即对受试者没有预期的直接临床获益的试验)时,若受试者的知情同意是由其监护人替代实施,伦理委员会应当特别关注试验方案中是否充分考虑了相应的伦理学问题以及法律法规;若试验方案中明确说明紧急情况下受试者或者其监护人无法在试验前签署知情同意书,伦理委员会应当审查试验方案中是否充分考虑了相应的伦理学问题以及法律法规;伦理委员会应当审查知情同意书中不能采用使受试者或者其监护人放弃其合法权益的内容,也不能含有为研究者和临床试验机构、申办者及其代理机构免除其应当负责任的内容;伦理委员会应当确保知情同意书、提供给受试者的其他书面资料说明了给受试者补偿的信息,包括补偿方式、数额和计划。

知情同意,指受试者被告知可影响其做出参加临床试验决定的各方面情况后,确认同意自愿参加临床试验的过程。该过程应当以书面的、签署姓名和日期的知情同意书作为文件证明。招募过程中,研究者实施知情同意应当遵守《赫尔辛基宣言》的伦理原则和 GCP 相关规定。知情过程需要在安静的环境中进行,尽量用通俗易懂的语言进行知情同意,给受试者充足的提问时间和考虑时间,避免强迫和不正当影响,不可以夸大研究的潜在受益,低估研究的预期风险,或让受试者感到对研究负有义务,在充分获得受试者同意的前提下,双方才能签署知情同意书。但在实际操作中,与药物临床试验潜在的风险相比,研究者往往更加注重受试者可能的受益。在受试者知情告知过程中,研究者通常对药物临床试验潜在的风险、应急预案、其他可供选择的方案,以及发生不良事件的赔偿介绍较少。这可能是因为研究者担心告知受试者后会影响受试者的参与意愿。尤其要特别关注的是,个别受试者甚至未获得上述内容的任何告知。伦理委员会对于知情同意过程的伦理审查,是审查研究者能否按照伦理原则告知受试者进行试验研究的全部信息,在使受试者能够完全理解研究内容的情况下自愿地参加试验;审查是否存在受试者因被强迫、利诱等而参加临床试验的情况。

需要强调的是,在对知情同意书和知情同意过程的监管中,伦理委员会应特别关注弱势受试者,即维护自身意愿和权利的能力不足或者丧失的受试者。其自愿参加临床试验的意愿,有可能受试验的预期获益或拒绝试验可能遭受的报复等不正当因素影响。弱势受试者包括:研究者的学生和下级、申办者的员工、军人、犯人、无药可治的患者、处于危急状况的患者,入住福利院的人、流浪者、未成年人和无能力知情同意的人等。

第二节 受试者的方案依从及权益保护

依从性是指患者执行医嘱的客观应答的程度。在新药临床试验中,狭义的依从性是指受试者按照规定的药物剂量和疗程服用试验药物的程度;广义的依从性是指受试者在临床试验实施过程中对方案的遵照程度,即除了用药方案外,还包括随访、检查等方案规定的方方面面。依从性可分为完全依从、部分依从(超过或不足剂量用药、增加或减少用药次数等)和完全不依从3类。临床试验中受试者依从性是保证临床试验质量的关键因素之一,受试者依从性管理贯穿了临床试验的整个研究过程。

一、影响受试者依从性的常见因素

(一)受试者特征

受试者的年龄、性格、文化、受教育程度、经济状况及心理因素等个体差异的不同均会对依从性产生不同程度的影响。

受试者对试验过程不了解,对药物疗效不信任,是导致不依从的重要因素。

(二)受试者病情

病情较轻或较重的受试者均容易出现依从性差而脱落率高的情况。当病情有所好转时,病情较轻者自感疾病康复而不按临床试验方案坚持用药或回访。病情较重者用药后症状无明显缓解或加重,受试者对试验药物产生怀疑,对药物疗效不信任,也是导致不依从的重要因素。

某些慢性疾病的受试者,违背方案随意使用合并药物,从而影响试验结果。

(三)环境因素

1. 生活环境 受试者居住地距离临床试验机构很远、交通不便或工作繁忙等都会对受试者继续参加试验的决心产生动摇,从而引起不依从。

2. 社会环境　在受试者参加临床试验时，如果周围人群（如家人、朋友等）不接受试验药物，认为治疗不当，也会对受试者的依从性产生影响。

3. 医疗环境　我国公众对临床试验的理解普遍较为片面，受试者参与临床试验大多存在一定的心理压力，他们期望得到研究者的理解并有相应的回报预期。而在医疗环境中，受试者的不愉快经历是临床试验中造成脱落的重要原因：研究者团队分工混乱，工作缺乏延续性，受试者每次访视都难以遇到熟悉的面孔；研究者因能力不足、对试验方案不熟悉等原因不能解答或解释不清受试者提出的问题；研究者缺乏正确的科研作风，对试验重视程度不够，对受试者冷漠、态度恶劣、不够尊重、治疗不严谨、不愿意回答受试者的问题等。这些经历会导致受试者缺乏安全感，多次类似情况的发生会引发受试者的抵触心理，可能导致受试者退出。

（四）试验方案因素

临床试验的设计应充分考虑其科学性及执行的合理性。如果试验方案过于复杂、试验周期长、访视次数密集、血样采集频繁、服药量大，或日记卡等受试者需要填写的文件设计不合理、过于烦琐等均会导致受试者难以完全依从，或不依从甚至脱落，从而影响临床试验的进度和质量。

（五）试验药物因素

试验药物疗效欠佳、存在不良反应或疗程过长时，除了研究者不得不终止试验之外，受试者本身对试验的期望也在下降，退出的可能性极大。除此之外，受试者依从性还与用药途径或药物的口感密切相关。若治疗导致受试者的生活习惯或嗜好发生较大的改变，与其生活方式不协调或相矛盾，或者受试者感到药物的口感难以忍受或用药不便，此时遵循试验用药已经成为生活负担，往往因不能坚持而导致依从性下降。比如某些治疗肿瘤的中成药，单次服用量过大，每日服用次数多，需要服用 8～10 片，甚至更多，每日需要服用 3～4 次，这使得本来就食欲不振、有消化道不适症状的肿瘤患者难以坚持用药。

（六）研究者因素

我国研究者既要承担临床医师的职责，又要承担研究者的职责，这就意味着，在完成大量的门诊工作的同时，还需要花费较多的时间进行受试者知情同意、筛选、纳入及病例报告表的详细填写等临床研究工作。这些客观因素使得研究者对受试者常常难以做到充分知情及试验过程中的充分关注和沟通。

某些研究者缺乏正确的科研作风，对试验的态度随意、不够重视及产生厌烦情绪等主观因素也会导致知情同意和监管用药不到位,沟通交流生硬、不讲求方式方法,受试者反馈的问题不能得到及时的帮助,从而影响受试者的依从性。有些研究团队医护人员技术水平低,培训不充分,不能解答受试者提出的各种问题,或者解答问题不清楚,使受试者对试验失去信任,也会动摇受试者的依从性。

(七)其他因素

申办者对受试者应提供相应的交通补助,经济补偿的不到位会影响受试者的依从性。

招募公司在招募过程中,并没有很好地进行预先的临床试验管理方面的宣教,如果再遇到知情同意环节不充分的情况,潜在受试者匆匆决定入组,没有对参加临床试验的意愿进行充分考虑,就很可能中途退出试验。

二、提高受试者依从性的策略

(一)受试者教育

受试者教育实际开始于知情同意阶段,充分告知对受试者进入试验后依从性的保持十分重要。向受试者详尽告知试验的目的、意义、内容、疗程、药物可能的不良反应及试验过程可能给受试者带来的负担,并鼓励其提出问题,尤其是与病情有关的问题,并给予详细解答,有助于受试者理智地权衡之后做出选择。如有可能,对受试者家属也进行上述相关内容的沟通,告知疾病知识及治疗带来的好处,嘱家属关心、体贴受试者并督促其服药。充分告知受试者及家属试验相关事宜并确认其充分理解试验药物和试验过程,知悉药物临床研究始终是将受试者的安全和利益放在第一位,在这样的基础上获得知情同意,更加符合受试者的真实内心意愿,受试者的配合度更高,为试验过程中良好的依从性打下基础。

此外,研究者在试验过程中也应起到监督促进的作用,如提醒受试者按规定时间、剂量服药,以及服药期间的注意事项,并与受试者讨论导致"遗忘"及未按规定用药的原因,避免重犯错误。鼓励受试者报告不良的或未预期的药物反应,告知受试者不要擅自停止用药及改变治疗。

(二)建立良好的医患关系

对受试者态度友好,加强沟通,有问必答。对用药方法、治疗决策耐心解释;对受试者的主诉表示关心,并可在卫生保健方面给予指导;告知疾病预期的情况(如好转需要较长时间、一般的药物不良反应),以建立友好的信赖关系,有利于受试者遵从医嘱,保证依从性。

(三)不良事件的处理

密切观察病情,及时发现并处理不良事件是减少受试者脱落的重要环节。研究者要在试验过程中密切关注不良事件的发生和转归,包括实验室检查异常、随访时和随访间期受试者自主报告的不良医学事件,以及在院用药过程中的异常情况等。获知后及时给予指导或相应处理,尽量争取受试者的理解与合作,始终以保障受试者的安全为首要基础。

三、临床试验进行过程中受试者权益的保护

在药物临床试验的过程中,必须对受试者的个人权益给予充分的保障,并确保试验的科学性和可靠性。受试者的权益、安全和健康必须高于对科学和社会利益的考虑。伦理委员会与知情同意书是保障受试者权益的主要措施。受试者的权益、安全和健康必须高于对科学和社会利益的考虑。

在药物临床试验中,研究者责任重大,除了要科学、可靠地评价试验用药品的安全性和有效性外,同时要保护受试者的安全和权益。在临床试验中的所有行为均应以此作为出发点。研究者以及研究小组的其他成员应受过相应培训,具备能正确实施研究的能力,大多以中青年、具有中高级职称和较好的教育背景的从业人员为主,大部分具有一定的药物临床试验经验,但没有药物临床试验经验的研究者所占比例也不小,这部分研究者在药物临床试验过程中保障受试者医疗安全的意识在培训中需要特别加强。

参考文献

[1] 国家药监局,国家卫生健康委. 药物临床试验质量管理规范. 2020.
[2] Guidelinesforusingmagnitudeofharmincategorizingrisklevel. https://research. medicine. umich. edu/sites/default/files/resource-download/res_irbmed_risk-guide. pdf.
[3] 袁靖,李玉玺,陈云华. 罕见病临床试验患者招募的策略分析与经验分享. 中国临床研究,2016,29(1):118-122.
[4] 林颖,周谦开. 关于加强临床试验招募广告伦理审查的探讨. 中国处方药,2014,12(9):1-3.
[5] 汪秀琴,熊宁宁,刘沈林,等. 临床试验的伦理审查:招募受试者,2004,9(11):1313-1316.
[6] 陈旻,李红英. 实例解析受试者招募中的伦理问题. 中国医学伦理学,2016,29(4).

[7] 王霞.受试者招募业务在目前国内临床试验研发市场的整体情况分析.临床医药文献电子杂志,2019,6(99):7-8.

[8] 严康,沈爱玲.我国药物临床试验受试者保护问题研究.中国药房,2015,26(1):12-14.

[9] 郑君,李义庭.药物临床试验传染病受试者视角下的受试者权益保护研究.中华实验和临床感染病杂志(电子版),2015,5(5):714-717.

[10]李轩,邵蓉.药物临床试验进度延误影响因素分析.现代商贸工业,2013,8:185-186.

[11]广东省药学会药物临床试验专业委员会.药物临床试验受试者招募·广东共识(2016).今日药学,2016,26(5):289-290.

[12]郑君,李义庭.药物临床试验研究者视角下的受试者权益保护情况调查研究——以北京某三甲医院药物临床试验机构的调查研究为例.中国新药杂志,2015,24(5):1754-1759.

[13]汶柯,王瑾,白楠,等.药物临床试验中受试者风险最小化管理探讨.中国新药杂志,2015,24(16):1862-1866.

[14]程毅,布格拉·米吉提,张翌韦,等.医院药物临床试验受试者权益保护及对策.中国医学伦理学,2019,32(01):55-58.

[15]范大超.招募受试者的策略和步骤.中国处方药,2000,2(95):70-71.

[16]魏艳,袁佳音,吴松泽,等.中国临床试验潜在受试者参与意愿及动机的调查报告.第十三次全国临床药理学学术大会论文汇编,2012:506-513.

[17]王晓霞,李育民,陈民民,等.明确研究者职责是做好临床试验重要的一环.中国药物与临床,2011,11(1):116-117.

[18]陈国霞.浅谈新药临床试验中受试者依从性的管理.中国民族医药杂志,2016,3(3):55-56.

[19]饶琴文.药物临床试验中受试者服药依从性的管理.中国美容医学,2012,21(10):693-694.

[20]卢根娣,张鹭鹭,修清玉,等.药物临床试验中受试者脱落的原因分析及处理.解放军护理杂志,2008,25(108):17-19.

(**编写**:朱雪琦;**审校**:刘真,贾敏)

第六章

文件管理

　　文件管理是临床试验运行管理中重要的环节,好的文件管理能将试验全过程真实地记录和保存。文件管理主要包括文件档案的收集、整理、保管、鉴定、统计和提供利用工作。归档的文件材料应完整、准确、系统。

第一节　概　述

一、法规要求

　　GCP(2020年)"第二章　术语及定义""第八章　必备文件管理",《药物临床试验机构管理规定》(2019年)该检查细则未在国家药监局颁布。同时参考ICH-GCP(2016年)、《中华人民共和国档案法》(1988年)、《企业档案管理规定》(国档发[2002]5号文)等档案相关的法规和标准规范。相关条款摘录如下。

(一)GCP(2020年)

　　在GCP(2020年)"第二章　术语及定义"中对于源文件、源数据、必备文件给出了定义,原文如下。

　　第三十一条　源文件,指临床试验中产生的原始记录、文件和数据,如医院病历、医学图像、实验室记录、备忘录、受试者日记或者评估表、发药记录、仪器自动记录的数据、缩微胶片、照相底片、磁介质、X线片、受试者文件,药房、实验室和医技部门保存的临床试验相关的文件和记录,包括核证副本等。源文件包括了源数据,可以以纸质或者电子等形式存在。

　　第三十二条　源数据,指临床试验中的原始记录或者核证副本上记载的所有信息,包括临床发现、观测结果以及用于重建和评价临床试验所需要的其他相关活动记录。

第三十三条 必备文件,指能够单独或者汇集后用于评价临床试验的实施过程和试验数据质量的文件。

在 GCP(2020 年)"第八章 必备文件管理"中,整章系统地对临床试验必备文件、保存条件、保存期限、查阅等提出要求,原文如下。

第七十八条 临床试验必备文件是指评估临床试验实施和数据质量的文件,用于证明研究者、申办者和监查员在临床试验过程中遵守了本规范和相关药物临床试验的法律法规要求。

必备文件是申办者稽查、药品监督管理部门检查临床试验的重要内容,并作为确认临床试验实施的真实性和所收集数据完整性的依据。

第七十九条 申办者、研究者和临床试验机构应当确认均有保存临床试验必备文件的场所和条件。保存文件的设备条件应当具备防止光线直接照射、防水、防火等条件,有利于文件的长期保存。应当制定文件管理的标准操作规程。被保存的文件需要易于识别、查找、调阅和归位。用于保存临床试验资料的介质应当确保源数据或者其核证副本在留存期内保存完整和可读取,并定期测试或者检查恢复读取的能力,免于被故意或者无意地更改或者丢失。

临床试验实施中产生的一些文件,如果未列在临床试验必备文件管理目录中,申办者、研究者及临床试验机构也可以根据必要性和关联性将其列入各自的必备文件档案中保存。

第八十条 用于申请药品注册的临床试验,必备文件应当至少保存至试验药物被批准上市后 5 年;未用于申请药品注册的临床试验,必备文件应当至少保存至临床试验终止后 5 年。

第八十一条 申办者应当确保研究者始终可以查阅和在试验过程中可以录入、更正报告给申办者的病例报告表中的数据,该数据不应该只由申办者控制。

申办者应当确保研究者能保留已递交给申办者的病例报告表数据。用作源文件的复印件应当满足核证副本的要求。

第八十二条 临床试验开始时,研究者及临床试验机构、申办者双方均应当建立必备文件的档案管理。临床试验结束时,监查员应当审核确认研究者及临床试验机构、申办者的必备文件,这些文件应当被妥善地保存在各自的临床试验档案卷宗内。

(二)《药物临床试验机构管理规定》(2019 年)

《药物临床试验机构管理规定》(2019 年)中机构备案的条件要求有独立的

资料室,具有药物临床试验管理制度和标准操作规程。原文如下。

"第二章　条件和备案"中"第五条　药物临床试验机构应当具备的基本条件包括:……(三)具有与药物临床试验相适应的独立的工作场所、独立的临床试验用药房、独立的资料室,以及必要的设备设施;……(十)具有药物临床试验管理制度和标准操作规程;"

(三)对于文件、必需文件、源文件的理解可参考 ICH-GCP(E6)

1. Documentation 文件

描述或记录试验的方法、实施和(或)结果,影响试验的因素,以及采取的措施等的任何形式的记录(包括但不限于书面、电子、磁性和光学的记录,以及扫描、X 线和心电图)。

2. Essential Documents 必需文件

指各自和合在一起允许评价一个研究的执行情况和所得数据的质量的文件。

3. Source Documents 源文件

原始文件、数据和记录(如医院记录、临床和办公室图表、实验室笔记、备忘录、对象日记卡或评价表、药房发药记录、自动仪器的记录数据、在核对后作为准确副本的可靠复印件或抄件、显微胶片、摄影负片、缩微胶卷或磁介质、X线、对象文件,以及保存在药房、实验室和参与临床试验的医学技术部门中的记录)。

二、文件的分类

按照文件形成过程,把药物临床试验的归档文件分为 3 部分:管理制度及操作规程等指导性文件,项目归档资料,机构管理档案文件。

(一)管理制度及操作规程等指导性文件

指用于规范临床试验全过程各项行为的规范性、临床试验数据与药物安全和有效性评价结果的质量的文件。包括药物临床试验相关法规、现行的管理制度和操作规程、管理制度和操作规程历史版本。

(二)项目归档资料

临床试验项目运行过程中形成的档案文件。GCP 和 ICH-GCP 中规定的"必备文件"和研究中产生的其他文件应列入归档范围。

(三)机构管理档案文件

指药物临床试验机构管理过程中形成的档案和资料,如机构资格认定(复核检查)资料或者机构备案相关资料、接受稽查检查记录、任命文件、主要研究者履历、机构管理人员履历、人员培训记录、年度工作总结和计划、质量管理记录(包括计划、检查记录、检查意见和整改情况)、会议记录、工作日志等。

三、文件管理的要求

围绕文件的收集、整理、保管、鉴定、统计和提供利用工作等环节,在人员、空间及硬件、相关制度和操作标准、归档范围和内容等方面均有相应的要求。

(一)人员要求及资质

(1)机构有专人管理(资料管理员)。

(2)有资料管理员职责。

(3)资料管理员的个人履历、利益冲突声明及保密协定。

(4)接受过 GCP 方面培训,并获得培训证书。

(5)熟练掌握资料档案管理制度及 SOP。

(6)熟悉档案管理要求。

(7)另外,专业科室也要有符合上述要求的人员对试验资料进行管理。

(二)空间条件及硬件设施

(1)有专用的资料档案室,档案室面积和资料柜数量与申报的专业数量相匹配。

(2)具备防止光线直接照射、防水、防火等条件,有利于文件的长期保存。需要配备空调机、除湿机(可选)、排风扇(可选)、温湿度测试仪、灭火器、监控器/报警器(可选)等必要的设施设备。

(3)温湿度控制和调节,档案库房(含胶片库、磁带库)的温度应控制在14~24 ℃,有设备的库房 24 小时内的温度变化幅度不超过 2 ℃,相对湿度应控制在 45%~60%,有设备的库房 24 小时内的温度变化幅度不超过 5%(见《档案库房技术管理暂行规定》国档发[1987]19 号文);《档案库房技术管理暂行规定》中对温湿度控制的要求较高,较多机构档案室不满足要求,目前大部分情况下 GCP 档案室应至少满足常温的要求。

(4)有条件的机构,可配备集防火、防水、防磁、防盗于一体的保险柜或文件柜。

（5）有条件的机构，可配备资料档案信息化管理系统。

（6）另外，专业科室也要有专用的符合上述要求的试验资料保管设施。

（三）与档案管理相关的制度及操作标准

（1）制定有药物临床试验资料档案管理制度。

（2）制定有药物临床试验资料档案管理标准操作规程（SOP），包括但不局限于以下方面：档案资料收集、整理、归档、保存和利用，资料档案的保密，资料档案的查阅与复印等。

（四）保存期限

（1）用于申请药品注册的临床试验，必备文件应当至少保存至试验药物被批准上市后5年；未用于申请药品注册的临床试验，必备文件应当至少保存至临床试验终止后5年。

（2）建议销毁前与申办者沟通。

（五）档案管理记录

（1）建有符合 GCP 要求的项目资料归档目录。

（2）归档总目录内容应包括：项目名称、项目编号、项目当前状态、资料存放位置，药物名称、批件号、申办者/CRO、研究专业、主要研究者等。

（3）有资料档案查阅记录，档案查阅记录内容应包括：文件信息、查阅用途、批准人、文件交接双方签字及日期等。

参考文献

[1] 国家药监局，国家卫生健康委. 药物临床试验质量管理规范［EB/OL］.（2020-04-23）
　　［2020-04-26］.http://www.nmpa.gov.cn/WS04/CL2138/376852.html.

第二节　管理制度及操作规程的管理

一、概述

管理制度和标准操作规程（standard operating procedure，SOP）建设不论是在以前的临床试验机构资格认定中，还是在现在的机构备案中，都是必不可少的条件之一。GCP 要求临床试验机构要制定一整套临床试验的管理制度和标准操作规程，以规范临床试验全过程的各项行为，保证临床试验数据与药物安全性和有效性评价结果的质量。如何制定可操作性强的管理制度和 SOP 并正确管理和使用 SOP 文件已成为实施 GCP 的关键。

二、"制度和 SOP"的范畴

（一）广义的"制度和 SOP"

包括管理规章、管理制度、人员职责、SOP、设计规范等。

（二）狭义的"制度和 SOP"

1. 制度　为保证临床试验过程规范、结果科学可靠，对临床试验资源进行分配和调整，制定明确界定临床试验机构的组织架构、功能和目的的规程或行动准则。

2. SOP　为有效地实施和完成某一临床试验中每项工作所拟定的标准和详细的书面规程。

三、制定"制度和 SOP"的原则

临床试验制度和 SOP 作为指导和规范临床试验操作的指令性文件，具有特征性。临床试验机构应结合其特点来制定一套详细、严谨、执行力强、依从性好的制度和 SOP，从程序上确保临床试验质量。

1. 依据充分　遵循医学伦理原则、药物临床试验质量管理规范、现行法律法规和相关检查细则，参照专业参考书及仪器说明书等，同时结合实际情况制定。

2. 不断完善　根据新法规的要求和实际工作中的需求进行增补、修订、废止。

3. 简明准确　力求简明准确，使执行者能够理解、遵循，文体简练，采用描述性的语言编写，即"写我所做，做我所写"。

4. 操作性强　体现当前条件下可以实现的最优化的操作准则和程序，重视制度和 SOP 附件的制定，使其成为临床试验实际工作的指南。

5. 避免差错　规范 SOP 所涉及的关键词、专业术语、计量单位和符号、有效数字等，按照国家有关标准或国际通用原则书写，避免不规范差错。

6. 格式统一　所有制度和 SOP 按统一格式制定，包括版面设计、字体大小、编序规则和装订方式等。

四、机构管理制度和标准操作规程的分类及要素

（一）管理制度的分类及要素

机构的管理制度可分为人员岗位职责类和管理制度类。

1. 人员岗位职责类　人员岗位职责类的 SOP 应对临床试验机构各方人员的资质、工作内容及应当承担的责任范围做出明确的限定。

（1）临床试验机构管理人员。包括机构负责人、机构办公室主任、机构办公室秘书、机构办公室质量控制员、机构办公室档案管理员、药物管理员、经费管理员、SAE 专员、信息管理员等人员。

要素：

1）资质。包括学历、专业技术职称、培训情况、参与临床试验项目情况、科研课题及科研成果、对计算机操作和外语的掌握情况等方面的要求。不同的人员，对其资质的要求也不尽相同。

2）岗位职责。临床试验机构的管理工作，根据职责分工不同，每个角色各司其职。

具体人员资质及岗位职责参见"第二章　人员管理"的"第一节 机构管理人员的管理和培训"。

（2）研究人员。包括专业负责人、主要研究者（PI）、协调研究者（CI）、研究

医师、研究护士、临床研究协调员(CRC)等人员的资质及岗位职责。

要素：

1)资质。包括专业资质及试验两方面内容。具体内容包括：学历、专业技术职称、医疗执业注册情况、GCP 相关法规、临床试验技术的培训情况、参与临床试验项目情况、科研课题及科研成果、对试验项目相关信息的掌握情况等方面的要求。不同的人员，对其资质的要求也不尽相同。

2)岗位职责。临床试验研究人员的岗位职责包括：对受试者进行医疗照顾；提供受试者资源；与伦理委员会沟通；确保方案依从性；对受试者实施知情同意；提供妥善的医疗条件；数据管理；接受监查、稽查、检查；合理使用试验经费；提供试验报告；管理试验用药品；实施随机程序；掌握试验进程；培训团队人员和监管团队人员等职责。各类研究人员根据职责分工不同各司其职。

具体人员资质及岗位职责参见"第二章　人员管理"的"第二节　研究者的管理和培训"。

2. 管理制度类　管理制度是指导临床试验规范实施的总则。健全的临床试验管理制度文件需要涵盖临床试验实施的各个环节的内容，对临床试验运行管理、质量管理、药物管理、仪器设备管理、资料档案管理、人员管理、处方管理、合同管理、经费管理、培训管理、不良事件和严重不良事件管理、保密规定等方面做出明确规定(表 6-1)。

表 6-1　常用管理制度及要素

管理制度	要素
药物临床试验运行管理制度	• 管理体系 • 对于立项准备、立项审核、伦理审查、合同签订、项目实施、质量管理、项目结束等环节的规定
临床试验用药品管理制度	• 对于试验用药品验收入库、保存、出库、发放、使用、回收等环节的规定
临床试验研究者管理制度	• 管理职责分工 • 对人员资质、培训与考核、利益冲突与保密、方案执行、试验操作、临床观察费的使用等方面的规定 • 奖惩规定
临床试验人员培训制度	• 对于培训计划制订的要求 • 实施培训的要求 • 培训档案资料的管理 • 培训的考核管理

（续表）

管理制度	要素
临床试验合同管理制度	• 签订试验合同人员资格的规定 • 合同签署原则 • 合同主要内容 • 合同签署程序的规定
临床试验经费管理制度	• 经费收取、支出、审批的要求
药物临床试验处方管理制度	• 获取试验用药品处方权的条件 • 开具处方的要求 • 保管处方的要求
药物临床试验不良事件和严重不良事件管理制度	• 对于不良事件和严重不良事件的处理，与药物关系的评估、报告的规定
临床试验资料档案管理制度	• 资料档案范围 • 资料档案存档、存放、借阅、保存期限与销毁的管理要求
临床试验仪器设备管理制度	• 操作人员的要求 • 仪器设备的使用、保存、保养与维修、损坏和丢失的赔偿的要求
临床试验质量管理制度	• 质量管理的基本原则 • 制定管理制度和 SOP 的要求 • 专业及人员资质、仪器设备、药物管理的要求 • 机构质量控制管理体系的建立 • 质量的评定和处理措施的规定
临床试验保密制度	• 保密信息内容的规定 • 保密职责的规定

（二）SOP 分类

1. 设计规范类　即各类制度、SOP 的格式、内容和编码规范，保证所有制度或 SOP 的格式统一和规范，以便文件的识别、查找和管理。例如，SOP 设计与编码规范，项目编号设计规范，临床试验方案、研究者手册、研究病历、病例报告表、知情同意书、招募广告、总结报告的设计规范等。表 6-2 主要从撰写原则、格式及主要内容编写。

表 6-2　常见的设计规范类 SOP 及要素

设计规范	要素
方案设计规范	• 撰写原则 • 主要内容：一般信息（封面页）；需要提供试验方案纲要信息；方案摘要、目录、缩写语表、试验背景、试验目的、观察指标、试验总体设计、受试者的入选与排除、治疗方案、试验步骤和流程图、不良事件的观察、有效性与安全性评价、数据管理、期中分析、揭盲规定、统计分析规定、质量控制与质量保证措施、实验室质控、与试验相关的伦理学要求、资料保存的规定、病例分配、进度和完成日期等
研究者手册设计规范	• 撰写原则 • 主要内容：一般信息（封面页）；概述、化学性质和物理性质、稳定性、临床前研究、已有的临床资料等
知情同意书设计规范	• 撰写原则 • 主要内容：试验目的；药物名称、类别、来源；药物组成、功能主治及所治病证；试验持续的时间；试验药物临床前药理、毒理试验研究结果及预试验情况；可能出现的不良反应及有效的处理措施；试验步骤；分组原则、收益、风险；自愿原则；受试者的权利；受试者的隐私保护；不良事件的处理；知情同意签署页；版本号及版本日期等
病例报告表设计规范	• 撰写原则 • 主要内容：封面；填表说明；纳入/排除标准核定页；受试者一般信息；诊断；观察指标；合并疾病及用药记录；起效时间记录；不良事件记录；研究者签名及日期；病例审核页；试验流程图等
总结报告设计规范	• 撰写原则 • 主要内容：报告封面；签名页；目录；伦理批准情况；报告正文（前言、试验目的、试验方法、试验结果、疗效评价、安全性分析、讨论、结论）

2. 标准操作规程（SOP）类　在医疗机构中，整个临床试验操作的主体大致分为机构管理部门、临床试验专业科室、药物管理部门和辅助检验检查科室，各部门根据具体工作制定不同类别的标准操作规程。

（1）机构管理部门的标准操作规程。机构管理部门从临床试验运行流程及机构管理的角度制定相应的标准操作规程（表 6-3），包括但不限于以下几类。

表 6-3 常见的机构管理部门 SOP 及要素

机构管理部门 SOP	要素
机构管理类标准操作规程	• 制定临床试验标准操作规程 • 临床试验经费管理标准操作规程 • 机构印章管理标准操作规程
人员管理类标准操作规程	• 临床监查员（CRA）管理标准操作规程 • 临床研究协调员（CRC）管理标准操作规程 • 人员培训标准操作规程 • 人员变更标准操作规程
临床操作类标准操作规程	• 受试者招募标准操作规程 • 受试者知情同意标准操作规程 • 数据记录标准操作规程 • 检验检查标准操作规程 • 原始资料记录标准操作规程 • 编盲、揭盲、紧急破盲标准操作规程
试验进度类标准操作规程	• 项目立项审核标准操作规程 • 合同签订标准操作规程 • 项目启动标准操作规程 • 项目暂停或终止标准操作规程 • 病例调整标准操作规程
安全类标准操作规程	• 防范和处理医疗中受试者损害及突发事件标准操作规程 • 不良事件及严重不良事件处理的标准操作规程 • 严重不良事件报告标准操作规程 • 医疗废物、垃圾处理标准操作规程
质量保证类标准操作规程	• 项目质量控制标准操作规程 • 药库、药房质量控制标准操作规程 • 接受检查、稽查标准操作规程 • 实验室检测及质量控制标准操作规程
文件管理类标准操作规程	• 制度及 SOP 文件管理标准操作规程 • 项目文件资料归档与保存标准操作规程 • 机构办公室工作文件保存与归档标准操作规程 • 资料档案保密标准操作规程 • 资料档案查阅与复印标准操作规程

（2）临床试验专业科室的标准操作规程。由于临床专业科室从事的专业领域不同，因此各专业制定的标准操作规程也各具特色。归纳起来有以下内容。

1）质量保证类标准操作规程。专业角度的质量控制是保证临床试验质量的第一屏障。因此，各临床专业须建立专业科室内部临床试验质量控制标准操作规程，以指导研究者检查其开展的临床试验项目，并及时整改，将质量风险控制到最低。

2）药物管理类标准操作规程。为规范试验用药品的管理和使用，临床试验专业科室需从试验用药品的接收、保存、发放、回收等环节制定标准操作规程，以保证合格和合规地使用药物。

3）临床操作类标准操作规程。临床专业科室可根据本专业发生的临床操作工作制定标准操作规程以指导各项临床操作，如血液透析标准操作规程、肝脏触诊标准操作规程等。

4）安全类标准操作规程。即临床诊疗过程中发生突发事件、危急重症等的应急预案和处理规程，如上消化道出血急救标准操作规程、急性心肌梗死急救标准操作规程。

5）仪器管理类标准操作规程。即临床试验中常用的仪器设备的管理和使用的标准操作规程，如心电监护仪使用标准操作规程、呼吸机使用标准操作规程等。

6）试验设计类标准操作规程。即制订不同疾病、不同适应证的药物临床试验方案范本，如功能性消化不良药物临床试验方案设计标准操作规程、发性支气管肺癌药物临床试验方案设计标准操作规程等。

（3）药物管理部门的标准操作规程。

1）药物的使用和保存的标准操作规程。药物接收、保管、发放、回收、销毁、拆零的标准操作规程；不合格药物处理、药物抽样的标准操作规程；临床试验用药品温湿度记录标准操作规程等。

2）突发事件处理的标准操作规程。

3）仪器设备使用的标准操作规程。

4）文件资料保存、归档的标准操作规程。

（4）辅助检验检查科室的标准操作规程。

检验检查科室作为临床试验的辅助科室，多从仪器设备使用、检验检查的操作、检验检查的质量控制等方面制定标准操作规程。

五、制度、SOP 的设计与编码

(一)格式

应对制度、SOP 的文字格式进行统一。

(1)页面设置。统一设置页边距、页眉和页脚等。

(2)题目。题目字体统一,居中。

(3)正文。应规定正文的字体样式、字体大小、对齐方式、段落首行缩进和行距;各级标题编序方式及格式统一。

(二)内容

所有制度、SOP 应包括以下内容。

1. 首页信息

(1)题目。是具体文件内容的中心概况。

(2)文件编号。应包括所属部门代码、文件分类、序号。文件编号应注意以下几点。

1)应将文件分层、归类,按不同层次、类别编码。编码应尽可能反映文件的特性。

2)文件与编码一一对应,某一文件只能用唯一、专有的编码。如果文件停止使用,此文件编码应随之作废。

3)编码要与文件内容相关,如制度用"RR(Rule and Regulation)"。

4)文件编码一经确定,不得随意变动。若需要变动时,必须经过讨论和审批,并随之变更所有相关类别文件的编码,以保证系统的稳定性,防止文件管理混乱。

5)制定的编码应便于识别文件。

6)根据编码的变换可以获知文件的更新演变过程。

2. 制度/SOP 的编写目的。

3. 制度/SOP 的适用范围　陈述此文件的适用范围。

4. 制度/SOP 的内容　应分层次、详细地描述文件内容。所涉及的专业术语定义、简略语等应注释。

5. 参考依据　列出制定该制度/SOP 相关的主要法规、标准、指南或其他相关制度/SOP。

6. 附件　列出该制度/SOP 所用到的各类表格或专门的注释、清单、图标等附件名称及编号。

7. 修订记录表　描述包括编码、页码、修订内容、修订原因依据等,体现文件更新的过程。

六、制度、SOP 的编写和修订

临床试验机构各部门需要共同遵守管理制度、SOP,一般由机构办公室负责组织制定制度和 SOP;临床试验专业的临床试验管理制度、标准操作规程一般由各临床专业及临床试验相关科室依据机构 SOP 制(修)定。所有的管理制度及 SOP 须经审核、批准后方能生效、执行。

在临床试验的实际工作中,可以实时或定期提出管理制度和 SOP 的修订申请,根据最新的法规和标准对管理制度和 SOP 进行修订和更新,以保证所有管理制度和 SOP 与新法规和标准一致。

七、制度及 SOP 的废除程序

如管理制度和 SOP 文件不再适用,修订人须申请废除现行文件,获得批准后废除生效。因文件版本升级导致的旧版本文件不再适用的情况,新版本生效后,旧版本自动失效。

参考文献

[1] 洪明晃.中山大学肿瘤防治中心临床研究常用制度/SOP 汇编 [M].广州:中山大学出版社,2015:3-10.

[2] 唐旭东.中药新药临床试验设计与实施 [M].北京:人民卫生出版社,2013:209-397.

[3] 赵迎盼,陆芳,訾明杰,等.《药物临床试验质量管理规范》(修订稿)解读 [J].中国新药杂志,2015,24(15):1747-1785.

[4] 曹彩,熊宁宁.药物临床试验机构的管理[J].中国临床药理学杂志,2011,27(12):992-996.

[5] 熊宁宁,王方敏,刘海涛,等.药物临床试验机构的管理原则与要素 [J].中国临床药理学与治疗学,2016,21(3):347-353.

[6] 张银卿,杨仙芳.浅谈临床与非临床试验的标准操作规程 [J].中医药管理杂志,2007,15(8):582-583.

[7] 李睿,唐旭东,陆芳,等.药物临床试验机构制定标准操作规程的一些要点 [J].中国临床药理学杂志,2013,29(8):633-634.

第三节　项目档案资料的管理

一、概述

药物临床试验项目档案资料是药物临床试验数据信息的载体,是药品监督管理部门数据核查、日常监督检查和新药审批的依据,同时也为受试者权益保障提供有力证明。项目档案资料归档的过程是临床试验全部经过的体现。因此,对试验资料认真、规范地收集、整理、归档,是保证临床试验数据真实、过程规范、结果科学可靠的重要条件。

目前我国临床试验项目档案资料的管理从管理主体上划分主要有 3 种模式:医院(药物临床试验机构办公室)管理;专业科室管理;医院管理和专业科室管理相结合的管理。项目档案资料包括但不限于书面、电子、磁性和光学的记录,以及扫描、X 线片和心电图的任何形式的记录。记录内容涵盖临床试验的各个环节,如访视记录、诊疗记录、办公图表、实验室笔记、备忘录、对象日记卡或评价表、药房发药记录、在核对后作为准确副本的可靠复印件或抄件、显微胶片、摄影负片、缩微胶卷或磁介质、X 线,以及保存在药房、实验室和参与临床试验的医学技术部门的记录等。

二、项目档案资料管理的硬件条件

(一)人员

项目档案资料的管理不管采取何种模式,都应指定专门的档案管理员负责。档案管理员应具有档案文件管理基本知识,并且经过临床试验技术和 GCP 培训,做好药物临床试验档案管理工作。

(1)严格执行《药物临床试验文件资料归档与保存制度》,确保档案管理安全。

（2）做好档案的保密工作。

（3）对各专业档案管理员的工作进行监督和指导。

（4）负责药物临床试验机构临床试验项目材料的收集、鉴定、整理、归档、保管和交接工作。

（5）负责药物临床试验机构工作文件的收集、整理、归档和保管工作。

（6）按档案借阅规定出借档案，做到手续规范完备，做好档案借阅登记。

（7）做好档案统计工作，及时记录档案的收集、销毁、使用情况。

（8）做好档案鉴定工作，应销毁的文件材料及时清理，按规定销毁。

（二）场地和设施

建立专门的档案室或文件柜，文件柜加锁。保持适宜的温度和湿度，并有温度、湿度监测和超温、超室处理记录；具备防止光线直接照射、防水、防火等条件和安全措施；制订档案资料归档目录，详细记录归档项目名称、归档内容、归档日期、归档位置及归档人。随着电子系统的开发，目前已经有越来越多的机构创建了电子档案管理系统，将所有临床试验文件资料以电子版形式保存在系统中。但手工记录的原始文件还应该妥善保存。

（三）项目文件范畴

1. 根据记录类型分类　试验项目归档资料大致包括书面文件，电子、光学或磁性记录，扫描、X线片等记录，不同类型的档案资料对归档保存的要求不同，应将各类归档资料完整、有序地分类保存。

书面文件是指原始的文件、数据和记录，包括研究病历、纸质病例报告表、住院病历、门诊病历、研究者文件夹、化验检查申请单和报告、处方、试验过程中各个环节的记录表格、原始图谱等。其中，住院病历按医院病案管理制度保存在医学资料室；门诊病历一般由受试者自行保存或存放在医院医学资料室；其余书面记录均应保存在临床试验专用档案室，存放于加锁文件柜中，文件柜设置唯一编号以便查阅档案文件。

电子、光学或磁记录，如电子病例报告表、照片、影像等资料，应刻录成光盘，并将电子数据打印装订成册，存入加锁文件柜中。

扫描、X线片等记录应按试验项目整理，存入加锁文件柜。注意同时应保存原报告纸质文件和电子文件。

2. 根据来源分类　临床试验档案资料根据其来源可分为依据性资料和记录性资料。

依据性资料指项目实施的准则和参照性资料。例如，国家食品药品监督管理总局(CFDA)的临床试验批件、伦理委员会的批件、方案、知情同意书、研究者手册、标准操作规程(SOP)、盲底、应急信件等。依据性资料主要由机构办公室的项目管理员和临床专业的研究者负责收集和整理,并及时对更新版本进行整理和保存。

记录性资料指试验前、中、后各阶段产生的各种形式的记录。例如,会议记录、人员授权分工、知情同意书、研究病历、日志卡、病例报告表、检验检查申请单及报告、影像资料、药物管理记录、处方等。记录性资料由专业科室的研究者负责记录、填写、整理、收集。

3. 按试验阶段分类　临床试验准备阶段、临床试验进行阶段和临床试验完成阶段中产生的所有资料文件都要完整、有序地收集、整理和归档。只有将众多资料分门别类地有序存放,才能避免混淆,便于检索和查阅。根据相关法规的要求,结合实际工作,笔者列举临床试验准备阶段、临床试验进行阶段和临床试验完成阶段归档资料明细以供参考。

(1)临床试验准备阶段应归档的资料档案。临床试验专业在项目启动前授权专人作为档案管理员,项目档案管理员创建项目档案夹,负责收集、整理依据性文件,如:药品监督管理部门对临床试验开展的许可或备案文件、伦理委员会的批件、试验协议、临床试验方案、知情同意书式样、研究者手册式样、病例报告表式样、药品运送记录、药检报告、发药表式样、标准操作规程(SOP)、盲底、申办者资质、CRO 公司资质、委托关系证明、研究者资质、监查员资质、CRC 资质、实验室正常值范围、室间质评证书、会议记录、与伦理办公室沟通的文件等,并及时对更新版本的文件资料进行整理和保存。临床试验准备阶段应归档的必备文件包括但不限于以下内容(表 6-4)。

表 6-4　临床试验准备阶段应归档的必备文件

	必备文件	审核要点
1	研究者手册	• 与伦理批件上的版本号一致
2	已签字的临床试验方案(含修订版)	• 与伦理批件上的版本号一致 • 项目负责人签字
3	病例报告表样本	• 与伦理批件上的版本号一致
4	提供给受试者的信息(样本) —知情同意书(包括所有适用的译文) —其他提供给受试者的任何书面资料 —受试者的招募广告(若使用)	• 与伦理批件上的版本号一致

（续表）

	必备文件	审核要点
5	临床试验的财务合同	• 已签字、盖章
6	受试者保险的相关文件	• 若有，可归档
7	参与临床试验各方之间签署的研究合同（或包括经费合同），包括： ——研究者和临床试验机构与申办者签署的合同 ——研究者和临床试验机构与合同研究组织签署的合同 ——申办者与合同研究组织签署的合同	• 研究者和临床试验机构、申办者、合同研究组织等涉及合同的责任各方已签字、盖章
8	伦理委员会对以下各项内容的书面审查、同意文件，具签名、注明日期 ——试验方案及其修订版 ——知情同意书 ——其他提供给受试者的任何书面资料 ——受试者的招募广告（若使用） ——对受试者的补偿（若有） ——伦理委员会其他审查，同意的文件（如病例报告表样本）	• 与伦理委员会备案版本一致
9	伦理委员会的人员组成	• 与伦理委员会备案版本一致
10	药品监督管理部门对临床试验方案的许可、备案	• 超过许可或备案文件有效期者，应提供在有效期内开展临床试验的证明文件
11	研究者签名的履历和其他的资格文件 经授权参与临床试验的医生、护士、药师等研究人员签名的履历和其他资质证明	• 项目培训签到及记录 • 研究人员授权分工表 • 研究者履历（含受教育经历、执业资格、GCP 培训经历、参与临床研究的经历等）
12	在试验方案中涉及的医学、实验室、专业技术操作和相关检测的参考值和参考值范围	• 试验启动至末例出组期间有效的正常值范围 • 经检验检查科室负责人签字和机构盖章确认
13	医学、实验室、专业技术操作和相关检测的资质证明 （资质认可证书、资质认证证书，或者已建立质量控制体系、外部质量评价体系、其他验证体系）	• 试验启动至末例出组时间期间有效的资质证明

（续表）

	必备文件	审核要点
14	试验用药品及其他试验相关材料的说明	• 若未在试验方案或研究者手册中说明，可提供
15	试验用药品及其他试验相关材料的运送记录	• 包含试验用药品基本信息及其他试验相关材料的运送日期、批编号和运送方式、运送状况、运送人员和交接人员
16	试验用药品的检验报告	• 检验报告中药物批号应与实际药物一致
17	盲法试验的揭盲程序	• 注明紧急状况时，识别已设盲的试验药物信息，并且不会破坏其他受试者的盲态的操作规程
18	盲底	• 如为牵头单位，需保存
19	试验启动监查报告	• 应有监查员签字确认

　　上表中所列举的内容为临床试验准备阶段需要保存的基本资料。在实际工作中，临床试验项目准备阶段需要保存的资料文件还有很多。因此，在上述资料清单的基础上，可根据工作需要，酌情增加以下资料文件（表 6-5）。

表 6-5　临床试验准备阶段应归档的其他资料及审核要点

其他资料	审核要点
药物临床试验项目承接意向书	包括项目基本信息和承接意见
申办者应提供企业法人营业执照、组织机构代码、税务登记证、药品生产许可证、GMP 证书	均为有效期限的证件 企业法人名称应与国家食品药品监督管理总局批件申请人名称一致；不一致者应提供关系证明文件 营业执照中的经营范围、药品生产许可证中的生产范围应包含本项目药物的剂型 无试验药物剂型的 GMP 证书者，应提供合规的生产和质量管理规范的证明文件
CRO 应提供企业法人营业执照、组织机构代码、税务登记证	均为有效期限的证件
申办者委托监查员的授权委托书及附件（如监查员 ID 复印件、GCP 培训证书复印件、工作证复印件）	应包括委托项目名称、委托期限、工作内容、申办者盖章、委托人和受委托人签字等

（续表）

其他资料	审核要点
申办者委托 CRO 公司的授权委托书	应包括委托项目名称、委托期限、工作内容、申办者盖章、受委托单位盖章等
CRO 公司委托监查员的授权委托书及附件（如监查员 ID 复印件、GCP 培训证书复印件、工作证复印件）	应包括委托项目名称、委托期限、工作内容、CRO 公司盖章、委托人和受委托人签字等
申办者委托主要研究者（PI）的委托书	应包括委托项目名称、委托期限、工作内容、申办者盖章、委托人和受委托人签字等
方案讨论会通知及资料	会议议程及会议资料
CRA 监查计划表	含项目信息、个人基本信息、计划内容、联系方式、计划制订人签字
CRC 工作计划表	含项目信息、个人基本信息、计划内容、联系方式、计划制订人签字
药物临床试验项目质控计划	含项目信息、计划内容、计划制订人签字
在 CFDA 注册的证明文件	适用于 Ⅱ、Ⅲ 期项目

（2）临床试验进行阶段应归档的资料档案。临床试验进行阶段指自临床试验启动至完成全部受试者访视的时间。此阶段是临床试验项目的主体阶段，会产生大量的关键性的原始文件记录，须收集的资料档案主要包括 3 类：第一类为试验中实时更新的依据性文件，如伦理批件、方案、研究者手册、知情同意书、研究病历、病例报告表（CRF）、招募广告、药品检验报告等；第二类为试验过程中产生的原始记录，如门诊病历、住院病程、知情同意书、研究病历，化验检查申请单和报告、化验检查登记，药物接收、入库、出库、发放、保存、回收的记录，处方，监查的记录，CRC 的工作记录等；第三类为试验进行过程中相关物资的接收和送交的登记。进行阶段应归档的必备文件包括但不限于以下内容（表 6-6）。

表 6-6　临床试验进行阶段应归档的必备文件

	必备文件	审核要点
1	更新的研究者手册	• 与伦理批件上的版本号一致
2	对下列内容的任何更改： —试验方案及其修订版，病例报告表 —知情同意书 —其他提供给受试者的任何书面资料 —受试者招募广告（若使用）	• 与伦理批件上的版本号一致

（续表）

	必备文件	审核要点
3	伦理委员会对以下各项内容的书面审查、同意文件,具签名、注明日期 —试验方案修改 —下列文件修订本 —知情同意书 —其他提供给受试者的任何书面资料 —受试者招募广告（若使用） —伦理委员会任何其他审查、同意的文件 —对临床试验的跟踪审查（必要时）	• 与伦理委员会备案版本一致
4	药品监督管理部门对试验方案修改及其他文件的许可、备案	• 必要时可归档
5	研究者更新的履历和其他的资格文件 经授权参与临床试验的医生、护士、药师等研究人员更新的履历和其他资质证明	• 项目培训签到及记录 • 研究人员授权分工表 • 研究者履历（含受教育经历、执业资格、GCP 培训经历、参与临床研究的经历等）
6	更新的医学、实验室、专业技术操作和相关检测的参考值和参考值范围	• 试验启动至末例出组期间有效的正常值范围 • 经检验检查科室负责人签字和机构盖章确认
7	更新的医学、实验室、专业技术操作和相关检测的资质证明 （资质认可证书、资质认证证书,或者已建立质量控制体系、外部质量评价体系、其他验证体系）	• 试验启动至末例出组时间期间有效的资质证明
8	试验用药品及其他试验相关材料的运送记录	• 包含试验用药品基本信息及其他试验相关材料的运送日期、批编号和运送方式、运送状况、运送人员和交接人员
9	新批号试验用药品的检验报告	• 检验报告中药物批号应与实际药物一致
10	监查访视报告	• 监查频次和内容与检查计划一致 • 经监查员签字确认
11	现场访视之外的相关通讯、联络记录 —往来信件 —会议记录 —电话记录	• 包含通讯、联络的时间、地点、方式、人员、内容

（续表）

	必备文件	审核要点
12	签署的知情同意书	• 与伦理批件上的版本号一致 • 保存原件
13	原始医疗文件	• 与伦理批件上的版本号一致 • 内容完整 • 保存原件
14	病例报告表	• 与伦理批件上的版本号一致 • 内容完整，已签署研究者姓名、记录日期
15	病例报告表修改记录	• 保留修改痕迹，已签署研究者姓名、修改日期
16	研究者向申办者报告的严重不良事件	• 应有首次报告、随访报告和总结报告
17	申办者或者研究者向药品监督管理部门、伦理委员会提交的可疑且非预期严重不良反应及其他安全性资料	• 必要时可归档
18	申办者向研究者通报的安全性资料	• 保存原件
19	向伦理委员会和药品监督管理部门提交的阶段性报告	• 包括研究者向伦理委员会提交的进展报告、申办者向药品监督管理部门提交的进展报告 • 应有相应的伦理意见
20	受试者筛选表	• 保存原件
21	受试者鉴认代码表	• 保存原件
22	受试者入选表	• 保存原件
23	试验用药品在临床试验机构的登记表	• 保存原件
24	研究者职责分工及签名页	• 保存原件
25	体液/组织样本的留存记录（若有）	• 包含留存样本的存放位置和标识

上表中所列举的内容为临床试验进行阶段保存的基本资料。临床试验进行阶段时间跨度大、原始资料复杂多样。因此，在归档目录的基础上建议增加以下内容（表6-7）。

（3）临床试验完成阶段应归档的资料档案。临床试验完成阶段为试验项目末例出组至总结报告盖章时期。此阶段不但需要对各相关科室的过程性文件资料进行整理、收集，还包括了对项目总结性文件的撰写、审核和归档。在临床试验完成后应归档的必备文件包括但不限于以下内容（表6-8）。

表 6-7 临床试验进行阶段应归档的其他资料及审核要点

其他资料	审核要点
物品交接登记表	包括物资交接双方人员的签字和日期
监查员更新文件	包括监查员授权书、GCP 培训证明、监查员工作证明
稽查的文件	包括稽查函、稽查人员资质证明、稽查报告

表 6-8 临床试验完成阶段应归档的必备文件

	必备文件	审核要点
1	试验用药品在临床试验机构的登记表	• 保存原件
2	试验用药品销毁证明	• 适用于在临床试验机构销毁的情况 • 保存原件
3	受试者鉴认代码表	• 保存原件
4	稽查证明	• 如需要,可归档
5	试验结束监查报告	• 应有监查员签字确认
6	研究者向伦理委员会提交的试验完成文件	• 包含试验完成情况报告 • 应有相应的伦理意见
7	临床试验总结报告	• 已盖章 • 保存原件

除此之外,临床试验完成阶段,研究者对项目过程性文件,如专业内部质控表、补偿费发放表等进行整理、存入项目文件夹;药物管理员应将药物接收、保存、发放、清查、回收等资料和临床试验专用处方上交项目档案管理员;其他过程性文件如监查报告和会议文件等资料也需归档(表 6-9)。

表 6-9 临床试验完成阶段应归档的其他资料及审核要点

其他资料	审核要点
项目结束申请	原件 主要研究者(PI)申请项目结束;药物管理员确认药物已全部回收并销毁;项目管理员确认该项目质量问题已全部解决、档案资料齐全;伦理委员会已审批总结报告、机构办公室最终确认结束项目

（续表）

其他资料	审核要点
试验用药品接收、保存、清查记录	药物接收的资料应包括药物的包装、规格、批号、生产日期、有效期、数量、运输过程中的温湿度记录等；应有日期和交接人的签字 药物保存的资料应包括药物的保存地点、保存环境的记录；每次记录均应有日期和药物管理员的签字 药物清查的资料应包括对药物的质量、数量、在库地点和环境、有效期限的清查记录；应有清查日期和药物管理员签字
专业内部质控表	原件 应有研究者、专业质控员、PI 签字
机构质控表	原件 应有机构质控员、研究者、PI 签字 应有问题的整改记录
数据疑问表	应与答疑记录一致
多中心临床试验小结表	原件 小结表中项目基本信息、完成情况、研究人员、数据来源、监查情况、不良事件情况等应与实际完成情况一致 有 PI 签字和机构盖章
统计报告	有统计单位盖章
总监查报告(PI 签字)	原件 有 PI 签字
总结会通知	包括总结会通知、议程等
处方	包括开药处方和退药处方 特殊项目还可包括称重条、领药/退药申请等

临床试验工作结束后，档案管理员按临床试验档案目录要求，对纸质和电子档案资料进行分类、编目、登记，做必要的加工整理；备份电子文本，必要时打印纸质备份。对所有形式的档案资料做完成标识。完成如上工作，资料档案夹交临床试验机构办公室档案管理员，归入临床试验专用资料档案室。

临床试验资料档案必须保存在临床试验档案室，专用档案柜须加锁，以保证资料档案的安全。用于申请药品注册的临床试验，必备文件应当至少保存至试验药物被批准上市后 5 年；未用于申请药品注册的临床试验，必备文件应当至少保存至试验终止后 5 年。

(四)项目文件的借阅和复印

由于数据答疑、稽查、检查等实际工作的需要,已归档的项目文件档案可能被不定时地借阅或者复印。

1. 查阅/复印人员的资格与要求

(1)申办者及其授权代表查阅和(或)复印其申办的项目。需要提供申办者的授权书和代表的资质证明文件。

(2)研究者和(或)CRC查阅其参与的项目。

(3)政府主管部门委派的视察员、稽查员查阅和(或)复印其检查范围内的项目。需要主管部门出具视察或稽查的授权书。

(4)机构办公室人员可以查阅所有的临床试验资料档案。机构办公室档案管理员负责复印机构办公室日常管理工作所需要的资料档案,并于该项工作结束后收回。

2. 档案借阅和(或)复印的流程基本包括以下几个环节。

(1)档案管理员负责审核与批准查阅和复印者资格,调取所需的项目档案。

(2)借阅人在指定地点进行查阅和(或)复印。

(3)项目档案归还后,档案管理员负责清点档案的类别和数量,收回档案归入档案室。

需要注意的是,档案借阅和(或)复印的申请、审核资质、批准查阅、归还、清点、再次归档均需有借阅人和档案管理员详细的登记。

参考文献

[1] 国家药监局,国家卫生健康委. 药物临床试验质量管理规范［EB/OL］.（2020-04-23）［2020-04-26］. http://www. nmpa. gov. cn/WS04/CL2138/376852. html.

[2] 李见明. 药物临床试验的档案资料管理规范化探讨［J］. 中国临床药理学杂志,2008,24（6）:561-563.

[3] 王玲,王燕. 对药物临床试验档案资料规范化管理的探讨［J］. 中国社会医学杂志,2014,31(2):84-85.

[4] 葛莹莹. 临床试验归档资料标准化管理模式探讨［J］. 内江科技,2016,37(03):15.

[5] 胡兵. 浅议药物临床试验档案的收集整理工作［J］. 四川档案,2016,(1):32-33.

第四节　机构办公室工作文件的管理

临床试验机构办公室(以下简称"机构办公室")是临床试验机构的重要组成部分。机构办公室受临床试验机构负责人的直接领导,是临床试验机构下设的重要职能部门,承担着专业负责人的任命、人员培训、试验资料档案管理、试验用药品管理、质量控制、与临床专业科室及其他相关科室进行沟通等职能,发挥着组织、指导、协调、实施和监督的作用,是承担机构具体事务、统管机构各专业科室的职能部门。总体来说,机构办公室和研究者一起作为临床试验中的研究方,承担着对医疗机构有关临床试验的医疗与研究条件的系统管理职责和对所承担项目的管理职责。机构办公室在临床试验中扮演重要的角色,其中很多重要的工作都是文件的制定、使用、传达、流通和管理。因此,文件管理是机构办公室工作的重要组成部分。

一、机构办公室工作文件管理责任人

机构办公室文件档案归档和保存由机构办公室档案管理员负责。

二、文件分类

(一)管理类文件

1. 法律法规
2. 制度、SOP、指南
(1)机构的工作制度、人员职责、标准操作规程、临床试验工作指南。
(2)临床专业、医技科室、药库和药房的工作制度、人员职责、标准操作规程。
(3)机构 SOP 历史文件。
3. 机构资质文档
(1)机构资质证明文件、实验室室间质评证明。

（2）机构管理人员文件。任命文件、授权文件、机构管理人员档案（个人履历、资质证明文件、GCP 培训证书、保密承诺、利益冲突声明等）。

4. 机构办公室工作记录性文件

（1）通讯录：机构管理人员、专业负责人、主要研究者（PI）。

（2）专业负责人档案。个人履历、资格证书、GCP 培训证书。

（3）主要研究者（PI）。个人履历、资格证书、GCP 培训证书。

（4）培训文件。年度培训计划、培训/考核记录与培训证书。

（5）年度工作计划与工作总结。

（6）会议记录。会议议程/日程、会议记录、会议签到表。

（7）工作日志。质量控制记录、临床试验资料溯源记录、接受检查的文件与记录。

（8）研究资料。出版的著作、发表的论文等。

（9）项目管理文件。临床试验项目预约、承接登记、合同会签单、协议、SAE 记录及监查员来访登记等。

（10）其他。统计上报工作文件、文件资料发放回收记录等。

（二）项目档案文件

1. 项目研究者文件夹

2. 项目归档文件　研究病历、知情同意、病例报告表（CRF）等。

三、管理流程

（一）制定机构办公室工作文件保存与归档标准操作规程（SOP）

为使临床试验机构办公室的文件分类、建档与存档、归档与保存工作有章可循，保障机构办公室文件档案管理的质量，应建立文件管理的标准操作规程。操作规程中应详细规定机构办公室工作文件管理的责任人，文件范围，建档、存档、归档、借阅的要点和保存的要求。依据 SOP 进行科学、严密的文档管理。

（二）对文件进行整理

文件整理是档案归档的前提，也是档案管理工作中的关键一步。

针对文件所属类目进行分类。一般机构办公室保存的文件分为管理类文件和项目文件两大类。管理类文件进一步可细分为法律法规，制度、SOP、指南，机构资质文档和工作记录性文件等；还可以以年度为单位对上述文件再次分层。项目文件按进展情况划分，可分为待启动项目、在研项目、中止项目和完成项目;每个项目单建文件夹。完成分类整理后,制作文件盒,对不同类别的项目和不同的划分层次进行编号,同时在各个文件盒上标注分类、文件名称和编码,编制档案分类目录,以便保存和查找。

(三)定位文件位置

定位文件位置,有助于文件的查找和归还。实际工作中,可根据工作习惯,按类别和时间顺序排列档案文件。对不同的文件柜、文件柜的分层进行编码,编制文件存放位置目录。

(四)跟踪文件的流向

机构办公室保存的文件为临床试验的管理文件和指导性文件,具有一定的保密级别。因此,档案管理员需要对文件进行及时的跟踪,准确掌握办公室文件的流向。常用的文件跟踪方法有档案使用登记、档案借阅和归还登记,档案管理员还可以制作文件跟踪卡片,与文件一并存放,文件的传递过程中每个经手人员都需在跟踪卡片上签字,从而保证文件能够及时归还,防止重要文件的泄密及丢失。

(五)归档文件

机构办公室保存的文件按使用时段来划分可分为使用中的文件和使用结束的文件。对于使用中的文件,可临时存放在机构办公室专用档案柜中;对于使用结束的文件,应由档案管理员归入临床试验专用档案室并做登记。常见的需要归入档案室的资料包括:临床试验项目结束后,该项目研究者文件夹和项目归档文件;失效的历史制度和 SOP;已过期的资质证书等。

(六)做好文件销毁工作

文件均有时效性和相应的保存期限。文件到达使用期限后,档案管理员需要再一次对文件进行分类整合,对于超过使用期限的失效文件进行及时销毁,不适合销毁的文件应加盖"作废"章。较常见的需要作废或销毁的文件有管理制度、标准操作规程、室间质评证明、过期的人员履历等。

四、档案保存环境的要求

不论是机构办公室临时的档案柜,还是档案室,均需有防火、防湿、防鼠、防虫、防盗和保密等措施,还要有档案室出入登记、温湿度登记等记录。

五、保存期限

管理类文件应永久保存。用于申请药品注册的临床试验、项目档案文件应当至少保存至试验药物被批准上市后 5 年;未用于申请药品注册的临床试验,项目档案文件应当至少保存至临床试验终止后 5 年。

随着临床试验机构承接项目的数量逐步增多,临床试验产生的档案资料也随之增多,有限的存储空间难以满足临床试验文件档案的迅速增多;大量的纸质文档使得文件检索的难度越来越高,纸质文件在一定程度上很难满足临床试验大数据的管理。因此,电子档案是临床试验档案管理发展的必然趋势。电子档案包括有保存价值的、已归档的电子文件及相应的支持软件、参数和其他相关数据,具有贮存空间小、贮存信息量大的特点。为满足临床试验资料档案管理和使用的要求,非常有必要配备计算机和档案管理软件系统,将纸质档案资料进行分类、定期转换为电子档案,使得档案检索更高效、更便捷,节省空间,增加档案的密级,提升档案管理的水平。

参考文献

[1] 国家药监局,国家卫生健康委.药物临床试验质量管理规范[EB/OL].(2020-04-23)[2020-04-26].http://www.nmpa.gov.cn/WS04/CL2138/376852.html.

[2] 郑筱萸.药品临床试验管理规范培训教材(国家药品监督管理局)[M].北京:中国医药科技出版社,2000.

[3] 曹彩,熊宁宁.药物临床试验机构的管理[J].中国临床药理学杂志,2011,27(12):992-996.

[4] 柳梅,寇莹莹,李玫,等.临床试验机构办公室管理职能[J].临床合理用药杂志,2014,7(12):181-182.

[5] 刘钰洁.浅谈办公室文件的归档管理工作[J].中国集体经济,2013,(3):55-56.

[6] 徐义全.电子文件系列讲座之一——电子文件归档与电子档案管理概述[J].北京档案,2001(1):14-15.

[7] 胡蕙慧,元唯安,彭朋,等.浅谈药物临床试验档案管理[J].解放军医院管理杂志,2014,21(2):199-200.

第五节　延伸阅读

一、机构应具备的规章制度和 SOP 的目录

（一）机构常用管理制度

（1）机构组织管理制度及人员职责。

（2）临床试验运行管理制度和流程。

（3）临床试验项目负责人承诺制度。

（4）人员培训制度。

（5）合同管理制度。

（6）财务管理制度。

（7）药物管理制度。

（8）档案管理制度。

（9）仪器设备管理制度。

（10）临床试验保密制度。

（11）防范和处理受试者损害及突发事件应急预案。

（12）质量管理制度。

（二）机构常用 SOP

（1）制定制度的 SOP。

（2）制定标准操作规程的 SOP。

（3）立项审核的 SOP。

（4）临床试验项目启动的 SOP。

（5）受试者招募及管理的标准操作规程。

（6）受试者知情同意的 SOP。

（7）药物的接收、保存、分发、回收、退还、销毁的 SOP。

(8)原始资料收集、记录及保存的 SOP。

(9)安全性信息处理与报告的 SOP。

(10)药物临床试验"SAE 报告"的 SOP。

(11)病例报告表记录的 SOP。

(12)实验室检测及质量控制的 SOP。

(13)仪器设备使用、保养、校准的 SOP。

(14)临床试验质量控制的 SOP。

(15)临床试验结束的 SOP。

(16)接受和配合监查、稽查、视察、资格认定检查和复核检查的 SOP。

（编写：肖爽；审校：程金莲）

第七章

临床试验质量管理

第一节　概　述

一、临床试验质量控制、质量保证、质量管理概念和相互关系

质量控制（quality control，QC）指在临床试验质量保证系统中，为确证临床试验所有相关活动是否符合质量要求而实施的技术和活动。[1]

质量保证（quality assurance，QA）指在临床试验中建立的有计划的系统性措施，以保证临床试验的实施和数据的生成、记录和报告均遵守试验方案和相关法律法规。[1]

质量管理是指确定质量方针、目标和职责并在质量体系中通过诸如质量策划、质量控制、质量保证和质量改进使其实施全部管理职能的所有活动。[2]

质量控制是为获得临床试验质量问题，了解试验实施的质量状况而进行的具体的技术和行为，是质量保证和质量管理的基础。质量保证是根据影响临床试验质量的各种因素制定、建立和不断完善的一种有计划的行为，而质量控制是其中重要的一个环节，也是验证质量保证体系是否有效的手段。所有与临床试验质量相关的活动都属于质量管理的范畴，质量控制和质量保证是其中的两种行为，为最终提高临床试验质量而服务。

我们应该以质量控制为手段，结合影响临床试验质量的各种因素，制定、建立和完善质量保证体系，通过合理的质量管理运作方法，最终提高并保障临床试验的质量。

二、建立有效的临床试验质量管理的必要性

临床试验，指以人体（患者或健康受试者）为对象的试验，意在发现或验证某种试验药物的临床医学、药理学及其他药效学作用、不良反应，或者试验药物的吸收、分布、代谢和排泄，以确定药物的疗效与安全性的系统性试验。[1]临床

试验结果为药品监督管理部门进行新药评审和批准上市、为企业制定新药及市场开发决策、为医生和患者正确使用新药提供重要的依据。高质量的临床试验能为试验药物提供真实、准确、完整的有效性和安全性的数据；而提供虚假数据、擅自修改的数据、瞒报数据等低质量的临床试验未经发现可能会给民众的健康安全带来巨大的风险；同时因各种原因导致提供的试验药物有效性、安全性数据不够充分造成临床试验的结果无法通过药品监督管理部门的审批，也会造成社会资源的极大浪费。

药物临床试验是一个多部门、多人员共同协作完成的过程，与之相关的部门包括 CRO、研究团队、SMO、机构办公室、伦理委员会、药品监督管理部门等；涉及人员包括申办者 CRA、研究者、CRC、受试者、机构办公室管理人员、伦理委员等。因涉及部门及人员众多，临床试验水平参差不齐，势必会造成临床试验各环节质量不一。

此外，药物临床试验的实施主体是以 PI 为首的研究团队，而目前国内临床试验环境造成部分研究者对临床试验不重视、对 GCP 了解程度不深，最终导致临床试验质量不佳。

2015 年 7 月 22 日，为落实党中央、国务院"用最严谨的标准、最严格的监管、最严厉的处罚、最严肃的问责，确保广大人民群众饮食用药安全"的要求，NMPA 发布了第 117 号公告《关于开展药物临床试验数据自查核查工作的公告》。截至 2017 年 6 月底，NMPA 组织 185 个检查组对 313 个药品注册申请进行现场核查，其中有 38 个注册申请的临床试验数据涉嫌数据造假，包括新药注册申请 16 个，仿制药注册申请 17 个，进口药注册申请 5 个。已发布的公告对其中 30 个注册申请做出不予批准的决定，并对其中涉嫌数据造假的 11 个临床试验机构及合同研究组织予以立案调查。现场核查发现的问题中不仅包括严重不良事件漏报、违背方案入组受试者等规范性问题，还涉及原始记录缺失、数据不可靠等真实性存疑问题，甚至还出现虚假的受试者、虚假的试验用药品等真实性问题。[3]

此次临床试验数据自查核查工作所暴露出的临床试验质量问题引起药品监督管理部门及业界的广泛关注。如何建立和完善药物临床试验质量保证体系，形成科学有效的质量管理是当前临床试验的重中之重。

三、临床试验质量管理的基本原则

2020 年 8 月 1 日广东省药学会发布的《药物临床试验质量管理·广东共识(2020)》提出，药物临床试验质量管理应按以下的基本原则推行。[4]

（1）保护受试者的权益和安全是临床试验的基本前提。

（2）临床试验数据的真实、可靠与合规是临床试验质量的核心要素。

（3）严格遵守《中华人民共和国药品管理法》《药品注册管理办法》《药物临床试验质量管理规范》（GCP），以及 ICH-GCP 等相关法规及要求。

（4）严格执行试验方案和相关制度/标准操作规程（SOP）。

（5）质量是做出来的而不是查出来的：从源头抓起，鼓励第一次就做对。

（6）质量管理体系的构建应符合临床试验特点、行之有效、切实可操作。

（7）打造质量文化，试验各方均应恪守各自的职责，对所承担的工作质量负责。

第二节　法规要求

一、GCP

GCP(2020年)强调临床试验的质量管理体系应当覆盖临床试验的全过程,重点是受试者保护、试验结果可靠,以及遵守相关法律法规。对监查、稽查、质量保证、质量控制的含义进行了解释,对试验方案、申办者、研究者、临床试验数据都提出了质量管理要求,并注明可通过建立质量控制和质量保证体系,使用监查、稽查、检查等方式来保证临床试验质量。原文如下。[1]

第二条　药物临床试验质量管理规范是药物临床试验全过程的质量标准,包括方案设计、组织实施、监查、稽查、记录、分析、总结和报告。

第九条　临床试验的质量管理体系应当覆盖临床试验的全过程,重点是受试者保护、试验结果可靠,以及遵守相关法律法规。

第十一条　本规范下列用语的含义是:

(六)研究者,指实施临床试验并对临床试验质量及受试者权益和安全负责的试验现场的负责人。

(十三)监查,指监督临床试验的进展,并保证临床试验按照试验方案、标准操作规程和相关法律法规要求实施、记录和报告的行动。

(十六)稽查,指对临床试验相关活动和文件进行系统的、独立的检查,以评估确定临床试验相关活动的实施及试验数据的记录、分析和报告是否符合试验方案、标准操作规程和相关法律法规的要求。

(十八)检查,指药品监督管理部门对临床试验的有关文件、设施、记录和其他方面进行审核检查的行为,检查可以在试验现场、申办者或者合同研究组织所在地,以及药品监督管理部门认为必要的其他场所进行。

(三十五)质量保证,指在临床试验中建立的有计划的系统性措施,以保证临床试验的实施和数据的生成、记录和报告均遵守试验方案和相关法律法规。

（三十六）质量控制，指在临床试验质量保证系统中，为确证临床试验所有相关活动是否符合质量要求而实施的技术和活动。

第十七条　研究者和临床试验机构应当具有完成临床试验所需的必要条件：

（五）研究者监管所有研究人员执行试验方案，并采取措施实施临床试验的质量管理。

第三十条　申办者应当建立临床试验的质量管理体系。

申办者的临床试验的质量管理体系应当涵盖临床试验的全过程，包括临床试验的设计、实施、记录、评估、结果报告和文件归档。质量管理包括有效的试验方案设计、收集数据的方法及流程、对于临床试验中做出决策所必需的信息采集。

临床试验质量保证和质量控制的方法应当与临床试验内在的风险和所采集信息的重要性相符。申办者应当保证临床试验各个环节的可操作性，试验流程和数据采集避免过于复杂。试验方案、病例报告表及其他相关文件应当清晰、简洁和前后一致。

第三十一条　申办者基于风险进行质量管理。

（五）临床试验期间，质量管理应当有记录，并及时与相关各方沟通，促使风险评估和质量持续改进。

（六）申办者应当结合临床试验期间的新知识和经验，定期评估风险控制措施，以确保现行的质量管理的有效性和适用性。

（七）申办者应当在临床试验报告中说明所采用的质量管理方法，并概述严重偏离质量风险的容忍度的事件和补救措施。

第三十二条　申办者的质量保证和质量控制应当符合以下要求：

（一）申办者负责制定、实施和及时更新有关临床试验质量保证和质量控制系统的标准操作规程，确保临床试验的实施与数据的产生、记录和报告均遵守试验方案、本规范和相关法律法规的要求。

（二）临床试验和实验室检测的全过程均需严格按照质量管理标准操作规程进行。数据处理的每个阶段均有质量控制，以保证所有数据是可靠的，数据处理过程是正确的。

（三）申办者应当与研究者和临床试验机构等所有参加临床试验的相关单位签订合同，明确各方职责。

（四）申办者与各相关单位签订的合同中应当注明申办者的监查和稽查，药品监督管理部门的检查可直接去到试验现场，查阅源数据、源文件和报告。

第三十三条　申办者委托合同研究组织应当符合以下要求：

（一）申办者可以将其临床试验的部分或者全部工作和任务委托给合同研究组织,但申办者仍然是临床试验数据质量和可靠性的最终责任人,应当监督合同研究组织承担的各项工作。合同研究组织应当实施质量保证和质量控制。

第五十二条 临床试验的稽查应当符合以下要求:

（三）申办者应当制定临床试验和试验质量管理体系的稽查规程,确保临床试验中稽查规程的实施。该规程应当拟定稽查目的、稽查方法、稽查次数和稽查报告的格式内容。稽查员在稽查过程中观察和发现的问题均应当有书面记录。

第六十九条 试验方案中应当包括实施临床试验质量控制和质量保证。

二、ICH-GCP

ICH-GCP 描述了稽查、视察、监查、质量保证、质量控制、标准操作规程的定义,阐述建立保证试验各方面质量的程序系统为 ICH-GCP 原则之一;明确临床试验质量的最终责任人是申办者;对 CRO、试验方案提出了质量要求,并注明可通过建立质量控制和质量保证体系,使用稽查、视察、监查等方式来保证临床试验质量。原文如下。[5]

1.6 稽查

对试验相关活动和文件进行系统和独立的检查,以判定试验的实施和数据的记录、分析与报告是否符合试验方案、申办者的标准操作程序(SOP)、临床试验管理规范(GCP)以及适用的管理要求。

1.29 视察

药政管理部门对一项临床试验的有关文件、设备、记录和其他方面进行官方审阅,视察可以在试验单位、申办者和(或)合同研究组织或管理当局认为合适的其他机构进行。

1.38 监查

监督一个临床试验的进展,保证临床试验按照试验方案、标准操作规程(SOP)、GCP 和相应的药政管理要求实施、记录和报告的活动。

1.46 质量保证(QA):为保证试验的进行和数据产生、记录以及报告都符合临床试验管理规范(GCP)和适用管理要求所建立的有计划的系统活动。

1.47 质量控制(QC):在质量保证系统内所采取的操作技术和活动,以查证与试验相关的活动都符合质量要求。

1.55 标准操作规程(SOP):为达到均一性完成一个特定职责制定的详细书面说明。

2.13　应当建立相应的程序系统来保证试验各方面质量。

5.1.1　申办者负责按照书面 SOP 执行和维持质量保证和质量控制系统，保证试验的实施和数据的产生、记录和报告遵循试验方案、GCP 及适用的管理要求。

5.1.2　申办者有责任保护各有关方面的协议，保证申办者以监查和稽查为目的直接访问（见 1.21）各有关试验单位、源数据/文件、报告，以及保证国内和国外管理当局的视察。

5.1.3　在数据处理的每一阶段都应当有质量控制，以保证所有的数据是可靠的并已经得到正确处理。

5.2.1　申办者可以将与试验有关的责任和任务部分或全部转移给一个 CRO，但是试验数据的质量和完整性的最终责任永远在申办者。CRO 应当建立质量保证和质量控制。

6.11　试验方案的内容通常应当包括质量控制和质量保证。

三、药物临床试验机构管理规定

《药物临床试验机构管理规定》要求，药物临床试验需在国家药品监督管理局备案的药物临床试验机构中进行，要求机构有临床试验机构专门的管理部门统筹药物临床试验质量管理工作，主要研究者有质量管理的要求。原文如下。[7]

第三条　从事药品研制活动，在中华人民共和国境内开展经国家药品监督管理局批准的药物临床试验（包括备案后开展的生物等效性试验），应当在药物临床试验机构中进行。药物临床试验机构应当符合本规定条件，实行备案管理。

第十二条　药物临床试验机构设立或者指定的药物临床试验组织管理专门部门，统筹药物临床试验的立项管理、试验用药品管理、资料管理、质量管理等相关工作，持续提高药物临床试验质量。

第十四条　主要研究者应当监督药物临床试验实施及各研究人员履行其工作职责的情况，并采取措施实施药物临床试验的质量管理，确保数据的可靠、准确。

四、药物临床试验机构资格认定及复核检查标准

2009 年国家食品药品监督管理局发布的《药物临床试验机构资格认定复

核检查标准》(2009 年第 65 号)中,要求机构制定质量保证体系相关管理制度和 SOP,并保证具备可操作性,且需要提供质量管理过程中产生的相关记录和原始文件。同时也需要申办者对临床试验质量的监查行为提供相应记录。尽管 2019 年《药物临床试验机构管理规定》发布后,药物临床试验机构资格认定及复核检查标准同时废止,该标准不再用于认定检查和复核检查,但是该标准对于机构质量管理的要求仍值得借鉴,以下内容摘自《药物临床试验机构资格认定复核检查标准》[6]中的质量管理规定。

《药物临床试验机构资格认定复核检查标准》机构部分 A3 质量保证体系,要求如下。

A3.1　建有临床试验质量控制和质量保证体系。

A3.2　质量保证的 SOP 内容完整、具备可操作性,并严格执行。

A3.3　SOP 修订及时,以往历史版本保存完整。

A3.4　有机构内部临床试验质量检查计划、检查记录、检查意见和整改情况记录。

《药物临床试验机构资格认定复核检查标准》专业部分 B4 质量保证体系要求如下。

B4.1　专业管理制度完善并具备可操作性。

B4.2　SOP 能够涵盖临床试验所涉及的重要环节,内容完整并具备可操作性。

B4.3　SOP 修订及时,以往历史版本保存完整,并具有修改 SOP 的 SOP。

B4.4　有本专业内部临床试验的质量自我评估和质量保证相关的 SOP。

B4.5　试验中所有观察结果和发现都应加以核实,在数据处理的每一阶段均进行质量控制。

B4.6　有申办者对临床试验进行监查的相关记录。

第三节　药物临床试验质量管理发展的历史回顾及现状

一、国内外药物临床试验质量管理发展的历史回顾[8,9]

(一)国外药物临床试验质量管理发展

可以概括为以下 3 个阶段。

第一阶段:药物临床试验质量管理体系的初步形成(20 世纪初至 20 世纪 60 年代)。

一百多年前,美国作家厄普顿·辛克莱出版的《丛林》(又译《屠场》)一书引发了民众对食品安全的担心,1906 年美国政府成立了美国食品药品监督管理局(Food and Drug Administration,FDA),FDA 的诞生意味着药物和药物临床试验从混乱的状态进入有序管理的阶段。

1938 年发生在美国的"磺胺酏剂事件"及 20 世纪 60 年代国际上发生的"反应停事件"导致美国于 1938 年颁布了《联邦食品、药品和化妆品法案》、1962 年通过了《科夫沃-哈里斯修正案》,要求新药上市前必须通过临床试验证明它的安全性和有效性,并且其安全性和有效性评价结果需要获得相关部门的审批。

此外,在二战期间,纳粹医生对德国集中营里关押的囚犯实施了极其残忍的人体试验;20 世纪 50 年代,纽约 Willowbrook 州立学校在肝炎研究中给智障儿接触有活性的肝炎病毒;美国公共卫生部从 1932 年开始在 400 名贫穷的美籍非裔男性中开展一项为期 40 年的塔斯基吉梅毒试验,向参加试验的梅毒携带者隐瞒了真实病情,即便后来出现有效的治疗方法,仍然不予采取任何治疗。上述事件导致美国在此后一段时期颁布了一系列有关临床试验管理中受试者保护的相关法规。

第二阶段:各国药物临床试验规范化和法制化质量管理逐步形成(20 世纪 70 年代至 20 世纪 90 年代)。

到 20 世纪 70 年代,各国都对药品上市前的临床试验更加关注和重视。1964 年,在芬兰赫尔辛基召开的第 18 届世界医学大会上通过了《赫尔辛基宣言》,详细规定了人体试验必须遵循的伦理性和科学性原则,奠定了药品临床试验管理规范核心内容的基础。

1977 年 FDA 针对在美国进行的临床研究的管理法规,提出了"药物临床试验质量管理规范(GCP)"和"数据完整性"的概念,并在该时期颁布了申办者及 CRA 职责(1977 年)、研究者职责(1978 年)、保护受试者权益(1981 年)等一系列相关法规。

第三阶段:药物临床试验质量管理国际统一标准的逐步形成(20 世纪 90 年代至今)。

从 1980 年起,世界各国(韩国于 1987 年、加拿大于 1989 年、日本于 1990 年、澳大利亚于 1991 年、意大利于 1992 年、西班牙于 1993 年、德国于 1994 年、法国于 1995 年)陆续颁布了符合自己国情的 GCP。这些国家和地区的 GCP 在总体原则上是一致的,但是在具体要求上还有很多不同。这些不同就导致了在一个国家或地区开展临床试验所获得的数据不会被另一个国家或地区认可。比如一个药品希望在另一个国家上市或生产,需要按这个国家的 GCP 管理要求,重复进行整个药品临床试验,从而造成大量人力、物力及经费和时间的浪费。为了避免这种浪费,使更多的患者尽早使用更为安全有效的新药,GCP 国际统一标准的形成成为当务之急。

有鉴于此,1989 年,北欧药品管理组织颁发了第一个国际区域性的 GCP;1992 年,欧盟颁发了 GCP 指导原则;1993 年,世界卫生组织也借鉴了各国的 GCP 指南,颁布了 WHO-GCP。1996 年,由美国 FDA、美国制药工业协会、欧洲委员会、欧洲制药工业协会、日本厚生省(卫生福利部)和日本制药工业协会这 6 个成员共同发起的"人用药物注册技术要求国际协调会议(ICH)"颁布了 ICH-GCP。1997 年,包括欧盟成员国、美国、日本在内的许多制药工业较强的国家要求本国开展的临床试验必须遵循 ICH-GCP 的标准。因此,实施 ICH-GCP 已经成为药物临床试验管理的必然要求,也是与国际接轨的内在需要。药物临床试验管理标准的一致化发展标志着世界的药物临床试验规范化管理进入了国际统一标准的时期。

(二)国内药物临床试验质量管理发展

20 世纪 60 年代以来,我国药政管理部门结合国情,并借鉴国外先进的管理方式,逐步建立和完善了药物临床试验的监督管理体系。

中国的第一个有关临床试验的法规是 1963 年卫生部、化工部、商业部联合颁布的《关于药政管理的若干规定》,内容涵盖了新药的概念、新药申报步骤、新药临床试验、新药生产的报批、成立新药审评委员会等。1978年,国务院颁布了《药政管理条例》,其中提到了新药的临床验证和审批。1985年7月1日《中华人民共和国药品管理法》颁布,该法规对新药管理和审批做了法制性的规定。

我国GCP的引入、推动及实施经历了十余年的时间。我国自1986年开始了解国际上GCP发展的信息,至1998年3月2日卫生部颁发了《药品临床试验管理规范(试行)》。1998年组建国家药品监督管理局后,对该试行版本进行了修订,于1999年9月1日以国家药品监督管理局第13号令的形式正式颁布并实施《药品临床试验管理规范》。2001年3月我国政府颁布了《中华人民共和国药品管理法(修订)》,明确规定药物临床试验必须执行GCP。这标志着按照GCP来开展临床试验已经成为我国法律的要求。随后,药品监督管理部门会同相关部门对GCP进行重新修订,于2003年8月6日颁布、于同年9月1日正式实施了GCP。在此之后药品监督部门分别于2015年2月6日、2016年12月2日、2018年7月17日对GCP三次征求修订意见,这反映了NMPA对GCP制定的重视与谨慎,同时为与ICH成员国的要求接轨打下了坚实的基础。2020年4月26日国家药品监督管理局、国家卫生健康委员会共同颁布的GCP(2020年7月1日实施)是我国现行的GCP。

2000年国家药品监督管理局印发的《药品临床研究的若干规定》对承接临床试验的机构及专业资质提出要求,并对同一专业同时进行的临床研究品种也有限制;2010年国家食品药品监督管理局颁布的《药物临床试验伦理审查工作指导原则》细化了伦理审查工作流程;2017年6月19日我国加入ICH意味着我国药物临床试验管理与国际接轨。

我国的GCP是以WHO-GCP和ICH-GCP的指导原则为基础,结合我国国情制定的。其与国外GCP最大的区别是:在我国开展的临床试验必须在被国家药品监督管理部门认定具备临床试验机构资格的医疗单位中开展。

1983年卫生部在一些临床医疗实力雄厚和科研条件好的大医院中指定第一批临床药理基地,1995年又颁布了《临床药理基地指导原则》,对已有的临床药理基地进行验收并接受新的药理基地的申请。1998年国家药品监督管理局成立后,将"临床药理基地"更名为"国家药品临床研究基地"。

2001年颁布的《中华人民共和国药品管理法》将"国家药品临床研究基地"更名为"药物临床试验机构"。为了提高临床试验的质量,保证临床试验严格按照GCP要求开展,国家食品药品监督管理局和卫生部在2004年颁布了《药物临床试验机构资格认定办法(试行)》。机构资格认定是对临床试验机构的硬件设施、人力资源、外界环境、研究能力、管理能力、组织结构、操作规章等进行全面合理的评估,判断其是否具有开展临床试验的能力。这标志着我国对药物临床试验机构实行资格准入制。这是保证药物临床试验过程规范、结果科学可靠、保护受试者权益的有效手段,也是保证药物临床试验质量的重要措施。2019 年 8 月 26 日,新修订的《中华人民共和国药品管理法》经十三届全国人大常委会第十二次会议表决通过,于 2019 年 12 月 1 日起施行;新版药品管理法中明确了药物临床试验机构由准入制变更为备案制;2019 年 11 月 29 日,国家药监局、国家卫生健康委发布 2019 年第 101 号《药物临床试验机构管理规定》的公告中对临床试验机构专门的管理部门和 PI 依然有质量管理方面的要求。

在我国,国家药品监督管理局 1999 年颁布的《新药审批办法》第二十三条中第一次提及"药物临床试验现场核查",2008 年 5 月颁布的《药品注册现场核查管理规定》正式提到了"药物临床试验现场核查"的概念,同时规定了临床试验现场核查的程序、要求及核查要点等。2015 年 11 月 10 日,为了响应 2015 年 7 月 22 日发布的《关于开展药物临床试验数据自查核查工作的公告》,国家食品药品监督管理总局于 2015 年 11 月 10 日发布了《国家食品药品监督管理总局关于发布药物临床试验数据现场核查要点的公告》,为对临床试验数据真实性、完整性的自查工作提供依据。

药物临床试验现场核查通常在临床试验完成后进行,此时临床试验的质量优劣已经确定。而在临床试验实施期间进行现场核查,既可保证临床试验实施过程规范,结果真实可靠,又可在分析、解决现场检查发现的问题中了解发生问题的根源,最终起到预防作用,避免后期临床试验的实施过程出现相同的错误。2014 年 3 月 9 日北京市食品药品监督管理局颁布了"关于印发《北京市药物临床试验机构日常监督检查标准(试行)》的通知",旨在针对常见问题,基于日常动态过程监管,强化药物临床试验风险管理和控制意识,提升北京市临床试验整体水平。在此基础上,2021 年 7 月 19 日,北京市药品监督管理局、天津市药品监督管理局、河北省药品监督管理局颁布"关于做好药物临床试验机构高质量监管工作的通知"(京药监发〔2021〕170 号),三地药品监督管理部门联合制定《京津冀药物临床试验机构日常监督检查标准》,目的是加强京津冀行政区域内药物临床试验机构的日常监督管理,提升药物临床试验质量管理水平。[10]

药品注册现场核查是我国法律赋予药品监督管理部门的重要职责,为促进临床研究规范化发展起到了重要作用。现场核查确保了临床研究资料和数据的真实、完整和规范,打击了临床试验数据造假、资料篡改的恶劣行为,给从事临床研究工作的研究者和管理者敲响了警钟。同时,现场核查的结果也是新药审评中心进行新药生产许可审批的重要参考。通过开展药品注册现场核查还有利于为全社会营造一个公平竞争的新药研发机制,保护企业从事药物创新的积极性,规范新药注册秩序。

二、药物临床试验机构质量管理的现状

　　药物临床试验机构的质量管理行为包括质量策划、质量控制、质量保证和质量改进。通过质量策划确定临床试验的质量目标和要求;实施有效、同质的质量控制是获得临床试验质量问题的方法,是质量管理的基础;建立和完善质量保证体系能够预防和避免临床试验质量问题的发生;采取具有针对性的、有效的、持续的质量改进措施是完善质量问题,提高临床试验质量的手段。我们可采用 PDCA 循环科学地管理临床试验质量过程。

　　目前国内药物临床试验机构建立包括质量策划、质量控制、质量保证和质量改进在内完整的临床试验质量管理体系的还不多。多数机构为应对机构资格认定/复核检查,仅关注质量控制和质量保证行为,甚至有些机构建立的质量保证体系形同虚设,质量控制水平也处于数据核对的初级阶段。尤其 2019 年12 月实行机构备案制之后,备案的新机构对临床试验质量管理大多照搬老机构关于质量控制和质量保证的管理模式,未建立适合各自机构实际条件的质量管理体系。

　　机构对质量控制和质量保证的操作多体现在制定具有可行性的制度、SOP和设置全面的、有效的机构内部质量控制措施、保障外部的监查、稽查和视察上。

　　规章制度和 SOP 的制定不仅是临床试验质量保证体系的要求,也是药物临床试验机构资格认定、复核检查和机构备案的要求。所以,各机构和专业都有规章制度和 SOP,内容包括:试验流程管理、试验用药品管理、试验文件管理、试验质量管理、仪器设备管理、财务管理、人员培训管理、人员职责和各种工作程序等。但目前有较多机构的规章制度和 SOP 存在条款不全面、内容不详细、更新慢、可操作性不强、流于形式、为应付检查或"为管理而管理"来制定 SOP、不按 SOP 操作等问题。[11]

　　关于机构内部质量控制措施,提及最多的是三级质量控制体系,而各机构对三级质控的理解又各有不同。例如:"建立了项目研究团队与专业质控员、专业负责人、机构办公室的三级质控内部体系"。[12]"我院国家药物临床试验机构实行三级质量控制模式,一级质控员是每个专业科室指定的专业秘书,同时也是临床试验项目的研究者之一,二级质控员是机构办公室设置的专职质控员,三级质控员是机构办公室负责人及相关专业科室的负责人"。[13]"一级质控是承担项目的科室指派专人(非研究者);二级质控是项目所属的专业组负责人;

三级质控为机构办公室组织院学术委员会专家"。[14]"结合我院实际情况,创造性地在药物临床试验中应用了四维质控管理模式:一维质控实施者为 CRC、二维质控实施者为 PI、三维质控为机构办公室、四维质控为主管院长"。[15]虽然在三级质控的划分和操作上不同机构略有差异,但三级质控的实施分别由临床试验项目组、科室所属专业组、机构办公室承担的模式被大多数机构认可。三级质控意味着三个层次的质量监控,听起来非常理想、非常完美,但实际效果如何呢?据文献报道,[16]目前三级质控普遍存在如下问题:同时具备较高临床专业知识、丰富临床试验经验、GCP 意识强的研究者稀缺;部分 PI 对临床试验质量主体意识弱、推动作用不强;一线临床医生医疗工作繁重导致真正投入质控的时间和精力不足;同科室同专业医生之间因顾忌情面无法深入进行质控;为了避免同时具备运动员与裁判员两种职能,质控员不能参加临床试验项目,造成了人才的浪费;机构办公室人员紧缺造成质控工作开展不利;机构办公室人员无法直接接触受试者,也不可能具备所有专业知识,质控工作对其具有挑战性。

监查、稽查和检查是对临床试验质量的监督、保障,也是对研究者能高质量完成临床试验的一种约束。目前国内 CRA 对临床试验的监管力度不够主要由以下原因造成:国内外 GCP 中对 CRA 的职责规定不够全面也不够具体,国内学者对 CRA 职责的研究也未形成系统的职责框架;国内未明确 CRA 专业背景要求,也没有统一的 CRA 上岗资格证书制度及培训制度,且行业工资差距悬殊造成人员流动性大、职业素质不一;CRA 主要职责是监查研究者的行为,对临床试验进行外部质量控制,同时 CRA 又要辅助研究者开展和推进临床试验。CRA 的辅助者身份导致对研究者的监督力度不够。[17]我国药监部门的检查行为主要通过机构日常监督检查、药品审评及注册有因检查、药品注册现场核查来实现。当前存在的主要问题包括:监管体系不完善、检查人员不足、监管模式有待改进。监管定位的缺失、事后监管为主的模式很难保证试验过程规范、试验数据科学可靠、受试者的权益也难以保障。[18]

综上所述,国内药物临床试验机构的质量管理体系经过多年的建设已初具规模,并因药物临床试验机构参与临床试验管理而具有中国特色。国内医疗环境造成医院对临床试验重视程度较弱,临床试验行业早期又存在求快不求质量的问题,所以质量管理体系还有较大的改善空间。

第四节　临床试验质量管理

一、临床试验质量策划中的质量目标和要求

临床试验的质量策划的深度与广度,取决于质量目标和要求。制定质量策划时应根据质量目标和要求的不同采取具体问题具体分析的原则,没有适应不同质量目标和要求的一成不变的质量策划。

临床试验质量目标可大可小,质量要求可严可松。目标可以是整个药物临床试验机构,也可以是某一研究专业、某个研究团队,甚至是某一研究者。质量要求可以是对机构实施临床试验整体质量水平的要求,也可以是针对某个临床试验项目或临床试验中某个实施环节的质量水平要求。

临床试验的质量策划是其他质量管理行为的前提。

二、实施有效、同质的质量控制

质量控制是质量管理的行为之一,是获取临床试验项目质量信息的主要方式,也是制定质量保证、实施质量改进的基础。

质量控制的结果与实施质量控制人员的临床试验经验和质量控制水平有关,不同水平的人员质量控制的结果会有很大的差别。初级的质量控制人员可以完成简单的临床试验数据核对工作,比如 CRF 中数据与原始数据的一致性核对;中级的质量控制人员可以发现试验数据中隐藏很深的逻辑性问题;高级的质量控制人员不仅能发现表面和深层次的质量问题,还能判定该问题的严重程度,以及该问题给临床试验带来的风险;资深的质量控制人员不仅具备上述能力,还应有处理和预防发生质量问题的手段。

为保证质量控制的同质性,质量控制人员可采用相同的检查标准进行数据核查,考察药物临床试验的开展是否与相关法律、法规、指导原则、试验方案要

求相符,考察临床研究资料和数据的记录是否真实、准确、完整、规范,进而发现并解决临床试验项目的质量问题。

临床试验数据核查的方法主要是根据临床试验相关法律法规、试验方案及相关 SOP、检查标准对临床试验项目的数据进行检查,相关法律法规及现行检查标准包括:

2020 年 4 月 26 日,国家药监局、国家卫生健康委发布的 2020 年第 57 号公告(GCP);

1996 年 6 月 10 日,人用药品注册技术要求国际协调会议(ICH)发布的 ICH-GCP;

2011 年 11 月 2 日,国家食品药品监督管理局发布的国食药监注[2010]436 号通知《关于印发药物临床试验伦理审查工作指导原则的通知》中附件《药物临床试验伦理审查工作指导原则》;[19]

2015 年 11 月 10 日,国家食品药品监督管理总局发布的 2015 年第 228 号公告《国家食品药品监督管理总局关于发布药物临床试验数据现场核查要点的公告》中附件《药物临床试验数据现场核查要点》;[20]

2009 年 11 月 2 日,国家食品药品监督管理局发布 2009 年第 65 号公告《关于发布药物临床试验机构资格认定复核检查标准的公告》中附件《药物临床试验机构资格认定复核检查标准——专业部分》(B5 试验项目);[6]

2021 年 7 月 19 日,北京市药品监督管理局、天津市药品监督管理局、河北省药品监督管理局共同颁布《京津冀药物临床试验机构日常监督检查标准》(C. 专业检查中临床试验项目抽查 C7～C15);[10]

2020 年 4 月 26 日颁布的 GCP 中提出了临床试验必备文件的概念,2020 年 6 月 8 日,国家药监局《关于发布药物临床试验必备文件保存指导原则的通告》中对临床试验必备文件进行细化[21],并将其作为检查临床试验文件完整性的主要依据。

药物临床试验机构对临床试验项目的质量控制内容可包括以下几个方面。

质量控制应贯穿临床试验整个实施过程,内容包括:临床试验条件与合规性;临床试验原始文件是否齐全;知情同意过程及知情同意书的签署是否规范;是否按方案要求的纳入/排除标准入选受试者;是否按方案要求随机分组;是否按方案要求实施随访及完成随访内容;原始病历及 CRF 的填写是否真实、准确、及时、完整;CRF 数据是否均可溯源;是否按方案要求记录 AE、SAE、合并用药;试验用药品管理、生物样本管理是否符合 GCP、试验方案、相关 SOP 的要求等。如果质量控制力量不足,可考虑抽查上述部分内容或上述内容的部分受试者试验资料。

质量控制的频率可根据各药物临床试验机构的质量控制力量、项目复杂程度和风险、实施项目研究团队的临床试验水平来调整,建议在质量控制人员足够充分的前提下,一个临床试验项目至少实施 3 次质量控制,例如:试验前期(入组 1~2 例且临床试验实施的关键节点完成后进行,比如入组随机第一次给药完成后,无须等到该受试者完成全部随访)、中期(入组约 50% 试验例数)、后期(试验结束)分别进行质量控制。对于研究时间为 2 年以上的临床试验,可根据随访情况额外增加质量控制次数。

三、建立临床试验质量保证体系

临床试验质量涉及方方面面,我们从制定具有可行性的制度和 SOP;建立具有丰富 GCP 和临床试验技能经验的团队;对参与临床试验的部门和人员进行系统的 GCP 和临床试验技能培训;设置全面的、有效的机构内部质量控制措施,保障外部的监查、稽查和检查;临床试验管理和实施的信息化建设等有助于提高临床试验的质量和管理效率的 5 个方面分别探讨药物临床试验机构临床试验质量保证体系的建立。

(一)规范制度

药物临床试验由多人员、多环节共同协作完成,想要提高临床试验质量,就必须保证各个环节的实施人员严格按照规章制度来实施。所以,通过制定临床试验的 SOP 来规范试验的整个过程,保证试验中各项行为的规范性,保证临床试验数据与结果的可溯源是提高临床试验质量的重要途径之一。

制定临床试验全过程 SOP 也是 NMPA 对药物临床试验机构资质认定的要求。2004 年 2 月 19 日 NMPA 发布的关于印发《药物临床试验机构资格认定办法(试行)》的通知[国食药监安(2004)44 号],附件 2《药物临床试验机构资格认定标准》中明确要求的药物临床试验管理制度应包括:临床试验运行管理制度、药物管理制度、设备管理制度、人员培训制度、文件管理制度、合同管理制度、财务管理制度;试验设计技术要求规范应包括:药物临床试验方案设计规范、病例报告表设计规范、知情同意书设计规范、药物临床试验总结报告规范;SOP 应包括:制定 SOP 的 SOP、药物临床试验方案设计 SOP、受试者知情同意 SOP、原始资料记录 SOP、试验数据记录 SOP、病例报告表记录 SOP、不良事件及严重不良事件处理的 SOP、严重不良事件报告 SOP、实验室检测及质量控制 SOP、对各药物临床试验专业的质量控制 SOP。[22]除此之外,机构还需以 GCP 为指导原则,结合本单位实际情况规定机构办公室管理人员、研究者、CRC、

CRA 等临床试验相关人员的资格和职责要求,设计具有本单位研究专业特色的医疗行为和仪器操作 SOP。上述规章制度不仅应被机构办公室管理者遵守,也是各专业研究者实施临床试验的依据。

作为药物临床试验的发起者,申办者或 CRO 公司也应制定一套行之有效的管理制度和 SOP 来确保临床试验的质量。

规章制度的制定首先应具备可操作性,在实践中还需要不断进行补充和完善,真正做到"写我所做、做我所写"。同时,规章制度一旦制定就应具备内部法规的性质,临床试验相关人员必须经过反复培训,理解其内容并严格遵守。对于不遵守的应有相应的处罚,最终实现"有法可依、有法必依、执法必严、违法必究"。

(二)团队建设

与药物临床试验机构相关的团队包括机构办公室管理团队及研究者团队。

药物临床试验机构办公室是医疗机构管理临床试验的部门,是沟通和协调申办者/CRO 与研究者、临床试验辅助部门的桥梁,在保证临床试验顺利实施和试验质量上起到非常重要的作用。2019 年 11 月 29 日,国家药监局、国家卫生健康委发布 2019 年第 101 号《药物临床试验机构管理规定》的公告第十二条中对临床试验机构进行如下规定:药物临床试验机构设立或者指定的药物临床试验组织管理专门部门,统筹药物临床试验的立项管理、试验用药品管理、资料管理、质量管理等相关工作,持续提高药物临床试验质量。[7] 但该公告尚未对临床试验组织管理专门部门做明确详细的要求,我们可沿用 2004 年 NMPA 发布的《药物临床试验机构资格认定办法(试行)》的要求。机构应设有机构负责人、机构办公室主任、机构办公室秘书、质量管理员、资料管理员、药物管理员。机构负责人应具有医药学专业本科以上学历及医药学专业高级职称,经过药物临床试验技术、GCP 及相关法规的院外培训并获得相应证书。其职责是配备所需的机构管理人员、必要的办公场所及设备设施、负责批准管理制度与 SOP、负责项目的立项审核、了解研究工作的进展、审批总结报告等。机构负责人通常由主管副院长或院长担任。机构办公室主任应具有医药学专业本科以上学历和中级及以上职称,经过药物临床试验技术和 GCP 相关法规的院外培训并获得相应证书。其职责是负责组织人员培训,制订培训计划;组织制订、修订、废弃管理制度与 SOP;负责机构质量管理计划的制订;审核是否承接试验项目并审查试验合同;掌握各项药物临床试验项目的进展;审查总结报告。机构办公室秘书具有医药学等相关专业本科以上学历,经过药物临床试验技术和 GCP 相关法规的院外培训并获得相应证书。其职责是负责立项资料的收集与形式审查,建立和维护项目管理文档;负责机构办公室文件资料的管理。[22]

　　机构负责人、机构办公室主任、机构办公室秘书是机构资格认定办法中要求必备的管理人员,质量管理员、资料管理员、药物管理员可根据医院对机构人员配备情况采取兼职或专职的方式任命。随着药监部门对临床试验的要求越来越严格,机构办公室管理工作也日渐繁重,尤其体现在监管临床试验质量方面。靠一个人采用兼职方式负责全院临床试验质量的模式已满足不了当前药监部门对临床试验质量的要求。想要把临床试验管理工作做细做强,合理的人员配备是必需的前提。目前,也有机构在不占用医院编制的前提下采用社会招聘的方法解决机构管理人员的不足。

　　研究者是实施临床试验项目的主体,拥有一支高水平的临床试验团队是项目成功的关键。一支优秀的研究团队不仅包括临床医师和临床护士,也应有临床药师、临床技师参与,职称应涵盖高级、中级和初级,形成合理的研究梯队,分别承担 PI、研究者、试验用药品管理员、试验文档管理员及 CRC 等职责。GCP第十六条要求研究者应具备下列条件:具有在临床试验机构的执业资格;具备临床试验所需的专业知识、培训经历和能力;能够根据申办者、伦理委员会和药品监督管理部门的要求提供最新的工作履历和相关资格文件;熟悉申办者提供的试验方案、研究者手册、试验药物相关资料信息;熟悉并遵守本规范和临床试验相关的法律法规。

　　PI 是临床研究团队的核心,有权支配参与该项试验的人员和使用该项试验所需的设备,其职责是对研究者进行授权分工,全面监督指导试验执行情况。2019 年颁布的《药物临床试验机构管理规定》中"主要研究者应当具有高级职称并参加过 3 个以上药物临床试验",对 PI 的专业职称和临床试验经验明确提出了要求。[7]研究者在 PI 的领导下,根据各自分工,了解并熟悉临床试验操作SOP,真正做到"各就各位、各司其职",保质保量完成临床试验具体步骤。

　　CRC 是指经 PI 授权,在临床试验中协助研究者进行非医学性判断的相关事务性工作,是临床试验的参与者、协调者。CRC 应具备医学、药学、护理相关专业背景,工作职责包括:临床试验开始前,协助准备研究者的资质文件,如个人简历、培训证书等;协助准备伦理申请材料,提交伦理审查;联系协调相关科室与人员参加临床试验项目启动会;在授权的范围内负责试验物资交接与财务管理工作。试验过程中,协助研究者进行受试者招募,协调安排受试者访视:①协助进行受试者筛选与知情同意;②联系研究者与受试者进行访视,做好访视准备工作;③合理安排受试者访视各项工作;④协助研究者跟踪 AE 的转归情况。管理临床试验相关文档;在 PI 授权范围内,协助药品管理员管理试验用药品;根据原始记录及时准确填写 CRF;管理受试者医学检验检查信息,但不得进行抽血、注射和其他未经授权的医学操作;协助研究者进行 AE 与 SAE 的报告,但不得进行医学判断和医学处置;协助研究者进行内部和外部的沟通联系;协助并接待 CRA 对试验项目的监查。试验结束后,协助研究者对 CRF 的疑问进行合理解释;整理研究记录,协助工作人员进行文件保存与归档。[23]

试验过程中,应保证研究团队的稳定性,减少不必要的交接环节和避免可能因此带来的差错。因研究者工作变动需要在试验过程中新增研究者时,除 PI 对其进行授权外,还应在其实施临床试验前,进行专门的方案培训及试验岗位职责培训,以确保操作的一致性及对方案的依从性。

(三)有效监管

机构对临床试验质量的监管可通过以下措施来实现。

1. 对临床试验流程的监管 临床试验在机构的运行流程大致分为以下几个步骤:机构立项审批、伦理受理和审批、合同签署、启动会、试验实施、试验结束文件归档、关闭中心总结报告盖章。

机构办公室受理立项时应审查申办者/CRO 资质和信誉,对资质不符合要求和信誉不佳的公司不予立项;审核申办者/CRO 派遣 CRA 的资质和信誉,不符合要求的需要更换 CRA;还应审核研究团队的资质和承接临床试验的能力,对不属于机构在药监局备案专业的不得承接药物临床试验,对在研项目数量超过其承接能力或者已有同类型药物临床试验在研的不得承接新项目。对申办者/CRO 提供的试验方案、知情同意书、研究病历等试验文件进行初步审核,违背相关法律法规的要求其整改,严把临床试验质量的第一道关。合同审批时需要关注合同主体资格及履约能力、合同双方的职责和权益、金额是否涵盖临床试验所需费用等,必要时应请法律人士进行审核。机构办公室应参与临床试验启动会,了解临床试验的准备情况,协调开始试验时医院各部门关系,为临床试验顺利开展铺平道路;启动会中还可对研究团队进行 GCP 培训,讲解最新法律法规要求,对研究团队上次完成的临床试验中发现的常见和重大问题进行针对性讲解,避免问题再次发生。试验结束后文件管理员应根据 GCP 要求按机构制定的试验文件管理 SOP 保存临床试验相关文件,避免试验文件不完整。关闭中心总结报告盖章之前机构办公室主任或其指定的相关人员应对试验总结报告中核心数据进行审批,避免出现总结报告数据与临床试验数据不一致的情况发生。

2. 对试验用药品的监管 临床试验机构应配备试验用药品管理员,根据制定的试验用药品管理 SOP 参与试验用药品的接收、退回过程,定期对各专业试验用药品管理情况进行考核。有条件的机构可配备具备相应软硬件条件的中心药房,通过专业化集中式管理提高试验用药品的管理效率,减少研究者工作量,降低因专业组管理不善导致的试验用药品接收、发放、回收、退回数量不一致等规范性问题和温湿度记录等真实性问题的发生,提高临床试验的质量。

3. 对临床试验实施的监管　因为三级质控的局限性,机构也可采用研究专业内部和机构办公室外部质控的模式对临床试验实施过程进行质量监管。

内部质控是承接临床试验项目的 PI 指派专人负责质控,质控人员不应是参加研究的研究者,避免既当裁判又当运动员的现象。质控人员最好具备相应中级以上专业技术职称和行医资格,参加过 GCP 培训并取得培训证书,同时必须保证有充分的时间对每份受试者试验文件进行审核。内部质控内容包括:知情同意过程及知情同意书签署是否规范;是否按方案要求的纳入/排除标准入选受试者;是否按方案要求随机分组;是否按方案要求实施随访及完成随访内容;原始病历及 CRF 填写是否真实、准确、及时、完整;CRF 数据是否均可溯源;是否按方案要求记录 AE、SAE、合并用药;试验用药品管理;生物样本管理等。真实、有效、不流于形式的内部质控可第一时间了解并把握临床试验的质量,把好临床试验质量第一关。

外部质控由机构办公室专职质量控制人员负责,承担机构所有专业的临床试验质量监管。质控人员最好具备医师、药师、护理专业中级技术职称,参加过 GCP 及监查、稽查培训并取得培训证书,熟悉临床试验实施的全过程、了解各环节中容易出现的问题及解决方法,具备丰富的临床试验质量控制经验。外部质控内容不仅涵盖临床实施全过程,还包括专业内部质控落实情况。外部质控的目的不仅是完善临床试验质量,还应对质控中发现的问题进行分析、归纳,找出问题的起因、解决和预防的方法,最终完善机构临床试验质量保证体系。

随着机构对临床试验质量的日益重视,除内、外部质控的模式之外还出现机构聘请第三方稽查公司参与监管本院临床试验质量的模式。第三方稽查公司属于独立于临床试验之外,与申办者、CRO、机构、研究者无利益冲突的部门,不仅保证了质控结果的客观性、质控水平的专业性及质控尺度的一致性,也能提供足够的质控时间,避免了机构质控人员因质控经验的不足、质控标准不一、质控时间的缺乏导致对临床试验质量监管力度不够的问题。

在院领导的支持下,机构可将质控考核结果与奖惩机制直接挂钩,机构质控的考核结果直接影响劳务费发放比例;每季度将在研项目质控考核结果纳入各专业组科室季度考评的成绩;将 PI 完成临床试验质量与个人的职称评定挂钩。通过该项制度的有效实施,可提高机构管理工作的有效性和针对性,极大地促进各专业组和 PI 加强质量控制的积极性和主动性,大大提高临床试验工作的质量。[24]

4. 对 CRC 临床试验工作的监管　CRC 是研究者的助手,其专业性和职业性对提高临床试验质量有非常大的帮助。然而,CRC 的从业人员专业背景不强、流动性大、执业水平参差不齐导致其不仅无法帮助研究者正确实施临床试验,甚至起到相反作用。所以机构办公室应对 CRC 有合理的管理。例如,参与本机构临床试验工作的 CRC 需在机构备案,要求其具备医疗、护理、药学等临床相关背景、有 GCP 培训证书及临床试验相关经验,如有必要,还可使其参加临床试验前参加机构进行的资格考试以确定其从业资质;明确 CRC 的工作职责;限制 CRC 承接临床试验的项目数量,并要求其服务的研究团队相对固定,以便提高与研究者和辅助科室的配合度及相似临床试验的熟练程度;定期召开 CRC 例会,对其工作进行评价并给予相应奖惩;定期对 CRC 进行培训和考核,提高其专业技能。机构对 CRC 的监管可提高临床试验的质量。

5. 对申办者/CRO 发起的监查和稽查工作的监管　监查和稽查是申办者对临床试验质量控制的重要手段。目前申办者/CRO 派出的 CRA 素质参差不齐,部分 CRA 只关注临床试验进度而不关心临床试验质量。有的 CRA 甚至为了完成任务,大包大揽越权进行采集标本、填写 CRF 等原本应由研究者完成的工作。为了确保临床试验数据的真实可靠,机构需要对 CRA 的工作进行监管。例如,参与本机构临床试验工作的 CRA 需在机构备案,要求其具备医疗、护理、药学等临床相关背景、有 GCP 培训证书及临床试验相关经验,如有必要,还可使其参加临床试验前参加机构进行的资格考试以确定其从业资质;明确 CRA 的工作职责;定期通过机构对临床试验项目的质控,对其监管工作的频率、内容进行评估,对于不能履行职责的 CRA,应与公司商议更换。机构可要求申办者/CRO 在临床试验实施过程中至少发起一次稽查,并将稽查工作登记在案,了解稽查中发现的问题及解决的办法,对于重大问题应跟踪至解决。

6. 协助伦理委员会对临床试验的监管　机构应加强与伦理委员会的沟通协调,共同对临床试验进行监管。对研究者上报至伦理委员会的 SAE、方案违背要及时获得相关信息,对有可能损害受试者权益和破坏试验科学性的严重方案违背可协同伦理委员会共同召开研究者沟通会,商议问题的起源、解决和预防方法。

7. 协助药监部门对临床试验的监管　机构应积极配合、协助药监部门对临床试验项目的核查。药监部门的核查结果对研究者来说更具有权威性,认可度和重视程度也非常高。机构应对核查工作登记在案,在核查前组织相关研究者熟悉临床试验项目信息,根据质控的结果了解项目存在的问题,以便在现场核查时更能还原事实真相。对于药监部门的核查结果,机构应组织相关研究者进行学习,了解药监部门对临床试验的关注点和法律法规的新要求,避免今后相同问题再次发生。

(四)系统培训

研究者是临床试验的实施主体,国内临床试验的大环境导致有相当一部分研究者对 GCP 知识了解得不透彻,对临床试验缺乏科学、严谨的态度,实施临床试验时随意性强、不严格执行试验方案,对 CRC、CRA 等临床试验的协助人员和监管人员缺乏耐心,上述行为可能会影响临床试验数据,最终降低临床试验质量。所以,具备精湛临床医疗技术水平,同时又拥有较强 GCP 意识和丰富临床试验经验的研究者是临床试验质量保证的关键。对研究者进行系统的、高效的、有针对性的 GCP 和临床试验技能培训是提高临床试验质量的重要手段之一。

目前,各医院药物临床试验机构对研究人员均有不同层次的 GCP 和临床试验技能培训,培训模式包括以下几方面。

1. GCP 知识和临床试验技能培训及考核　根据《药物临床试验机构资格认定办法(试行)》的规定,[22]机构管理人员、专业负责人等应参加国家级培训机构组织的培训班并获得培训证书;其他相关人员可以参加由机构组织的院内培训。国家级培训机构包括 NMPA 高级研修学院、中国药学会等部门,其中 NMPA 高级研修学院的 GCP 培训还可通过网络方式进行。两种方式中现场培训方式效果较好,但需要占用研究者大量时间;通过网络方式进行培训时,研究者的时间和培训场所更为自由,但因缺少监督监管机制,容易出现代替培训情况发生。随着临床试验技术发展和法律法规的不断完善,对研究者的持续性培训也非常必要,应避免出现某些研究者 GCP 证书十多年未更新的现象。此外,对于临床试验骨干还可额外进行国内外举办的临床试验相关强化培训,开阔研究者眼界,起到以点带面提高专业整体临床试验水平的作用。

机构办公室应制订培训计划,按计划进行院内 GCP 现场培训,参加培训的人员不仅包括参与临床试验的医生、护士、技师、药师、CRC 等各级人员,还应包括机构办公室人员、伦理委员会人员、专业组人员及辅助科室人员等临床试验相关人员。授课人员可为外请专家、药监部门人员,也可由机构管理人员及本院资深研究者担任。培训和考核内容应包括 GCP 知识、临床试验管理制度、试验设计技术要求规范、各种 SOP,还可包括各种临床试验案例和临床试验研究体会等,考核合格后可发放院内 GCP 培训合格证书。

各专业也应制订培训计划,对最新的临床试验技术、法律法规要求进行培训与考核,并保留相关记录。

2. 临床试验项目培训　临床试验是一个系统工程,具有参研单位多、持续时间长、样本量大、操作复杂、临床实施难度大等特点。故需要在临床试验准备阶段时召开研究者会，统筹安排临床试验的相关事宜。研究者会由申办者举办，参会人员通常为各个分中心 PI、临床试验主要实施者和机构管理人员。研究者会主要是为了讨论临床试验具体操作过程中可能存在的实际问题并研究解决办法、统一各中心临床试验实施细节、制定试验工作进度与质量标准，同时进行临床试验实施方案、试验各步骤 SOP 的专题培训讲解。

由于不同申办者发起的临床试验项目目的、方法等存在较大差异，在遵循相关法律法规的前提下，项目运行管理及操作模式等各有特点。因此，在临床试验项目启动前各研究中心会对参与试验的研究团队进行项目培训。培训内容包括临床试验方案、试验相关操作的 SOP、最新法律法规及 GCP 知识、知情同意书的签署、AE/SAE 处理、原始记录及 CRF 填写要求、试验用药品管理、合并及禁忌用药、随访要求、生物样本处理及保存等。对于常规临床操作及处理不一致之处，在启动培训会上应做重点强调，必要时采取相应的措施以保证试验的顺利进行。

临床试验项目培训的目的是使研究者掌握试验每个细节的具体操作，确保临床试验高质量地完成。

3. 临床试验质量控制的针对性培训　临床试验质量控制过程中会发现各种问题，针对试验中发现的具体问题对研究者进行 GCP 知识与试验细节相结合的培训，帮助研究者认识问题并了解产生问题的原因，使研究者既知其然又知其所以然，在解决问题、完善临床试验质量的同时起到预防问题再次发生的作用。

针对性培训不应求大求全，无须长篇大论。培训内容单一、主题深入、时间简短、对象明确的培训效果更佳。

临床试验项目结束后可由机构管理部门召集项目质量总结会，PI 主持，研究团队参与，对临床试验过程中发现的问题进行分析，商讨解决方案，找出问题发生原因，保证临床试验项目质量的同时提高研究者临床试验的水平。

(五)信息化建设

早期国内大多数药物临床试验数据还停留在手工记录、处理、审查和纸质提交的方式。这种"手工化""纸质化"方式在临床试验数据管理过程中容易造成数据丢失、信息填写不规范、填写效率低、信息滞后、人为因素干扰导致的擅自修改、瞒报、虚假数据等诸多问题。使得临床试验数据的真实性、准确性、完整性和安全性受到质疑。同时，随着临床试验项目增多，研究者对药物临床试验的管理还停留在旧式的人工管理模式上，容易导致临床试验实施过程中随访超窗、检查/检验漏查等情况,临床试验质量堪忧。机构办公室对临床试验质量监控也存在与临床试验不同步、SAE 等关键环节无法及时把控等问题;对临床试验项目管理也出现工作效率低下、人为疏忽造成数据问题等情况。

随着计算机和网络技术的飞速发展,信息技术在药物临床试验中逐渐得到应用,用于临床试验数据管理和临床试验项目管理的软件层出不穷。例如:药物临床试验数据采集管理系统的应用很好地解决了临床试验过程中大量数据的人工收集、录入、核查、整理等需要耗费大量人力、物力和时间的问题,同时更好地保证了数据的真实性和完整性。临床试验管理系统(clinical trial management system,CTMS)对保障试验质量、规范试验流程、掌握试验进度及提高工作效率起到非常重要的作用。

药物临床试验信息化管理的优势包括:①保证临床试验数据采集的及时和准确,提高数据管理效率;②对各类信息资源进行统一、规范的管理和应用;③缩短信息交互的时空差距,在全球性临床试验中发挥作用;④减少信息收集和处理等过程中人为因素的干扰,保证临床试验中各项规定的实施过程规范化;⑤在发生 SAE 的第一时间发出警告;⑥可以对信息的访问实施有效的安全和权限控制;⑦便于对数据进行溯源性检查;⑧实现各级管理部门对临床试验过程的实时监控。[25]

CTMS 能提醒研究者及时随访、完成各项试验内容,从而保障临床试验质量;可通过单向控制试验流程,提醒并约束申办者或研究者按规定的试验流程进行操作;使机构管理者或研究者能及时了解试验进度、查看试验细节、跟踪试验重要环节、获取试验中 AE/SAE 发生情况等试验信息;可以方便、准确、快捷地抓取临床试验数量、试验类别、试验状态、专业、经费、受试者、研究者、申办者、SAE 等数据,并以设定的表格导出,提高了工作效率;可缩短临床试验流程的时间,提高申办者、研究者和机构管理者的工作效率,节约资源,节省临床研究成本。[26]

四、采取具有针对性的、有效的、持续的质量改进措施

通过质量控制获得临床试验质量问题后,机构办公室不应放任不管,应采用质量管理中质量改进的方法进行处理、跟进,解决质量问题,最终提高临床试验的质量。

临床试验的质量改进措施包括纠正错误、补充说明、消除错误原因。针对不同的质量问题应采取不同的措施。例如:CRF 中的数据与原始文件中的数据不一致、AE/SAE 漏记、合并用药漏记、试验文件中数据记录错误、可补充的

试验文件缺失等质量问题可使用修改数据、补报遗漏、补充文件等纠正错误的方式改进;违背方案入组、随访超窗、检查/检验漏项、不可补充的试验文件(如试验用药品储存温度记录等)缺失等无法通过纠正错误方式改进的质量问题可通过提供说明文件(如试验用药品稳定性实验文件、递交伦理委员会的方案违背等)的方式来改进。

对于因体系的原因造成的系统性、共性的质量问题,在使用纠正错误、补充说明等方式改进质量问题的同时,还可通过针对性培训、建立和完善临床试验相关制度和 SOP 等消除错误原因的方法从根源上改进造成质量问题的因素,预防、避免相同质量问题的出现,达到持续性改进的目的。例如:某临床试验中出现较多 AE 漏记的情况,经调查为同一研究者所为。在补报 AE 纠正错误的同时,还可采取对该研究者进行 AE 方面的针对性培训这种消除错误原因的质量改进方式避免再次出现相同质量问题。

五、PDCA 循环是科学的临床试验质量管理方式

PDCA 循环是美国质量管理专家休哈特博士首先提出的,经戴明采纳、宣传后获得普及,所以又称戴明环。

2017 年 7 月 1 日实施的中华人民共和国国家标准(GB/T19001-2016/ISO9001:2015)质量管理体系(要求)0.3.2 中提出"PDCA 循环能够应用于所有过程以及整个质量管理体系",并在第 4~10 章阐述了如何构成 PDCA 循环[27]。

PDCA 是英语单词 Plan(计划)、Do(执行)、Check(检查)和 Act(处理)的第一个字母的缩写词,PDCA 循环是按照 P—D—C—A 这样的顺序进行全面质量管理,并且循环不止地进行下去的科学程序。

第一阶段:计划阶段(P)。

主要内容是制订质量目标、活动计划、实施方案。实施步骤如下。

(1)分析临床试验质量现状,找出存在的质量问题。

(2)分析产生质量问题的各种原因和影响因素。

(3)从各种原因中找出质量问题的主要原因。

(4)针对造成质量问题的主要原因,制订技术措施方案,提出解决措施的计划并预测预期效果,然后具体落实到执行者、时间进度、地点和完成方法等各个方面。

第二阶段:执行阶段(D)。

就是具体组织和实施指定的计划和措施,这是质量管理循环的第五步。

第三阶段：检查阶段（C）。

这是质量管理循环的第六步。主要是在计划执行过程中或执行之后，检查执行情况是否符合计划的预期结果。

第四阶段：处理阶段（A）。

（1）总结经验教训，巩固成绩，处理差错，正确的加以肯定，总结成文，制定制度和标准。

（2）提出尚未解决的问题，通过检查，对于效果还不显著，或者效果还不符合要求的一些措施，以及没有得到解决的质量问题，把其列为遗留问题，作为下一个循环的计划目标。

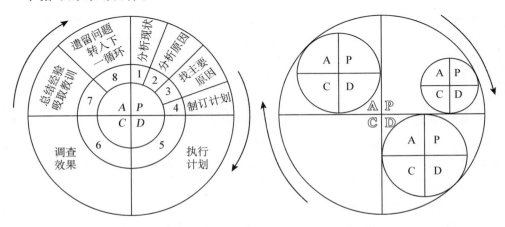

图 7-1　质量管理循环的 8 个步骤

PDCA 循环，落实到质量管理行为中分别为：质量策划、质量控制、质量改进和质量保证。PDCA 循环可以使质量管理的方法和工作步骤更加条理化、系统化、图像化和科学化。它具有如下特点。

（1）大环套小环，小环保大环，推动大循环。PDCA 循环作为质量管理的基本方法，不仅适用于整个临床试验项目，也适用于整个临床试验机构和临床试验研究团队、临床试验实施环节乃至研究者、CRA、CRC、机构管理者等个人。与临床试验相关的各个部门、各个人员根据各自的质量目标，都有自己的 PD-CA 循环，层层循环，形成大环套小环，小环里面又套更小的环。大环是小环的母体和依据，小环是大环的分解和保证。各部门、各人员的小环都围绕着实现提高临床试验质量的总目标朝着同一方向转动。

（2）不断前进、不断提高。PDCA 循环就像爬楼梯一样，一个循环运转结束，临床试验的质量就会提高一步，然后再制定下一个循环，再运转、再提高，不断前进,不断提高。

(3)形象化。PDCA 循环形象地描述了一个临床试验科学管理方法。

综上所述,PDCA 循环是质量计划的制订和组织实现的过程,是临床试验全面质量管理的思想基础和方法依据。

六、PDCA 在质量控制中的应用案例分析

案例一[28]

机构办公室质量管理部门通过对某一药物临床试验项目进行试验中期质量控制时发现,该项目大约 1/2 受试者签署的知情同意书(informed consent form,ICF)存在研究者签署日期笔迹与受试者签署日期笔迹高度相似的问题,且均为同一研究者所为。PDCA 的处理方法:

质量现状(P) 该临床试验项目有约 1/2 的 ICF 存在研究者代签受试者日期的行为,且为同一研究者所为。

分析原因(P) 通过调查发现:①该研究者因出专家门诊未参加启动会培训,之后 CRA 也未对其进行临床试验项目培训;②该研究者作为主要实施项目的研究者之一,之前未参加过临床试验,研究团队未对无临床试验经验的研究者进行有效管理;③CRA、机构办公室质量控制人员未及时发现该问题。

制订计划(P) ①机构办公室质量控制人员、研究者和 CRA 共同协商问题的处理方法;②由机构办公室质量控制人员对该研究者进行 ICF 规范签署的针对性培训,同时进行 GCP 培训;③CRA 对该研究者进行试验方案培训;④CRA 未对启动会缺席研究者进行培训,且试验实施过半也未发现此问题,说明 CRA 监查水平和力度存在缺陷,需要 CRA 提供说明和整改方案;⑤分析机构办公室质量控制人员未及时发现问题的原因并提出整改方案;⑥针对研究专业对无临床试验经验的研究者参加临床试验一事提出整改方案。

实施计划(D) ①由该研究者对此问题进行说明,并提供受试者住院病历中描述有知情同意过程的当日病程复印件,进而证明 ICF 上的签署日期与实际签署 ICF 日期一致,上述文件提交到伦理委员会报方案偏离;②落实该研究者的 ICF 规范签署的针对性培训、GCP 培训、试验方案培训,并保留培训记录;③调查发现 CRA 负责的中心数较多,来本中心进行监查的次数较少,经协商,要求 CRA 每月至少来本中心监查 1 次;④机构办公室质量控制人员根据 SOP 规定,对短期项目仅质量控制一次,经考虑,今后对风险较大的短期项目增加早期质量控制频率;⑤研究专业规定无临床试验经验的研究者不能作为主要实施者参加临床试验,且参加临床试验前需经过 CRA 的培训。

检查效果(C)　至该项目试验结束,机构办公室质量控制人员在新筛选3例和10例受试者时针对ICF签署进行2次质量控制,再未发现研究者代签ICF日期现象。

处理和改进(A)　①研究专业应制定相应SOP,对无临床试验经验的研究者参加临床试验进行有效管理;②机构办公室修改质量控制的SOP,应基于风险进行质量控制,对临床经验缺乏或质量问题较多的研究团队承接的项目,需要酌情增加质量控制频率。

案例二[28]

机构办公室质量管理部门按预先设置的质量控制计划对某一药物临床试验项目进行试验早期质量控制时发现,该项目从启动会开始至计划质量控制时间这1个多月期间已入组40余例受试者,研究者、CRA和CRC均未在入组1~2例受试者时通知机构办公室质量管理部门进行早期质量控制。在进行质量控制时,发现该项目问题较多:①部分ICF副本未交予受试者留存;②违背方案入组3例;③1例SAE漏报;④6例受试者合并用药未记录;⑤全部CRF均未填写。PDCA的处理方法如下。

质量现状(P)　①未按机构办公室要求进行早期质量控制;②该项目存在较多重要问题。

分析原因(P)　①该专业为医院重点专业,下设多个病区分别管理,该项目PI为专业负责人,除其所在病区外,其他病区均有研究者参加,因参研的研究者较多,实施临床试验的经验参差不齐,且没有配备一个PI助理进行统一管理;②CRO公司为该项目仅配备1名CRA,因参研的病区多,受试者入组快,导致监查力度不够;③该项目SMO公司配备的CRC在试验启动后辞职,后续的CRC没有及时到岗;④试验项目启动会时机构办公室质量控制人员未强调质量控制频率,故出现入组早期无人通知机构质量管理部门进行质量控制的情况。

制订计划(P)　①机构办公室要求PI召开临床试验质量会议,试验各方均需要参与;②由机构办公室质量控制人员讲解发现的问题,共同协商处理方式;③机构办公室质量控制人员对研究者进行ICF规范签署的针对性培训,同时进行GCP培训;CRA对研究者进行试验方案培训;④PI解决项目统一管理问题;⑤CRO公司解决监查力度问题;⑥SMO公司解决CRC问题;⑦建立机构办公室质量控制人员与CRA、CRC的沟通渠道。

实施计划(D)　①由PI召开临床试验质量会议,参与者为各病区参研的研究者、机构办公室、申办者、CRO、SMO公司。②机构办公室质量控制人员讲解发现的问题,共同协商的处理方式如下:a)由 CRC 提醒研究者在未获得 ICF 副本的受试者回医院随访时将 ICF 副本交予受试者;对于筛选失败不再回医院的受试者,CRC 协助研究者用快递的方式将 ICF 副本发送给受试者,并留下快递单等相关证据;b)3 例违背方案入组受试者的方案偏离上报伦理委员会并进行相应的评估和处理;c)漏报的 1 例 SAE 报告申办者;d)由研究者补填合并用药;e)新到的 CRC 填写 CRF。③机构办公室质量控制人员对研究者进行针对性培训,CRA 进行方案培训。④由 PI 设置一名 PI 助理负责该临床试验项目的管理工作,该名研究者需有一定的临床试验经验和从事该试验项目的充足时间。⑤申办者与 CRO 公司协商再委派一名 CRA 以协助监查该临床试验项目。⑥申办者与 SMO 公司协商要求配备一名有经验的 CRC,并有 CRC 预备人员以备不时之需,机构办公室质量控制人员及 CRA 对其进行培训。

检查效果(C) 上述举措整改后,需由机构办公室质量控制人员核实,之后机构办公室质量控制人员对该项目进行多次针对性质量控制,至该项目试验结束,再未发生 ICF 副本未交予受试者留存、违背方案入组、SAE 漏报、CRF 记录不及时的现象。

处理和改进(A) ①为加快临床试验进度,多科室、多病区、多研究者参与同一临床试验,如无有效的临床试验管理手段会导致临床试验出现诸多的质量问题。针对该现象,机构办公室在项目形式审查时对上述情况应设置更严格的管理要求,例如:必须设置 PI 助理进行统一管理、要求增加监查力度和机构办公室质量控制频率,该项要求应在项目形式审查 SOP 中体现。②该项目体现出来的研究者 GCP 意识薄弱、对临床试验的重视程度不高、机构办公室对临床试验实施环节的培训力度不够,作为遗留问题可作为下一个 PDCA 循环的计划目标。

七、药物临床试验机构对临床试验项目的质量控制 SOP 模板

为确保药物临床试验的质量,药物临床试验机构遵循国内外相关法律法规,对药物临床试验实施质量控制。

机构办公室应配备专职的质量控制人员负责在本机构实施的临床试验的质量。

制订质量控制计划:根据临床试验项目的风险、实施临床试验的组专业和研究团队的临床试验经验和水平制订质量控制计划。

质量控制内容:应贯穿临床试验整个实施过程,内容包括:临床试验条件与合规性;临床试验原始文件是否齐全;知情同意过程及知情同意书的签署是否

规范;是否按方案要求的纳入/排除标准入选受试者;是否按方案要求随机分组;是否按方案要求实施随访及完成随访内容;原始文件及 CRF 填写是否真实、准确、及时、完整;CRF 数据是否均可溯源;是否按方案要求记录 AE、SAE、合并用药;试验用药品管理;生物样本管理等。

质量控制形式:根据项目具体情况抽查部分质量控制内容涉及的所有受试者的试验资料,或抽查部分受试者的所有质量控制内容。

质量控制频次:原则上于前期(入组 1~2 例且临床试验实施的关键节点完成后进行,比如入组随机第一次给药完成后,无须等到该受试者完成全部随访)、中期(入组约 1/2 试验例数)、后期(试验结束)分别进行质量控制。研究时间为 2 年以上的临床试验,可根据随访情况额外增加质量控制次数。对于特殊情况,如药品监督管理部门检查前;监查、稽查发现了重大问题等可进行针对性的质量控制。

质量控制流程:质量控制人员制订质量控制计划,实际质量控制时间由计划时间和问询(或研究者、CRA、CRC 通知)获得的受试者入组情况确定,质量控制人员按计划进行质量控制,出具质量控制报告。由 CRA 或 CRC 联系研究者针对质量控制报告内容进行项目整改,整改完毕由质量控制员复核,复核合格后该次质量控制行为结束。

临床试验项目结束后,质量控制人员根据历次质量控制报告内容出具项目的质量报告,并将相关质量控制报告、质量报告发送至机构办公室主任、该项目 PI 及相关专业负责人。

质量控制报告、质量报告、质量控制流程单等纸质质量控制文件,需要交予机构办公室主任审核,并在质量报告签字后由质量控制人员统一管理。

第五节　临床试验常见问题及
质量控制案例分析

一、临床试验常见问题

　　临床试验参与人员众多,过程复杂,出现的问题也五花八门。现根据NMPA 颁布的《药物临床试验数据现场核查要点》,结合国家药监局食品药品审核查验中心 2017 年 7 月 21 日颁布的药物临床试验数据核查阶段性报告(2015 年 7 月—2017 年 6 月)列举的例子,[3]分别阐述以下 9 个环节中发生的一些常见问题:临床试验条件与合规性、临床试验文件管理、知情同意过程及知情同意书签署、方案实施、试验文件记录及数据溯源、AE 及 SAE、合并用药、试验用药品管理、生物样本管理。

(一)临床试验条件与合规性

　　临床试验实施内容与 NMPA 颁发的药物临床试验通知书(或批件)内容不一致。例如:通知书(或批件)中批准的试验用药品规格为 5 毫克/片,实际使用了 10 毫克/片的试验用药品。

　　伦理委员会批准日期晚于试验实施日期。例如:初次审查结论为"修正后同意",日期为 2016 年 7 月 1 日;修正后审查结论为"同意",日期为 2016 年 7 月20 日;第一例受试者入组时间为 2016 年 7 月 12 日。

　　伦理审查批件及记录不完整。例如:某临床试验项目仅能提供伦理审批件,无出席伦理审查会议的签到表、会议记录、表决票。

　　药物临床试验未在获得 NMPA 备案的医院或专业中实施。例如:用于治疗阴道炎的某妇科用栓剂的 Ⅲ 期临床试验的实施中心在 NMPA 网站备案,但其备案专业中不包括妇科专业。

　　人类遗传资源采集、收集有外资参与的临床试验项目,未经中国人类遗传资源管理办公室(遗传办)审批(或备案)开始实施临床试验。例如:某临床试验项目需要采集受试者血样并将其送至中心实验室检测,该项目申办者/CRO公司具有外资背景,未获遗传办审核批准(或备案)即开展临床试验。

研究者授权分工存在的问题。例如:某药物临床试验PI授权无医师资格证的研究生进行知情同意;签署ICF的研究者未被PI授权;授权CRC进行血样采集;授权分工表无PI签字确认。

研究者资质存在的问题。例如:参与试验的研究者无医师、护士等相关专业资格;执业地点不在本医疗机构;无研究者履历;未经过临床试验方案、试验相关操作、GCP培训。

(二)临床试验文件管理

未提供研究者手册/研究者须知,或研究者手册版本未更新。

试验方案存在的问题。例如:无PI签字确认、无版本号及版本日期、试验期间方案更新未经过伦理委员会批准后实施。

ICF存在的问题。例如:无版本号及版本日期、试验期间ICF更新未经过伦理委员会批准后使用。

临床试验合同存在的问题。例如:合同经费未覆盖临床试验所有开支;无机构、申办者和(或)CRO法人/法人代表、PI签字并加盖公章。

实验室检查正常值范围文件存在的问题。例如:内容未涵盖方案中要求检测的项目;无实验室相关负责人或PI签字确认;未及时更新。

实验室操作的质控证明文件存在的问题。例如:内容未涵盖方案中要求检测的项目;未及时更新。

临床试验启动文件存在的问题。例如:启动日期早于伦理批准和合同签署日期、晚于第一例受试者签署ICF日期;未提供参会人员签到表;未提供培训资料。

受试者筛选/入选表存在问题。例如:未记录筛选失败受试者的筛选过程信息及筛选失败的原因;筛选时间晚于入组时间/随机号发放时间;表格中涉及受试者姓名、联系方式、病历号等身份鉴别信息。

受试者鉴认代码表存在问题。例如:未涵盖受试者姓名、联系方式、病历号等身份鉴别信息;信息与医院住院病历或原始研究病历等其他相关资料不一致。

未提供试验相关物资交接、回收记录。

完成受试者编码目录存在问题。例如:未涵盖受试者入组日期、完成受试者出组日期;未记录未完成试验受试者的试验过程信息及未完成原因。

(三)知情同意过程及知情同意书签署

签署的 ICF 份数与实际筛选人数不一致。例如:未保存筛选失败受试者 ICF。

未填写受试者或其法定代理人签名、日期、联系电话,以及研究者签名、日期、联系电话。

研究者代签受试者姓名、日期、联系电话。

有行为能力的受试者 ICF 由其法定代理人签名且无代签理由。

法定代理人代签受试者姓名时未注明与受试者关系。

CRC 签署 ICF。

签署 ICF 的研究者未被 PI 授权。

未给受试者提供 ICF 副本。

签署日期早于伦理委员会批准日期或启动会日期。

知情同意过程未在住院病历或门诊病历中体现。

(四)方案实施

违背纳入/排除标准入组受试者。例如:入选标准中要求受试者 ALT、AST 检验结果正常,某受试者 ALT 异常,复测后依旧异常,研究者认为两次检测结果均属于异常无临床意义,入组该受试者。

未按方案要求进行检查、检验。例如:方案中要求对参加试验的育龄期女性进行尿妊娠试验,某 20 岁女性受试者自述未婚且无性行为,故研究者未对其进行尿妊娠试验。

在签署 ICF 前,对受试者进行与临床试验有关但与常规医疗无关的检查、检验。

未按方案要求的随访日期进行随访,未完成方案要求的随访内容。

未按方案要求进行随机。

(五)试验文件记录及数据溯源

伪造原始文件。例如:受试者按方案要求 2016 年 5 月 2 日需要进行心电图检查,但当日未检查。受试者 2016 年 11 月 2 日随访时,研究者调整心电图日期至 2016 年 5 月 2 日,用此次受试者心电图作为 2016 年 5 月 2 日心电图。

原始文件缺失。例如:剂型为注射剂的试验用药品需要根据受试者体重现场配制剂量进行个体化给药,研究护士未记录配制时间、受试者体重和使用剂量。

原始文件记录不及时。例如：药物Ⅰ期临床试验中采血时间点当时未记录，后期根据研究者回忆补充记录，最后因后补时间点不准确出现护士1分钟内采集8位受试者血液样本的现象；或者研究者怕回忆出错，直接照抄理论采血时间，造成上千个样本采集时间完全与理论采集时间吻合的现象。

试验文件记录不完整，修改不规范，无研究者签署姓名、日期。

试验文件数据与源数据不一致。例如：CRF显示受试者体重为56kg，研究病历中为62kg，住院病历中为67kg。

原始文件由未被授权的人员记录。例如：试验中发生的AE/SAE报告表由CRC填写。

原始文件非操作者本人记录。例如：受试者日记卡由研究者记录。

检查、检验结果研究者未签署姓名、日期进行确认，未对异常值进行临床判定。

用热敏纸打印的检查/检验结果（如心电图）未保存可长期留存的清晰备份。

住院患者/门诊患者参加临床试验时，研究者未在住院病历/门诊病历中体现受试者知情同意过程。

CRF中数据无法溯源。例如：CRF中记录了2016年5月2日血生化检验中谷丙转氨酶、谷草转氨酶、肌酐、尿素氮等数值，但医院LIS中2016年5月2日仅有肝功能的检验结果，肌酐、尿素氮数值无法溯源。

试验实施过程无法溯源。例如：药物Ⅰ期临床试验中要求受试者服药前30分钟进食高脂早餐，研究者未记录高脂早餐食谱及进食时间，无法对该过程进行溯源。

总结报告数据与原始文件不一致。例如：总结报告中试验用药品批号等信息、试验筛选/入组/完成例数、受试者信息、试验用药品使用信息、检查/检验结果、AE/SAE、合并用药/禁忌用药、方案违背等数据与原始文件不一致。

（六）AE 及 SAE

AE/SAE记录不全。例如：受试者随访期间在家不慎摔倒导致骨折入院治疗，研究者认为该事件与试验无关，故未记录SAE。

对异常且有临床意义的数据未及时复查，并未做相应记录。例如：受试者筛选期谷丙转氨酶、谷草转氨酶正常，出组时高于正常值上限1.5倍，研究者判定为异常且有临床意义，但未进行复查。

AE/SAE报告表内容填写不全。例如：SAE"发生及处理的详细情况"栏目中的描述过于简单，无受试者入组时间、诊断、重要病史、救治过程等内容。

修改 AE/SAE 报告表内容且无修改原因和修改依据。例如：AE 记录表中研究者将该 AE 与试验用药品的关系由可能有关修改为可能无关，根据方案规定实际应判定为可能有关。

发生 SAE 后研究者需及时报告申办者，未保留相关文件。

SAE 仅有首次报告，无随访或总结报告。例如：研究者于 2016 年 5 月 12 日电话随访获知受试者 2016 年 5 月 10 日因"腹痛待查，肝功能损伤"入院治疗上报 SAE 首次报告，截止至随访当日该受试者病情未好转，肝功能未得到改善，且无后续跟踪随访。

（七）合并用药

合并用药记录不全。例如：受试者在出院随访期间患上感冒并使用了感冒清热颗粒，研究者认为该药对试验用药品无影响故未记录合并用药。

使用方案规定的禁忌用药。例如：某抗凝药物临床试验中，研究者使用了方案禁用的抗凝药物肝素，影响了试验用药品的疗效评判。

（八）试验用药品管理

试验用药品的接收、发放、使用、回收、退回和保存记录文件不全。例如：某些常温保存的试验用药品未按方案要求记录温湿度。

试验用药品接收、发放、使用、回收、退回和保存的实施者非 PI 授权的药品管理员。例如：研究者直接从未上锁的药柜中取药。

试验用药品的接收、发放、使用、回收、退回记录内容不全。例如：接收、回收记录中无试验项目信息、药物编号、批号、数量、有效期、运输条件、交接各方签署姓名、日期等；发放、使用记录中无受试者编号、数量、药物编号等。

受试者的试验用药品发放、使用、回收数量不一致。例如：研究者发放某受试者 100 片试验用药品，该受试者实际使用 90 片，回收 8 片，未记录受试者在家中服药时遗失的 2 片。

试验用药品接收、使用、退回数量不一致。例如：研究者接收申办者提供的试验用药品 1000 片，试验结束后退回申办者 98 片，入组的 10 名受试者按方案要求共使用 900 片，因未记录某受试者遗失的 2 片导致数量不一致。

受试者未按方案要求使用试验用药品。例如：方案要求受试者服药依从性为 85%～110%，研究者发放某受试者 110 片，方案要求服用 100 片，实际只服用 80 片。

受试者的试验用药品使用记录中数量与受试者日记卡中使用数量不一致。

未提供试验用药品质量检验报告或质检报告内容与接收的试验用药品不

一致。例如:质检报告中被检药品批号与接收的试验用药品批号不一致。

未提供试验用药品运送过程中的温度记录。

未提供试验用药品运送或保存过程中使用的温度计校准证明文件,或该证明文件过期。

使用了超出有效期的试验用药品。

试验用药品运送或保存条件与方案要求不一致。例如:方案要求某试验用药品运送、保存条件为"阴凉、干燥",实际为室温保存。

试验用药品温湿度记录不合常理。例如:温湿度记录由同一药品管理员每天记录持续 2 年多,即所谓的"劳模效应"。

(九)生物样本管理

生物样本未按方案要求保存,或未留存保存记录。例如:方案要求血液样本放置－70 ℃保存,研究者无低温冰箱,实际在－20 ℃冰箱保存。

未按方案要求处理、分装生物样本。例如:方案要求血液样本离心前须加入稳定剂,研究者未加稳定剂直接离心。

生物样本转运未留存转运记录,或转运记录中内容不全。例如:转运记录中无样本转运数量、转运条件、冷链运输记录等。

未提供生物样本运送或保存过程中使用的温度计校准证明文件,或该证明文件过期。

国家食品药品监督管理总局食品药品审核查验中心颁布的药物临床试验数据核查阶段性报告(2015 年 7 月～2017 年 6 月)中显示,依据《药物临床试验数据现场核查要点》对缺陷进行分类,发现缺陷条款数量最多的部分依次为:临床试验过程记录及临床检查、化验等数据溯源方面(占 28.1％)、方案违背方面(占 12.0％)、试验用药品管理过程与记录方面(占 11.6％)和安全性记录、报告方面(占 10.1％),共发现缺陷 3161 项,占总缺陷项的 61.8％。[3]

第六节　延伸阅读

一、《京津冀药物临床试验机构日常监督检查标准》(C.专业检查项目-临床试验项目抽查)[10]

检查环节	临床试验项目抽查	关键项
C7.临床试验许可与条件	C7.1 开展临床试验,应当获得药品监督管理部门许可,或按照要求完成备案。药物临床试验应当在批准后三年内实施。项目开始实施时间(首例受试者签署知情同意书)不早于试验许可或备案时间	*
	C7.2 开展临床试验应经伦理委员会审查同意。项目开始实施时间不得早于伦理批准时间	*
	C7.3 项目保留的伦理审查批件等应与伦理委员会保留文件一致,并及时更新	
	C7.4 知情同意书、试验方案、招募方式及信息等试验相关文件应当经过伦理委员会审查批准,文件资料应当注明版本号及版本日期	
	C7.5 研究者、机构与申办者或合同研究组织应在试验开始前签署临床试验合同,对相关的责任义务进行约定	
	C7.6 研究者和临床试验机构应当具备与所承担试验项目相适应的条件	
	C7.7 临床试验各环节参与人员应得到授权。被授权人员应得到与授权内容相适应的培训,应具备临床试验所需的专业知识、培训经历和技术能力	
	C7.8 对受试者的相关医学判断和处理必须由本机构具有执业资格的医护人员执行并记录	
	C7.9 医疗机构临床实验室应当参加经国家卫生健康部门认定的室间质量评价机构组织的临床检验室间质量评价。应当对试验相关检验仪器、检验项目和对临床检验结果有影响的辅助设备定期进行校准	

（续表）

检查环节	临床试验项目抽查	关键项
C8.知情同意	C8.1 研究者应当使用经伦理委员会同意的最新版的知情同意书和其他提供给受试者的信息。如有必要，临床试验过程中的受试者应当再次签署知情同意书	
	C8.2 知情同意书内容及知情同意过程应符合《药物临床试验质量管理规范》有关要求	
	C8.3 知情同意书的版本、签署者及见证人（如需要）的签字、签署时间等应符合《药物临床试验质量管理规范》有关要求	
	C8.4 受试者筛选时间不得早于知情同意书签署时间	
C9.受试者筛选入组及方案执行	C9.1 应根据临床试验方案的纳入/排除标准筛选受试者并留存支持性证据	
	C9.2 受试者鉴认代码表或筛选、体检等原始资料应当涵盖受试者身份鉴别的基本信息	
	C9.3 应根据临床试验方案规定的随机化程序和给药方案给予受试者试验用药品	
	C9.4 开展盲法试验，应按照试验方案的要求设盲、保持盲态和实施揭盲；意外破盲或因严重不良事件需紧急揭盲应书面说明原因	
	C9.5 应按照临床试验方案规定的试验流程和评估方法实施试验	
	C9.6 生物样本采集、处理、保存、转运等过程应符合试验方案及相关规定的要求并保存记录。生物样品管理各环节的异常情况应当及时评估、处理、记录	
	C9.7 除临床试验方案或者其他文件（如研究者手册）中规定不需立即报告的严重不良事件外，研究者应当立即向申办者书面报告所有严重不良事件，随后应当及时提供详尽、书面的随访报告。涉及死亡事件的报告，研究者应当向申办者和伦理委员会提供其他所需要的资料，如尸检报告和最终医学报告	
	C9.8 应按照临床试验方案、标准操作规程等对安全性指标及时做出合理的判断和处置，确保发生不良事件、严重不良事件的受试者得到及时合理的治疗并保存相关记录	
	C9.9 受试者的退出应当按照临床试验方案的要求执行，记录实际情况并保存原始记录	
	C9.10 研究者应监管所有研究人员执行临床试验方案，并采取措施实施临床试验的质量管理	

检查环节	临床试验项目抽查	关键项
C10. 临床试验数据和档案管理	C10.1 临床试验相关原始记录的管理应符合医疗和试验要求	
	C10.2 研究者应当监督试验现场的数据采集、各研究人员履行其工作职责的情况，确保所有临床试验数据是从临床试验的源文件和试验记录中获得的，是准确、完整、可读和及时的	
	C10.3 研究者应当按照申办者提供的指南填写和修改病例报告表，确保病例报告表及有关报告中的数据准确、完整、消晰和及时	
	C10.4 以患者为受试者的临床试验，相关医疗记录应当载入门诊或住院病历系统。病史记录中应当记录受试者知情同意的具体时间和人员	
	C10.5 临床试验机构的信息化系统具备建立临床试验电子病历条件时，研究者应当首先选用。计算机化系统应当经过必要的系统验证；应当设置用户管理、角色管理和权限管理；应当具有稽查轨迹功能，能够显示修改数据与修改原因的记录；应当有必要的数据备份措施	
	C10.6 源数据应当具有可归因性、易读性、同时性、原始性、准确性、完整性、一致性和持久性	
	C10.7 源数据和病例报告表中的数据修改应当留痕，不能掩盖初始数据，保留修改轨迹，必要时解释理由，修改者签名并注明日期	
	C10.8 应确保原始记录与病例报告表和总结报告（或数据库）中记录信息的一致性，如筛选、入选和完成临床试验的例数；不良事件和严重不良事件；筛选失败、脱落、中止、退出的病例及其原因等	
	C10.9 计算机化系统数据修改的方式应当预先规定，其修改过程应当完整记录，原数据（如保留电子数据稽查轨迹、数据轨迹和编辑轨迹）应当保留	
	C10.10 研究者和临床试验机构应当按"临床试验必备文件"和药监管理部门的相关要求，妥善保存试验文档	
	C10.11 用于申请药品注册的临床试验，必备文件应当至少保存至试验药物被批准上市后 5 年；未用于申请药品注册的临床试验，必备文件应当至少保存至临床试验终止后 5 年	
C11. 临床试验数据溯源	C11.1 病例报告表中入组、知情同意、病史或伴随疾病访视、用药医嘱、病情记录等信息与试验原始记录及 HIS 信息应具有关联性和一致性	
	C11.2 病例报告表、总结报告与试验原始记录、HIS 中的合并用药/治疗的记录一致	
	C11.3 病例报告表中的检查数据与检验科、影像科、心电图室、内镜室（LIS、PACS 等信息系统）等检查数据应一致	

（续表）

检查环节	临床试验项目抽查	关键项
C12.试验用药品管理	C12.1 试验用药品应有来源证明和检验报告,其制备应当符合临床试验用药品生产质量管理相关要求	
	C12.2 应指派有资格的药师或其他人员管理试验用药品	
	C12.3 试验用药品的接收、贮存、分发、回收、退还及未使用的处置等环节应有记录且数量逻辑相对应	
	C12.4 试验用药品运输和储存过程中的条件应当符合方案要求	
C13.安全性信息管理	C13.1 研究者应严格按照《药物临床试验质量管理规范》等有关要求向申办者书面报告严重不良事件、随访情况,并按规定提交相关资料	
	C13.2 研究者收到申办者提供的临床试验的相关安全性信息后应当及时签收阅读,并考虑受试者的治疗,是否进行相应调整,必要时尽早与受试者沟通,并应当向伦理委员会报告由申办方提供的可疑且非预期严重不良反应	
	C13.3 研究者提前终止或者暂停临床试验时,应按照《药物临床试验质量管理规范》相关要求实施	
C14.委托研究	C14.1 临床试验涉及的所有由其他部门或单位进行的研究、检测等工作,应有委托协议/合同,应对委托方和被委托方的责任义务予以明确,委托方负责对被委托机构进行审计。被委托机构出具的报告书或图谱等研究结果应为加盖其公章的原件	
C15.其他	C15.1 检查过程中是否发现真实性问题或严重危害受试者权益与安全的问题	*
	C15.2 生物样品分析部分参照国家有关技术指南、数据核查要点等相关内容	

注:C. 专业检查项目包括 15 个检查环节、68 个检查项目,其中关键项目 10 项,一般项目 58 项。如仅涉及对备案条件的检查,检查内容包括 20 个检查项目(不涉及 C5、C7~C15),其中关键项目 7 项,一般项目 13 项。

参考文献

[1] 国家药品监督管理局.国家药监局 国家卫生健康委关于发布药物临床试验质量管理规范的公告(2020 年第 57 号)[EB/OL]. 2020-04-26. http://www. nmpa. gov. cn/WS04/CL2138/376852.html.

[2] GB/T6583-1994,质量管理和质量保证(术语)[S]. 1995-06-30:3.2.

［3］国家食品药品监督管理总局食品药品审核查验中心. 药物临床试验数据核查阶段性报告(2015 年 7 月～2017 年 6 月)［EB/OL］. 2017-07-21. https：//www. cfdi. org. cn/resource/news/9136. html.

［4］广东省药学会. 药物临床试验质量管理·广东共识(2020)［EB/OL］. 2020-08-01. http：//www. sinopharmacy. com. cn/notification/1742. html.

［5］International Conferenceon Harmonization of Technical Requirements for the Registration of Pharmaceuticals for Human Use. Integrated Addendum to ICH E6(R1)：Guideline for Good Clinical Practice E6(R2)，Current Step 4 version［EB/OL］. 9 November 2016. http：//www. ich. org/fileadmin/Public_Web_Site/ICH_Products/Guidelines/Efficacy/E6/E6_R2__Step_4_2016_1109. pdf

［6］国家食品药品监督管理局. 关于发布药物临床试验机构资格认定复核检查标准的公告(2009 年 第 65 号)［EB/OL］. 2009-11-02. http：//www. nmpa. gov. cn/WS04/CL2138/299889. html.

［7］国家药品监督管理局，国家卫生健康委. 关于发布药物临床试验机构管理规定的公告(2019 年 第 101 号)［EB/OL］. 2019-11-29. http：//www. nmpa. gov. cn/WS04/CL2138/371670. html.

［8］田少雷. 药物临床试验与 GCP［M］. 北京：北京大学医学出版社，2003：77-91.

［9］王白璐. 药物临床试验质量管理评价研究［D］. 山东：山东大学医学院，2012.

［10］北京市药品监督管理局，天津市药品监督管理局，河北省药品监督管理局. 关于做好药物临床试验机构高质量监管工作的通知(京药监发〔2021〕170 号)［EB/OL］. 2021-07-19. http：//yjj. beijing. gov. cn/yjj/zwgk20/zcwj24/tz7/11031100/index. html.

［11］彭朋，元唯安，胡蕙慧，等. 临床试验质量保证体系中的问题及相应对策［J］. 中国临床药学杂志，2013，22(2)：109-112.

［12］程晓华，杨茗钫，刘丽忠，等. 全面构建医院药物临床试验质量保证体系［J］. 中国医院药学杂志，2013，33(13)：1089-1091.

［13］杨春梅，黎艳艳，李华荣. 药物临床试验机构办公室对临床试验的二级质量控制［J］. 医药导报，2014，33(2)：271-274.

［14］闫妍，时钢. GCP 与临床试验质量管理［J］. 现代药物与临床，2013，28(1)：63-65.

［15］高宏伟，崔英子，王泽玉. 药物临床试验质量控制的多维质控度探讨［J］. 长春中医药大学学报，2013，29(3)：529-530.

［16］沈玉红，张正付，张琼光，等. 药物临床试验"三级质控"体系的常见问题与改进建议［J］. 中国新药与临床杂志，2016，35(10)：721-723.

［17］刘超. 中国临床监查员履职与障碍因素分析［D］. 浙江：浙江工业大学，2013.

［18］张正付，沈玉红，李正奇. 我国药物临床试验监管现状［J］. 中国临床药理学与治疗学，2011，16(9)：961-964.

［19］国家食品药品监督管理局. 关于印发药物临床试验伦理审查工作指导原则的通知(国食药监注〔2010〕436 号)［EB/OL］. 2010-11-02. http：//www. gov. cn/gzdt/2010-11/08/

content_1740976. html.

［20］国家食品药品监督管理总局. 关于发布药物临床试验数据现场核查要点的公告（2015年第 228 号）［EB/OL］. 2015-11-10. http：//www. nmpa. gov. cn/WS04/CL2138/300066. html.

［21］国家药品监督管理局. 国家药监局关于发布药物临床试验必备文件保存指导原则的通告（2020 年第 37 号）［EB/OL］. 2020-06-08. https：//www. nmpa. gov. cn/yaopin/ypggtg/ypqtgg/20200608094301326. html.

［22］国家食品药品监督管理局. 关于印发《药物临床试验机构资格认定办法（试行）》的通知（国食药监安［2004］44 号）［EB/OL］. 2004-02-19. http：//www. nmpa. gov. cn/WS04/CL2079/337621. html.

［23］中关村玖泰药物临床试验技术创新联盟/中国药物临床试验机构联盟. 临床研究协调员（CRC）行业指南（试行）［J］. 药物评价研究，2015，38（3）：233-237.

［24］闫妍，时钢. GCP 与临床试验质量管理［J］. 现代药物与临床，2013，28（1）：63-65.

［25］丁倩，曹彩. 我国药物临床试验信息化建设初探［J］. 中国新药杂志，2012，21（7）：722-727.

［26］吴伟，杨克旭，张颖超，等. 对临床试验管理系统提高药物临床试验机构管理水平的研究［J］. 中国临床药理学杂志，2015，31（13）：1318-1320.

［27］GB/T19001-2016，质量管理体系（要求）［S］. 2017-07-01：VI-VIII.

［28］吴伟，李劲彤. PDCA 循环在临床试验质量控制中的应用［J］. 中国临床药理学杂志，2020，36（3）：377-384.

（编写：吴伟；审校：刘真，贾敏）

第八章

药物临床试验机构
管理制度和标准
操作规程范例

　　为了与前文第一章至第七章内容相呼应,特附部分药物临床试验机构管理制度和标准操作规程。特别说明的是,所附的管理制度和标准操作规程来源于某一家药物临床试验机构,仅起抛砖引玉的作用,并不全面,也不一定适合其他机构。

第一节　药物临床试验机构的管理构架与运行流程相关制度及SOP

一、临床试验机构组织管理制度(机构-RR-019)

(一)目的

建立临床试验机构组织管理制度,保障临床试验规范运行。

(二)适用范围

适用于本机构临床试验机构办公室的职责分工、专业团队的职责分工。

(三)规程

1. 组织管理机构组织结构与人员

(1)机构由临床试验机构办公室负责药物和器械临床试验的立项管理、试验用药品管理、档案管理、质量管理等工作。

(2)机构组织架构及人员分工应明确、合理,满足药物和器械临床试验管理工作的需要。设置机构负责人、机构办公室主任、药物临床试验秘书、器械临床试验秘书、质量组长、质控员、档案管理员、药物管理员、项目管理员、SAE专员、培训专员、CRC 管理组长等岗位,并开展质量管理、试验用药品/器械管理、档案管理、人员培训管理等工作。由机构负责人对机构人员的工作分工授权。

（3）机构组织结构图见"药物临床试验机构组织结构图"（编码：IN. AF/RR-001）。

2. 临床试验专业组织结构与人员

（1）机构下设临床试验专业,专业负责人由机构正式任命。

（2）专业研究团队组成合理,满足临床试验工作需要。设有专业负责人、主要研究者、研究医生、研究护士,以及专业秘书、专业质控员、专业档案管理员、专业药物管理员等岗位,并有任命或授权分工证明性文件。由专业负责人对临床试验专业人员的工作分工授权。

（3）各专业主要研究者已在"药物临床试验机构备案管理信息平台"备案。

(四)参考依据

《药物临床试验质量管理规范》。

(五)附件

附件 1:药物临床试验机构组织结构图（编码：IN. AF/RR-001）

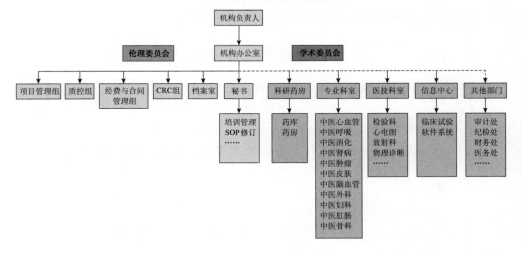

药物临床试验机构组织结构图

二、药物临床试验运行管理制度和流程(机构-RR-001)

(一)目的

为规范所有在我院开展(包括牵头和参加)的药物临床试验准备、进行和结束各环节的操作,明确各参与方的职责和任务管理,遵照《药物临床试验质量管理规范》及 ICH-GCP 要求,参照国内外开展临床试验的经验,制定本制度与流程。

(二)适用范围

适用于在我院开展(包括牵头和参加)的所有药物临床试验的管理。

(三)规程

1. 管理体系

我院的药物临床试验项目由临床试验机构负责人、机构办公室、医学伦理委员会担任临床试验科室专业负责人,共同负责组织、实施和管理工作;临床试验药房、检验检查科室等部门协助管理。

机构负责人负责全院药物临床试验的总体组织工作,保证所有临床试验实施均遵守《中华人民共和国药品管理法》《临床试验质量管理规范》、国家有关法规制度和道德规范,必须符合科学和伦理标准。

2. 工作流程

(1)立项准备。

1)申办者/CRO 与机构办公室洽谈合作意向,提交试验方案、国家食品药品监督管理局批件、试验前期研究数据、已发现的不良反应、申办者及 CRO 简介等文件。

2)机构办公室主任、专业负责人审核申办者/CRO 递交的项目文件资料,共同商议是否承接该项目,若同意承接需要填写临床试验项目承接意向书。机构办公室负责是否将承接意向反馈给申办者。

3)申办者/CRO 与机构办公室、专业负责人共同商定主要研究者(以下简称 PI);申办者与 PI 共同签署药物临床试验主要研究者(PI)委托书。

4)若我院为组长单位,申办者/CRO 协助 PI 主持召开研究者会议,机构办公室应派人参加会议;若为参加单位,PI 等研究人员和(或)机构办公室人员参加研究者会议。

5)申办者/CRO 按照《药物临床试验准备阶段保存文件》准备申请临床试

验的相关文件(按目录顺序整理)。

(2)立项审核。

1)机构办公室依据《临床试验立项审核标准操作规程》(编号:机构-SOP-TP-001)对送审材料及研究者资质进行审核,为研究立项;若项目不符合机构管理要求,或者送审材料不全,机构办公室应将不同意或需要补充的材料等意见明确告知。

2)在机构办公室立项的项目,才可以申请伦理审查,机构办公室在《临床试验项目伦理递交申请》上签字及标明日期。

(3)伦理审查。

1)研究者填写"初始审查申请:新药、器械和临床科研",按照送审文件清单准备伦理审查递交资料,纸质文件交伦理委员会办公室审核,电子文件发送到伦理委员会邮箱。

2)伦理委员会办公室组织伦理审查。

3)伦理委员会同意该项目开展临床研究,研究者将伦理批件复印件交机构办公室;若在伦理审查过程中,研究方案、知情同意书或者招募材料等文件有修订,除伦理批件外,还应将修正后的研究方案、知情同意书或者招募材料等交机构办公室,确保交到机构办公室文件的版本号、版本日期与批件一致。

(4)合同签订。

1)申办者/CRO 与 PI、机构办公室共同拟订合同和经费预算,依照《药物(药械)临床试验合同》文本示例要求,递交机构办公室。

2)合同由机构办公室提交医院审计处审核。

3)审核通过后,委托方法定代表人或委托代理人、受委托方主要研究者和药物临床试验机构负责人或其代理人签字,注明收款银行账户信息和签约时间,加盖双方公章。生效的合同由申办方、机构办公室保存。

4)协议正式签署后,方能开始临床试验。

(5)项目实施。

1)申办者/CRO 按照《药物临床试验准备阶段保存文件》(按目录顺序)要求,确认准备阶段需要保存的文件已经交机构办公室保存;并按照《临床试验项目专业归档目录》(按目录顺序)要求,准备相关文件交专业科室。

2)PI 提出研究小组成员,根据项目的具体情况并参照如下人员组建研究团队:①临床医师;②临床护士;③研究护士或 CRC(注册类临床试验必须申请研究护士或 CRC);④档案管理员;⑤药物管理员;⑥相关科室人员(如必要)。

3)研究人员的资质:①研究团队成员必须经 GCP 培训并获取证书。②临床医务人员必须为本院在职在岗人员。

4)试验用药品交接：①申办者/CRO填写药物信息表，并提交试验用药品（包括试验药物、对照药物）检验报告、试验用药品样品1份至机构办公室；机构办公室审核项目信息和药物信息，审核通过后，机构办公室签字及标明日期，方可到临床试验药房办理药物入库交接。②药物管理员与申办者/CRO办理入库交接，参照《临床试验用药品接收标准操作规程》（编号：药剂-SOP-IP-001）。③所有药物（包括冷藏、阴凉、常温等存储要求）均需要提供药物运输过程中的温度记录，确保运输过程中的温度满足方案要求的保存条件。

5)药物临床试验启动会：①申办者/CRO填写临床试验项目启动申请，需要经PI和机构办公室签字确认。②申办者/CRO协助PI组织项目启动会，具体事宜可参照《临床试验项目启动标准操作规程》（编号：机构-SOP-TP-004）。

6)临床试验项目管理实行PI负责制。PI对受试者安全、研究质量、进度负全责。

7)研究者遵照《药物临床试验质量管理规范》及ICH-GCP、试验方案及相关SOP，实施临床试验。涉及知情同意、医疗判断、医嘱等环节，需由本院注册的、经PI授权的临床医生在授权范围内执行；临床试验相关研究病历、文书的书写和修改，需由PI授权的临床医生签名确认。

8)试验过程中，若发生AE，参照《药物临床试验不良事件及严重不良事件处理的标准操作规程》（编号：机构-SOP-SR-002）；如判断为SAE，按照《药物临床试验不良事件及严重不良事件处理的标准操作规程》（编号：机构-SOP-SR-002）及时上报。

9)申办者/CRO按照《药物临床试验进行阶段保存文件》（按目录顺序）要求，及时更新临床试验保存资料。

(6)质量管理。

1)申办者/CRO委派合格的、为研究者所接受的监查员，按照GCP要求对整个试验过程进行监查。

2)专业科室研究者对自己完成的研究病例质量负责；专业组质控员负责该项目临床试验全过程的质量控制；PI领导专业组质控员，在试验前期、中期、后期检查、监督和把关，具体可参考《专业科室内部临床试验质量控制标准操作规程》。

3)机构质控员按照具体项目方案设计及访视点制订该项目质控计划，在项目进行的早期、中期及后期进行质控检查，至少在入组第一例受试者后、研究进度达到三分之一以及研究结束前进行3次检查。对存在的问题提出书面意见，研究者予以整改并给予反馈。具体可参考《临床试验质量管理制度》（编号：机构-RR-002）和《机构办公室对在研项目质量控制标准操作规程》（编号：机构-

SOP-QA-001)。对违背方案并造成严重后果者，机构办公室将与相关部门协商，采取相应的处理措施。

4）如临床试验管理部门或申办者进行检查或者稽查，PI 应积极配合，做好准备接受检查或者稽查；发现的问题应及时反馈机构办公室以助于质量持续改进。具体可参考《接受临床试验检查、稽查标准操作规程》（编号：机构-SOP-QA-004）。

5）项目进行过程中，需要按伦理委员会要求，由申办者/CRO 向伦理委员会递交跟踪审查报告。

（7）结束项目。

1）项目结束后，按照《临床试验用药品回收标准操作规程》（编号：药剂-SOP-IP-004）和《临床试验用药品退还、销毁标准操作规程》（编号：药剂-SOP-IP-005）清点剩余药物，退返申办者/CRO。

2）由机构办公室安排结束项目前质量检查。

3）按照《临床试验资料档案管理制度》（编号：机构-RR-006）和《临床试验项目文件资料归档与保存标准操作规程》（编号：机构-SOP-FM-004），研究者和申办者/CRO 应及时整理临床试验过程中产生的档案（包括但不限于纸质文件和电子文件），项目结束时统一交机构档案管理员归档，保存期限为 5 年；如果需要继续保存，由申办者/CRO 和机构办公室协商解决。

4）总结报告交机构办公室，由机构项目管理员和机构办公室主任审查，通过后方可盖机构章。

5）研究者填写研究完成报告，向伦理委员会申请研究完成审查。

6）按照《临床试验项目结束标准操作规程》（编号：机构-SOP-TP-007）要求，申办者/CRO 填写"附件 17：临床试验项目结束申请"，研究者签字确认，并按照申请提示逐项确认研究过程中及结束前的关键问题已全部解决。机构办公室主任签字确认项目结束。

（四）参考依据

《药物临床试验质量管理规范》。

（五）附件

药物临床试验运行管理流程图（编码：IN. AF/RR-002）。

药物临床试验运行管理流程图

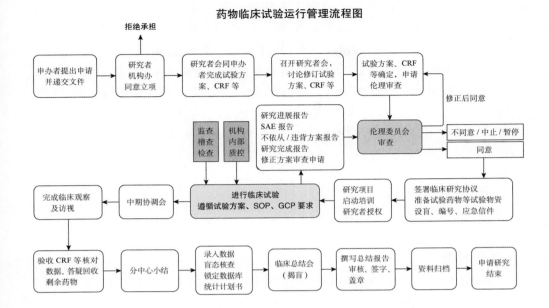

三、临床试验项目立项审核标准操作规程（机构-SOP-TP-001）

（一）目的

建立临床试验项目立项审核的标准操作规程，以规范临床试验项目管理。

（二）适用范围

适用于所有有意向与我院合作的临床试验项目。

（三）规程

1. 职责

（1）申办者/CRO负责联系机构办公室，并递交临床试验项目资料。

（2）机构办公室负责审核项目资料、沟通专业负责人确定是否有意向承接该项目。

2. 工作程序

（1）申办者/CRO通过电话、电子邮件、面谈等方式与机构办公室联系，告知其合作意向，提交试验方案、国家药监局批件、试验前期研究数据、已发现的不良反应、申办者及CRO简介等文件，并填写临床试验合作调查问卷（附件1）。将文件发送到机构办邮箱。

（2）机构办公室主任、专业负责人审核申办者/CRO递交的项目文件资料，共同商议是否有意向承接该项目。机构办公室需在临床试验项目接洽一览表（附件2）中记录项目信息及承接意向，并将是否有承接意向反馈给申办者。

（3）申办者/CRO与机构、专业负责人共同商定主要研究者（以下简称PI）。

（4）PI根据本专业及团队情况分析该临床试验项目的可行性，提出是否承接该项目的意向。若同意，申办者/CRO与PI共同签署药物临床试验主要研究者（PI）委托书（附件3），机构办公室主任与专业负责人、PI共同签署临床试验项目承接意向书（附件4），并将商谈意见反馈给申办者。

（四）参考依据

无。

（五）附件

（1）附件1：临床试验合作调查问卷（编码：IN.AF/SOP-TP-001）。

（2）附件2：临床试验项目接洽一览表（编码：IN.AF/SOP-TP-002）。

（3）附件3：药物临床试验主要研究者（PI）委托书（编码：IN.AF/SOP-TP-003）。

（4）附件4：临床试验项目承接意向书（编码：IN.AF/SOP-TP-006）。

临床试验合作调查问卷

项目名称	
适应证	
试验类型	□药物临床试验： 　□Ⅱ期　□Ⅲ期　□Ⅳ期　□中药保护品种　□上市后研究 　□Ⅲ期补充试验　□其他： □医疗器械临床试验： 　□临床试用　□临床验证
试验用药品/器械信息	药品注册分类： 医疗器械注册分类：
申办者	名称： 通信地址： 联系人：　　　　联系电话：　　　E-mail：
合同研究组织（CRO）	□无

（续表）

	名称： 通信地址： 联系人：　　　联系电话：　　　E-mail：
项目实施状态	□项目尚未启动　□项目已启动
与我院合作需求	□担任项目牵头单位　□参与项目研究
CRC 配备	□有　　　□无
预计试验周期	年　月—　年　月
访视周期（每例）	访视_____次，共计_____周，其中用药_____周
临床试验费（每例）	元～　　元
药品/器械管理费	元～　　元
药品/器械存储特殊要求：	
其他说明情况	
已提交资料	□试验方案　□国家食品药品监督管理局批件 □试验前期研究数据　□已发现的不良反应 □申办者及 CRO 简介 □其他：
备注	请另附： 1. 申办者的资质证明扫描件：营业执照、税务登记证、组织机构代码证、药品/器械生产许可证 2. CRO 公司的资质证明扫描件：营业执照、税务登记证、组织机构代码证

临床试验项目接洽一览表

序号	日期	简称	新药分类	项目名称	期别	是否牵头	申办者	CRO	专业	PI	是否承接	未承接原因	备注

药物临床试验主要研究者(PI)委托书
（一式两份）

依据《中华人民共和国合同法》《药物临床试验质量管理规范》《药品注册管理办法》等法律法规的有关规定,经双方协商,_____公司委托××××医院____科____教授负责实施_____(方案名称)临床试验。

委托起始日期：　　　年　　月　　日

委托结束日期：　　　年　　月　　日

委托单位：_____(申办者/CRO 名称、盖章)

联系人：

地址：　　　　　　　　　邮编：_____

电话：_____

被委托人：_____(PI 签字)

日期：_____

临床试验项目承接意向书

申办者/CRO 填写：	
申办者	
合同研究组织(CRO)	
项目名称	
试验类型	□药物临床试验： 　□Ⅱ期　□Ⅲ期　□Ⅳ期　□中药保护品种　□上市后研究 　□Ⅱ、Ⅲ期结束补充研究　□其他： □医疗器械临床试验： 　□临床试用　□临床验证
项目实施状态	□项目尚未启动　□项目已启动
与我院合作需求	□担任项目牵头单位　□参与项目研究
临床专业填写：	
审阅临床试验材料	□药监局临床研究批件　□伦理批件　□方案　□方案摘要 □临床试验前研究资料　□研究病历　□研究者手册 □其他：

（续表）

专业意见	☐同意承接,并委派＿＿＿＿＿担任项目主要研究者(PI)
	☐不同意承接,原因:
临床专业负责人签字:	年　月　日
机构办公室填写:	
机构办公室意见	☐同意承接
	☐不同意承接,原因:
机构办公室主任签字:	年　月　日

四、临床试验项目院内启动准备工作标准操作规程(机构-SOP-TP-003)

(一)目的

建立临床试验项目院内启动准备工作标准操作规程,规范临床试验启动程序,保证临床试验规范、有序地开展。

(二)适用范围

适用于所有临床试验项目启动前的准备工作。

(三)操作规程

(1)提交文件资料,并准备伦理审查。

1)按"附件1《药物临床试验准备阶段保存文件》"提交机构办公室文件资料。

2)填写临床试验项目伦理递交申请(附件2),机构办公室审核签字。

3)按伦理委员会《伦理审查申请/报告指南》准备伦理文件。

(2)提交伦理审查。

1)携带已签字的临床试验项目伦理递交申请、伦理审查申请书及相关附件纸质文件和电子文件到伦理委员会办公室递交资料。

2)伦理委员会进行形式审查,形式审查通过后,收到伦理受理号。

3)缴纳评审费。

4)伦理委员会秘书确认收到评审费后,按照受理的先后顺序组织伦理委员会专家评审。

5)伦理委员会秘书将伦理评审意见及批件反馈给申办者/CRO。

(3)签订项目合同。

收到本院伦理委员会批件后,可签署临床试验合同,详见《临床试验合同签订标准操作规程》(编号:机构-SOP-TP-002)。

(4)确认经费到账。

1)申办者/CRO 根据合同预算金额通过银行汇款的方式支付试验经费。

2)试验经费到账后,机构办公室秘书到医院财务处签字确认,开临床试验费发票。

(5)交接项目文件资料。

申办者/CRO 按《药物临床试验准备阶段保存文件》要求准备存档文件,按目录顺序整理,分别与机构办公室秘书和专业科室档案员进行交接,填写附件物品交接登记表(附件 3)。

(6)项目信息维护。

临床试验项目管理员登录药物临床试验管理系统,在系统中维护项目基本信息。

(7)试验用药品入库。

1)完成文件资料交接及在管理系统维护项目基本信息后,才可办理试验用药品入库。

2)申办者/CRO 填写药物信息表(附件 4)并签字,携带临床试验用药品样品至机构办公室。

3)临床试验项目管理员审核药物信息表信息。

4)申办者/CRO 将审核后的药物信息表打印 1 份并签字,连同分发回收登记表、检验报告或试验药品说明书送至药库管理员处。

5)药库管理员办理药物入库,打印入库单,交接双方签字。详见《临床试验用药品接收标准操作规程》(编号:药剂-SOP-IP-001)。

(8)召开项目启动会。

1)资料、物品交接完成,经费到位后,准备召开项目院内启动会。

2)申办者/CRO 向机构办公室递交临床试验项目启动申请(附件 5)。

3)机构办公室审核启动前各项工作准备就绪,在临床试验项目启动申请上签字。

4)申办者/CRO 协助召开项目院内启动会。

(四)参考依据

《药物临床试验质量管理规范》。

(五)附件

(1)附件 1:药物临床试验准备阶段保存文件(编码:IN. AF/SOP-TP-010)。

(2)附件 2:临床试验项目伦理递交申请(编码:IN. AF/SOP-TP-012)。

（3）附件3：物品交接登记表（编码：IN. AF/SOP-TP-027）。

（4）附件4：药物信息表（编码：IN. AF/SOP-TP-013）。

（5）附件5：临床试验项目启动申请（编码：IN. AF/SOP-TP-015）。

药物临床试验准备阶段保存文件明细

序号	临床试验保存文件	要求
1	递交信：含所递交文件清单，注明递交文件的版本号和版本日期（如果适用）	
2	本中心主要研究者资质 （1）简历（至少包含最近5年含GCP的培训，以及最近3年的研究经历） （2）执业证书复印件 （3）职称证书复印件 （4）GCP培训证书复印件	原件
3	主要研究者的利益冲突声明	原件
4	国家药品监督管理局（NMPA）临床试验批件或临床试验通知书或NMPA的受理通知书或药品注册批件（适合上市药物临床研究） 注：如有伦理前置审核，须提供NMPA的受理通知书	
5	试验用药品检验合格报告（最迟在临床试验启动前提供） 注：提供有效期内的最新批次	
6	试验用药品的制备符合临床试验用药品生产质量管理相关要求的证明文件（如药品生产许可证、GMP证书）	
7	药品说明书（如果适用）	
8	申办者资质证明：营业执照复印件	
9	CRO资质证明：营业执照复印件（如果适用）	
10	监查员的资质证明（含GCP培训证书、身份证复印件）、简历及委托函（如果适用）	原件
11	申办者或CRO委托临床试验机构进行临床试验的委托函（委托内容包括机构和主要研究者）（纸质版需要提供盖章原件）	原件
12	申办者给CRO的委托函（如果适用，纸质版需要提供盖章原件）	原件
13	临床研究方案（含版本号和版本日期，方案签字页相关方签字、盖章）	
14	知情同意书样表（含版本号和版本日期）/免除知情同意申请/免除知情同意书（含版本号和版本日期）签字的申请	
15	受试者招募材料（如果适用，含版本号和版本日期）	

（续表）

序号	临床试验保存文件	要求
16	研究病历样表（如果适用，含版本号和版本日期）	
17	病例报告表样表（如果适用，含版本号和版本日期）	
18	研究者手册（含版本号和版本日期）	
19	主审单位的伦理审查批件（适用于参与单位）	
20	中心实验室或第三方实验室资质（如果适用）	
21	我国人类遗传资源采集、保存、利用、对外提供的既往审批/备案材料（申请书、受理文件、批件、备案证明等） 注：如不涉及人类遗传资源审批，或者单中心研究（或多中心研究的组长单位）通过伦理后才申报遗传批件的，须提交说明。	
22	保险凭证或者保险全文（如果适用，尽可能提供全文）	
23	方案讨论会议纪要（如果适用）	
24	受试者日记卡、受试者联系卡、受试者评分表、受试者须知等提供给受试者的材料（如果适用，含版本号和版本日期）	
25	其他资料：临床试验项目承接意向书	原件
26	其他资料：临床试验项目主要研究者（PI）承诺书	原件
27	其他资料（如果适用）：	

临床试验项目伦理递交申请

研究者或申办者填写：		
项目名称		
试验类型	□Ⅱ期 □Ⅲ期 □Ⅳ期 □中药保护品种 □上市后研究 □Ⅲ期补充试验 □其他：	
专业科室	主要研究者	
申办者	监查员	
	申请人签字： 年 月 日	
机构办公室审查：		
档案室审查	研究者文件夹文件是否齐全：□是 □否 其他： 文件管理员签字： 年 月 日	

（续表）

机构办公室主任意见：
是否同意提交伦理审查：□是　　□否
其他：
机构办公室主任签字：　　　　　年　月　日

物品交接登记表

序号	物品名称	版本号（如涉及）	原件/复印件	份数

送交人	单位/部门：
	我已核对所有文件,并保证以上所有文件均为最终版有效文件。
	签字：　　　　　年　月　日
接收人	□机构办公室　　　□＿＿＿＿＿专业　　　□药库
	我已核对所有文件。
	签字：　　　　　年　月　日

药物信息表

<table>
<tr><td colspan="5">申办者/CRO 填写</td></tr>
<tr><td rowspan="4">一般信息</td><td>项目名称</td><td></td><td>临床研究分类</td><td>□Ⅰ期　　□Ⅱ期　　□Ⅲ期
□Ⅳ期　　□上市后再评价
□临床验证　　□生物等效性试验</td></tr>
<tr><td>申办者</td><td></td><td>CRO</td><td></td></tr>
<tr><td>承担科室</td><td></td><td>主要研究者</td><td></td></tr>
<tr><td>适应证</td><td colspan="3">1.　　　　　　　2.　　　　　　　3.</td></tr>
<tr><td colspan="5">药物基本信息</td></tr>
<tr><td rowspan="6">药物1</td><td>药物名称</td><td></td><td>基本包装
（如盒、瓶等）</td><td></td></tr>
<tr><td>最小单位×数量
（如0.1g×
60片）</td><td>剂型（如
片剂）</td><td>最小单位（如
0.1g）</td><td></td></tr>
<tr><td>生产日期</td><td>有效期</td><td>批号</td><td></td></tr>
<tr><td>用法（如口服、静
脉滴注等）</td><td>每次剂量（如
0.1克）</td><td>用药频次（如
每日三次）</td><td></td></tr>
<tr><td>药物保存条件</td><td colspan="3">注意事项</td></tr>
<tr><td rowspan="5">药物2</td><td>药物名称</td><td></td><td>基本包装
（如盒、瓶等）</td><td></td></tr>
<tr><td>最小单位×数量
（如0.1g×
60片）</td><td>剂型（如
片剂）</td><td>最小单位（如
0.1g）</td><td></td></tr>
<tr><td>生产日期</td><td>有效期</td><td>批号</td><td></td></tr>
<tr><td>用法（如口服、静
脉滴注等）</td><td>每次剂量（如
0.1克）</td><td>用药频次（如
每日三次）</td><td></td></tr>
<tr><td>药物保存条件</td><td colspan="3">注意事项</td></tr>
<tr><td rowspan="2">药物3</td><td>药物名称</td><td></td><td>基本包装（如
盒、瓶等）</td><td></td></tr>
<tr><td>最小单位×数量
（如0.1g×
60片）</td><td>剂型（如
片剂）</td><td>最小单位
（如0.1g）</td><td></td></tr>
</table>

（续表）

药物 3	生产日期		有效期		批号	
	用法（如口服、静脉滴注等）		每次剂量（如0.1克）		用药频次（如每日三次）	
	药物保存条件		注意事项			

说明：1. 有几种药物，填写几栏；若超过3种药物，可增加栏数
　　　2. 若试验药与安慰剂外形、包装、用法等完全相同，按一种药物填写

药物外包装及相关信息				
外包装	一级外包装（小盒）	□药物1	数量	
		□药物2	数量	
		□药物3	数量	
		说明：指一级包装内包含药物，与药物基本信息内容一致		
	二级外包装（中盒）	□有 □无	含　个一级包装（小盒）	
	三级外包装（大盒）	□有 □无	含　个二级包装（中盒）	
	说明：一级包装指基本包装之外的包装，二级包装指一级包装之外的包装，以此类推			
入库信息	入库药物编号	若按适应证入库，填写右侧：	适应证1，药物编号：	
			适应证2，药物编号：	
			适应证3，药物编号：	
	药物交接人		供应单位	
	输送方式		输送单位	
发药信息	分发包装级别（按哪级包装分发，则在哪级包装前打钩）	□一级外包装（小盒） □二级外包装（中盒） □三级外包装（大盒）	每次分发数量	
	分发回收要求（如发药次数、间隔、回收要求等）			

（续表）

其他说明	
申办者/CRO 签字：	日期：

注：以上信息请准确填写，录入系统后不能修改！请填写电子文件，一式三份，签字后二份交机构办公室，一份交药库；入库时需要同时提交样品 1 份。

临床试验项目启动申请

研究者或申办者填写：			
项目名称			
试验类型	□Ⅱ期　□Ⅲ期　□Ⅳ期　□中药保护品种　□上市后研究　□Ⅲ期 补充试验　□其他：		
专业科室		主要研究者	
申办者		监查员	
备注			
	申请人签字：　　　　　　　年　月　日		
专业科室：			
审查内容	是否已制订研究者授权分工计划：□是　　□否 人员、试验所需设备（科室）是否已到位：□是　　□否 研究者文件夹文件是否齐全：□是　　□否 科室医嘱模板是否已在系统维护：□是　　□否 其他： 　　　　　　　　　　主要研究者签字：　　　　　年　月　日		
机构办公室审查：			
档案室审查	研究者文件夹文件是否齐全：□是　　□否 其他： 　　　　　　　　　　文件管理员签字：　　　　　年　月　日		
质控室审查	质量检查计划是否已经制订：□是　　□否 其他： 　　　　　　　　　　质控员签字：　　　　　年　月　日		

（续表）

办公室审查	试验委托费用是否已经按照合同支付：□是 □否 药物入库信息的系统维护是否正确：□是 □否 特殊检测项目是否已经与检验科沟通协调：□是 □否 特殊检查项目是否已经与检查科室沟通协调：□是 □否 特殊药物保管条件是否与药库沟通协调：□是 □否 审查意见：□同意启动试验 其他： 签字： 年 月 日
机构主任意见：	
意见	□同意启动试验 □其他： 签字： 年 月 日

五、临床试验项目院内启动会标准操作规程（机构-SOP-TP-004）

（一）目的

建立临床试验项目院内启动会标准操作规程，规范临床试验启动程序，保证临床试验规范、有序、公正地开展。

（二）适用范围

适用于所有临床试验项目的启动。

（三）规程

1. 启动会时间

会前监查员、研究者与机构办公室沟通，确定会议时间，尽可能保证项目组成员都能参会。

2. 启动会场所

能容纳 10～20 人的会议室或示教室，有多媒体设备。

3. 参会人员

（1）申办者/CRO：项目负责人或监查员。

（2）研究者：具备承担临床试验的专业特长、资格和能力并经过 GCP 培训的医师、护士、药物管理员、项目研究护士或 CRC。

（3）机构办公室：项目管理员、质控员及机构其他管理人员。

（4）涉及特殊要求检查项目，请医技科室相关人员参加。

4．启动会资料准备

（1）申办者/CRO准备：研究者手册、试验方案、病例报告表、研究病历、受试者日记卡、知情同意书、项目前期研究资料（如不良反应监测报告等）、试验药品说明书、启动会培训资料、多媒体课件、摄像或照相设备等。

（2）机构办公室准备：临床试验项目启动会记录（附件 3）、研究者声明（附件 5）、保密协议和研究者授权分工表及签名样张（附件 6）；会议记录本；培训资料等。

5．启动会流程

（1）机构办公室管理人员做临床试验启动会培训。内容包括知情同意书的签署、临床试验各个环节的实施要求及容易出现的问题、不良事件和严重不良事件处理、记录与报告、研究病历及病例报告表的填写、资料交接及存档要求、对专业内部质控的要求、对监查员的要求等内容。

（2）机构办公室质控员报告该专业承担项目前期质控发现的问题，提醒改进及注意。

（3）机构办公室项目管理员讲解药物临床试验管理系统的使用或对存在的使用问题答疑。

1）维护受试者、添加模板、更新研究者履历、化验检查医嘱、开药退药处方等。

2）相关表格填写要求：受试者入选筛选表、鉴认代码表均从药物临床试验管理系统打印后，研究者手写签字。

（4）主要研究者或监查员组织项目组学习试验方案。

1）项目简介

简单介绍项目名称、申办单位、CRO、多中心试验的组长单位及其他分中心情况、分中心研究的病例数等。

2）试验方案讲解

重点介绍试验背景、试验设计、病例选择（受试者入选标准、排除标准、剔除标准及脱落标准，剔除及脱落病例要注明原因）、受试者的随访及观察、疗效评定、不良事件/严重不良事件的处理和报告、试验具体操作流程等内容。

3）药物保存、分发及回收要求。

4）研究者对方案内容及操作流程进行提问、答疑。

（5）PI 签署临床试验项目主要研究者（PI）承诺书（附件 4）、保密协议，其他研究者签署研究者声明（附件 5）、保密协议和研究者授权分工表及签名样张（附件 6），以上资料保存在项目研究者文件夹。

（6）PI对研究人员授权，并在研究者授权分工表及签名样张（附件6）上填写授权起始日期并签字。授权结束日期及签字一般不需要填写（默认为项目实际结束日期），仅在中止对某位研究者授权的情况下填写。

（7）机构办公室做好临床试验项目启动会记录，原件保存在机构办公室启动会记录文件夹中，复印件保存在项目档案文件夹中。

6. 启动会后工作

（1）研究者填写或更新研究者履历（附件7），以上文件保存在项目研究者文件夹中。

（2）机构办公室项目管理员在信息管理系统做项目启动准备

1）根据研究者授权分工表及签名样张在药物临床试验管理系统中对研究者授权。

2）根据临床试验方案及合同规定的访视及检验检查内容，在药物临床试验管理系统中维护检验检查模板。

3）在药物临床试验管理系统中添加项目启动通知单，打印盖章后下发至临床试验专业、医技科室、中心药房、药库、治疗室等相关部门。

7. 项目启动

收到启动通知后，该临床试验项目正式启动。

（四）参考依据

1.《药物临床试验质量管理规范》。

2. 王怡兵，熊宁宁，卜擎燕，等. 临床试验机构研究者培训的标准操作规程[J]. 中国临床药理学与治疗学，2004，9(4)：474-476.

3. 张继萍，李育民，王晓霞，等. 开好启动会，为完成临床试验夯实基础[J]. 中国中医药咨讯，2010，2(32)：174-175.

（五）附件

（1）附件1：受试者筛选与入选表（编码：IN. AF/SOP-TP-016）。

（2）附件2：受试者鉴认代码表（编码：IN. AF/SOP-TP-017）。

（3）附件3：临床试验项目启动会记录（编码：IN. AF/SOP-TP-018）。

（4）附件4：临床试验项目主要研究者（PI）承诺书（编码：IN. AF/RR-004）。

（5）附件5：研究者声明（编码：IN. AF/SOP-TP-019）。

（6）附件6：研究者授权分工表及签名样张（编码：IN. AF/SOP-TP-020）。

（7）附件7：研究者履历（编码：IN. AF/SOP-TP-022）。

项目简称　分期　受试者筛选与入选表

研究单位：

序号	姓名缩写	性别	年龄	知情同意时间	诊断	是否入组/脱落（如"否"注原因）	入选时间	入组药物编号	研究者	研究者签字

研究单位：

项目简称 分期 受试者鉴认代码表

药物编号	受试者姓名	受试者姓名缩写	性别	身份证号	家庭住址/工作单位	联系电话	登记号/病历号	研究者签字

临床试验项目启动会记录

会议地点		会议时间	
项目简称		分期	
申办者		CRO 公司	
研究中心		专业科室	
PI		CI	
记录人		记录时间	

表1:会议记录

主讲人	内容	备注
主持人	一、介绍参会人员及会议议程	
机构办管理人员	二、做临床试验启动会培训 1. 知情同意书签署 2. 临床试验各个环节的实施要求及容易出现的问题 (1)筛选入组 (2)化验检查项目 (3)试验用药品 (4)随访与时间窗 (5)研究病历及病例报告表的填写 (6)不良事件和严重不良事件处理、记录与报告 (7)资料交接及存档要求 3. 对专业内部质控的要求 4. 对监查员的要求 5. 项目启动相关准备工作	
机构办质控员	三、报告该专业承担项目前期质控发现的问题,提醒改进及注意	
机构办项目管理员	四、讲解药物临床试验管理系统的使用或对存在的使用问题答疑	
主要研究者或监查员	五、介绍项目实施总体情况,讲解试验方案	
全体	六、讨论、答疑	
	七、其他:	

临床试验项目主要研究者(PI)承诺书

项目名称(方案号)	
申办者	
试验类型	☐ 药物临床试验： 　☐ Ⅱ期　☐ Ⅲ期　☐ Ⅳ期　☐ 中药保护品种　☐ 上市后研究 　☐ Ⅲ期补充试验　☐ 其他： ☐ 医疗器械临床试验： 　☐ 临床试用　☐ 临床验证

我同意作为该项目的主要研究者(PI)，我承诺：

1. 根据 GCP 规定，认真履行 PI 职责。

2. 熟悉申办者提供的研究者手册/国内外相关临床试验资料综述、试验的非临床及前期临床试验情况，包括药物或器械的原理、适应证、毒理学、前期安全性和有效性等，掌握试验进行期间发现的所有与该药物或器械有关的新信息。

3. 评估并保证研究条件能满足研究方案的实施和受试者保护的需求。

4. 保证有充分的时间开展研究，对研究项目的实施保持适当的监督、指导和管理。

5. 组织临床研究团队，明确各研究岗位的职责分工并授权。

6. 按照伦理委员会同意的试验方案实施临床试验；若需要修改方案、知情同意书等研究文件，则需要与申办者共同商讨，且经伦理委员会同意后方可实施；为避免研究对受试者的即刻危险而偏离或修改研究方案，事后应及时报告伦理委员会，并说明理由。

7. 负责以公平公正的方式招募受试者，确保获取所有受试者参加研究的知情同意。

8. 负责做出与临床相关的医疗决定，保证受试者在研究期间出现不良事件时得到及时、适当的治疗，我知道正确报告严重不良事件的要求，我将根据要求记录和报告这些事件。

9. 负责及时回应受试者的疑问、抱怨和要求，研究者是与受试者沟通交流的第一责任者。

10. 我本人及研究团队会真实、准确、完整、及时、规范地记录试验数据。

11. 承诺保守有关受试者信息和相关事宜的秘密。我本人及研究团队已被告知，如果违背承诺，将承担由此而导致的法律责任。

12. 我本人及研究团队承诺按照医疗机构利益冲突政策，公开任何与临床研究项目相关的经济利益；承诺在临床试验期间，除临床试验委托协议(或其补充协议)内包括的费用外，不接受任何与该项目可能有关的利益或馈赠。

13. 根据最高人民法院、最高人民检察院《关于办理药品、医疗器械注册申请材料造假刑事案件适用法律若干问题的解释》相关规定，临床试验研究者是临床试验数据的第一责任人，我本人及研究团队已知晓相关法律法规，对临床试验数据真实性、可靠性、可溯源性承担法律责任。

14. 自愿接受申办者派遣的监查员或稽查员，自愿接受医院相关部门、政府食品药品监督管理部门、卫生行政主管部门的监督与检查。

签字：	日期：

研究者声明

项目名称	
试验类型	□ 药物临床试验： 　□ Ⅱ 期　□ Ⅲ 期　□ Ⅳ 期　□ 中药保护品种　□ 上市后研究 　□ Ⅲ 期补充试验　□ 其他： □ 医疗器械临床试验： 　□ 临床试用　□ 临床验证

声明内容：

我同意参加××××医院临床试验，为了保证临床试验的规范性和公正性，我的声明如下：

1. 我将根据 GCP 规定，认真履行研究者职责。

2. 我已阅读过试验方案，研究将根据《赫尔辛基宣言》和中国 GCP 规定的道德、伦理和科学原则进行。我将按照本方案设计及规定开展此项临床研究，承诺所有方案的修改经伦理委员会同意后实施，除非为保护受试者的安全、权利和利益而采取必需措施。

3. 我将根据 GCP 要求，确保所有受试者进入试验前，签署书面知情同意书。

4. 我将负责做出与临床相关的医疗决定，保证受试者在研究期间出现不良事件时得到及时、适当的治疗，我知道正确报告严重不良事件的要求，我将根据要求记录和报告这些事件。

5. 我保证将数据真实、准确、完整、及时、合法地载入病例报告表。我将接受申办者派遣的监查员或稽查员及药物监督管理部门的稽查和视察，确保临床试验的质量。

6. 我承诺保守有关受试者信息和相关事宜的秘密。我已被告知，如果违背承诺，我将承担由此而导致的法律责任。

7. 我承诺在临床试验期间，除临床试验委托协议（或其补充协议）内包括的费用外，不接受任何与该项目可能有关的利益或馈赠（例如：申办者公司的股票，申办者提供的科研基金，赠予的礼品和仪器设备，顾问费或专家咨询费，申办者提供的试验协调会议的发言酬金，交通膳食补助，招待费等）。如发生此类情况，我将立即向临床试验机构办公室报告，并从该项目中退出。

8. 我自愿接受医院相关部门、政府食品药品监督管理部门、卫生行政主管部门的监督与检查。

备注：

签字：　　　　　年　月　日

项目简称 ___ 分期 ___ 研究者授权分工表及签名样张

研究单位：

序号	姓名（正楷）	签名	拼音缩写签名	职务/职称	所在科室	人员角色	工作分工	授权开始日期	PI授权签字	授权结束日期	PI签字

我授权此表所示相关人员具有以下角色：

A. 协调研究者 B. 研究医师 C. 研究护师 D. 档案管理员 E. 药品管理员

F. 器械管理员 G. 研究生 H. 轮转医师 I. CRC J. 其他：___

我授权此表所示相关人员具有以下分工：

1. 确认受试者符合入选标准
2. 向受试者介绍试验内容
3. 获得知情同意
4. 获得病历
5. 体检
6. 治疗
7. 诊断，处理 AE 和 SAE

8. 收集，跟踪，报告 AE 和 SAE 数据
9. 填写，修改研究病历
10. 填写，修改 CRF
11. 分发，回收，清点，保管试验用药品/器械
12. 收集和制备实验室标本
13. 保存研究相关记录和试验文件
14. 其他：___

研究者履历

姓名		性别		出生年月	
科室					
职务			职称		
专业方向			学历		
毕业院校			毕业时间		

受教育经历及工作经历

GCP 培训记录

培训时间	培训机构	培训方式	发证日期	证书编号
		.		

承担临床试验或临床科研课题的情况

试验/课题名称	试验/课题来源[1]	临床试验负责人/参与者	是否完成

获奖情况

名称、编号	授奖单位及等级	排名	获奖年度

（续表）

发表学术论文及出版学术著作	
研究者签名	填表日期

注：1代表试验来源，请填写申办者名称。

六、临床试验项目暂停或提前终止标准操作规程（机构-SOP-TP-005）

（一）目的

建立临床试验项目暂停或提前终止的标准操作规程，确保试验暂停/提前终止的规范性和可行性。

（二）适用范围

适用于临床试验项目的暂停或提前终止（单个受试者中止或提前结束试验不在本 SOP 范围内）。

（三）规程

1. 上级部门责令申请人暂停或者提前终止的临床试验

（1）临床试验有下列情形之一的，国家药品监督管理部门或者省、自治区、直辖市药品监督管理部门可以责令申请人暂停或者提前终止临床试验。

1）出现大范围、非预期的不良反应或者严重不良事件。

2）有证据证明临床试验用药物存在严重质量问题。

3）有证据证明临床试验用药物无效的。

4）临床试验中弄虚作假的。

5）经检查发现问题后多次不改的。

6）其他违反《药物临床试验质量管理规范》的情形。

（2）申办者须书面通知研究者、人类研究保护体系（Human Research Protection Program，HRPP）和伦理委员会，并述明理由。

（3）申办者/研究者向伦理委员会递交审查。同时将伦理审查意见复印件交机构办公室备案。

(4)研究者通知受试者,并保证其适当的治疗和随访。如需要给予受试者补偿,由申办者负责给予受试者相应补偿。

(5)项目运行中生成的文件资料、剩余药物/物资、临床试验费用结算等管理及要求同试验结束。申办者/研究者填写《暂停或提前终止临床试验项目申请》,机构办公室对申请进行审核。

2. 伦理委员会提前终止或暂停已批准的临床试验

(1)伦理委员会提前终止或暂停已批准的临床试验,应将此伦理审查意见同时传达本院研究者、HRPP 和申办者。

(2)研究者、HRPP 与申办者协商暂停/提前终止该临床试验在本机构运行,以及对受试者的治疗、随访和补偿。

(3)报告:必要时,报告组长单位伦理委员会、国家有关主管部门。

(4)伦理审查意见复印件交机构办公室备案。

(5)其余参考上页"(三)规程第 1 条(4)(5)"。

3. 研究者和申请者认为有必要暂停或者提前终止的临床试验

(1)由于安全性原因或其他原因,研究者与申办者协商后决定提前终止或暂停临床试验。

(2)研究者/申办者应将提前终止或暂停临床试验的决定报告机构办公室。

(3)研究者/申办者向伦理委员会递交审查,审查完成后,同时将伦理审查意见复印件交机构办公室备案。

(4)研究者/申办者报告组长单位伦理委员会,如有必要,需要同时报告给国家有关主管部门。

(5)其余参考上页"(三)规程第 1 条(4)(5)"。

4. 研究者暂停或者提前终止的临床试验

(1)研究者在事先未征得申办者同意的情况下,终止或暂停试验。

(2)研究者应立即报告机构办公室。

(3)研究者或机构办公室应立即通知申办者和伦理委员会,并提供暂停或者提前终止原因的详细书面解释。

(4)其余参考上页"(三)规程第 1 条(3)(4)(5)"。

(四)参考依据

(1)《药物临床试验质量管理规范》。

(2)《药品注册管理办法》。

(3)陈炯华,熊宁宁,邹建东,等. 临床试验机构研究者标准操作规程[J].中国临床药理学与治疗学,2004,9(8):954-957.

（五）附件

附件1：暂停或提前终止临床试验项目申请（编码：IN. AF/SOP-TP-024）。

暂停或提前终止临床试验项目申请

研究者/申办者填写：	
项目名称	
试验类型	□Ⅱ期　□Ⅲ期　□Ⅳ期　□中药保护品种　□上市后研究　□Ⅲ期补充试验　□其他：
申办者	

专业科室		主要研究者	
合同研究总例数		已入组例数	
完成观察例数		脱落例数	
研究开始日期		研究暂停/提前终止日期	

暂停/提前终止研究的原因概述：
  　　　　　　　　　　　　　　　　　　申请人签字：　　　　年　　月　　日 　　　　　　　　　　　　　　　　　　主要研究者签字：　　年　　月　　日

药房审查：	
药物管理员审查	剩余药物已退回给申办者：□是　□否 其他： 　　　　　　　　　　　药物管理员签字：　　　　年　　月　　日

机构办公室审查：	
档案室审查	研究者文件夹文件是否齐全：□是　□否 研究病历、CRF、知情同意书等项目资料是否齐全：□是　□否 其他： 　　　　　　　　　　　文件管理员签字：　　　　年　　月　　日
质控室审查	质量检查发现的问题是否已经解决或书面说明：□是　□否 心电图、快递单等复印件/电子资料档案/试验仪器校验报告　□是　□否 其他： 　　　　　　　　　　　质控员签字：　　　　年　　月　　日

（续表）

办公室审查	结束报告格式及内容是否符合 SOP 及现行法规的要求：□是　□否 研究经费是否已经按照合同支付：□是　□否 其他： <div align="right">签字：　　　　年　月　日</div>
伦理委员会审查：	
审查内容	受试者安全与权益是否得到保证：□是　□否 是否有必要采取进一步保护受试者的措施：□是　□否 对受试者后续的医疗与随访措施是否合适：□是　□否 其他：
意见	□同意暂停/提前终止试验 □其他： <div align="right">签字：　　　　年　月　日</div>
机构办公室主任意见：	
意见	□同意暂停/提前终止试验 □其他： <div align="right">签字：　　　　年　月　日</div>

七、临床试验项目结束标准操作规程（机构-SOP-TP-007）

（一）目的

建立临床试验项目结束标准操作规程，以规范临床试验项目结束流程。

（二）适用范围

适用于在本院开展的临床试验项目完成后的操作。

（三）规程

1. 职责

（1）研究者/申办者：提交研究结束申请。

（2）药物管理员

1）审查剩余药物回收情况。

2）审查药物管理资料。

（3）机构办公室：审查试验项目档案文件、质量控制、分中心小结表、统计报告、总结报告及研究经费情况。

（4）伦理委员会：负责研究完成的审查。

（5）机构办公室主任：审批临床试验项目结束。

2. 工作程序

（1）研究者/申办者提交研究结束申请，递交以下资料。

1）临床试验项目结束申请。

2）牵头项目须同时提交试验中心小结表和总结报告；非牵头项目须同时提交试验中心小结表。

3）研究病历、知情同意书、病例报告表、日记卡等临床试验项目记录提交至临床试验档案室。

（2）药物管理员审查药物回收情况。

1）确认剩余药物是否回收。如未回收，联系申办者回收试验用药品；如已回收，在临床试验项目结束申请上签字。

2）将试验用药品接收、储存、分发、回收相关资料及处方交至临床试验档案室。

（3）机构办公室结束项目审查。

1）审查内容：①档案审查。研究者文件夹文件是否齐全。②质量控制审查。质量检查发现的问题是否已经解决或书面说明。③机构办公室审查。a. 结束报告格式及内容是否符合现行法规及我院 SOP 的要求。b. 研究经费是否已经按照合同支付。c. 试验中发现的问题是否已经解决或书面说明。

2）如以上问题未解决，联系研究者/申办者落实；如已全部解决，在临床试验项目结束申请上签字。

（4）伦理委员会研究完成审查：研究者向伦理委员会办公室提交研究完成审查，伦理委员会确认已完成审查，在临床试验项目结束申请上签字。

（5）机构办公室主任审查。

1）完成以上审查程序后，机构办公室主任出具最终审查意见。

2）如发现临床试验数据造假的情况，则不同意结束试验。

（四）参考依据

（1）《药物临床试验质量管理规范》。

（2）陈炯华，熊宁宁，邹建东，等. 临床试验机构研究者标准操作规程[J]. 中国临床药理学与治疗学，2004，9(8)：954-957.

（五）附件

附件1：临床试验项目结束申请（编码：IN. AF/SOP-TP-026）。

临床试验项目结束申请

研究者或申办者填写：	
项目名称	
试验类型	□Ⅱ期　□Ⅲ期　□Ⅳ期　□中药保护品种　□　上市后研究 □Ⅲ期补充试验　□其他：

专业科室		主要研究者	
申办者		监查员	

报告文件	□临床试验总结报告　□试验中心小结表
质量	试验中发现的问题是否已经解决或书面说明：□是　□否
备注	
	申请人签字：　　　　　年　月　日

药房审查：	
药物管理员审查	剩余药物已退回给申办者：□是　□否 其他： 　　　　　　　　　　　　药物管理员签字：　　　　　年　月　日

机构办公室审查：	
档案室审查	研究者文件夹文件是否齐全：□是　□否 研究病历、CRF、知情同意书等项目资料是否齐全：□是　□否 其他： 　　　　　　　　　　　　文件管理员签字：　　　　　年　月　日
质控室审查	质量检查发现的问题是否已经解决或书面说明：□是　□否 心电图、快递单等复印件/电子资料档案/试验仪器校验报告　□是　□否 其他： 　　　　　　　　　　　　质控员签字：　　　　　年　月　日
机构办公室审查	结束报告格式及内容是否符合SOP及现行法规的要求：□是　□否 研究经费是否已经按照合同支付：□是　□否 其他： 　　　　　　　　　　　　办公室签字：　　　　　年　月　日

（续表）

伦理委员会审查：	
审查内容	是否仍有未解决的 AE/SAE：□是 □否 是否已提交研究完成报告审查：□是 □否 其他： <div align="right">伦理委员会签字： 年 月 日</div>
机构办公室主任意见：	
意见	□同意结束试验 □不同意结束试验 <div align="right">签字： 年 月 日</div>

第二节   人员管理相关制度及 SOP

一、临床试验机构负责人职责(机构-JDR-001)

(一)临床试验机构负责人资质

(1)医药学专业本科以上学历。

(2)医药学专业高级职称。

(3)经过临床试验技术、GCP 及相关法规的院外培训。

(4)组织或参加过临床试验项目。

(5)在核心期刊上发表过药物研究的论文。

(二)临床试验机构负责人职责

(1)遵守国家有关法律法规和道德规范,遵照 GCP 规定,在上级卫生行政、药监部门领导下,全面负责我院临床试验工作。

(2)负责配备所需的机构管理人员、必要的办公场所及设备设施。

(3)组织、落实 GCP 规定,充分保证受试者权益。

(4)负责审批临床试验管理制度、标准操作规程(SOP)。

(5)授予机构办公室主任签署协议,认可临床主要研究者的一定的人力、物力支配权。

(6)了解临床试验工作情况,不定期参加临床试验启动会、总结会。

(7)督促、检查机构办公室人员对临床试验工作质量的检查和监督管理。

(8)督促、检查管理人员和研究相关人员的 GCP 培训落实情况。

二、临床试验机构办公室主任职责(机构-JDR-002)

(一)临床试验机构办公室主任资质

(1)医药学专业本科以上学历。

(2)中级及以上职称。

(3)经过临床试验技术、GCP及相关法规的院外培训。

(4)参与过临床试验项目。

(二)临床试验机构办公室主任职责

在临床试验机构负责人的领导下,做好临床试验机构办公室的各项工作。

(1)审核是否承接试验项目。

(2)落实项目负责人,审阅临床试验研究方案。

(3)审核临床试验合同。

(4)协调申办者、研究者、伦理委员会之间的关系,处理并解决试验中出现的问题。

(5)掌握各项临床试验项目的进展。

(6)审阅总结报告。

(7)审核培训计划。

(8)审核机构质量管理计划。

(9)审核临床试验管理制度与SOP。

三、临床试验机构办公室秘书职责(机构-JDR-003)

(一)办公室秘书资质

(1)具有医药学等相关专业本科以上学历。

(2)经过临床试验技术和GCP相关法规的院外培训。

(3)熟练使用计算机。

(二)办公室秘书职责

在办公室主任的领导下,做好机构办公室的各项工作。

(1)做好办公室日常行政事务及文秘工作。

(2)负责立项资料的收集与形式审查;并将审批意见反馈给研究者和申

办者。

（3）做好信息收集及报送工作。

（4）组织 GCP 培训、会议。

（5）做好来访接待工作。

（6）制订培训计划，组织人员培训。

（7）掌握临床试验的进度及试验过程中出现的问题，及时向办公室主任汇报，并协助解决。

（8）协调医院临床科室、医技科室、有关职能处科室之间的关系，处理、解决试验中出现的问题，保证临床试验任务的顺利完成。

（9）按照《临床试验经费管理制度》做好试验经费的管理工作。

（10）负责临床试验机构每月物品的领取和保管工作；负责保管机构所属的物资财产，并做好每年的清点工作。

（11）完成机构办公室主任交办的其他任务和各种应急事务的处理。

四、临床试验机构质量控制人员职责（机构-JDR-004）

（一）机构质量控制人员资质

（1）具有医药学等相关专业本科以上学历。

（2）经过临床试验技术和 GCP 相关法规的院外培训。

（二）机构质量控制人员职责

在办公室主任的领导下，做好机构质量控制和质量管理。

（1）负责对研究者开展的临床试验项目全程质量监控，督促研究者按方案及临床研究法规要求开展临床研究。

（2）指导专业质控员开展质量管理工作。

（3）参加机构为确保临床试验质量所制订的 SOP 文件的增补修订工作。

（4）负责制订机构持续质量改进计划，并执行。

（5）在收到来自 HRPP、伦理委员会等关于临床研究项目有质量风险的通知后，应在 10 个工作日内组织有因质控。

（6）按临床研究项目分别制订项目质控计划，对临床研究项目的执行情况进行检查和评估，每个项目至少检查 2 次（实施周期短的项目例外）。

（7）及时做好质量检查记录，监督整改落实情况。对于临床试验中发生的方案偏离、严重不良事件和非预期事件等情况，应与伦理委员会、HRPP 保持沟通交流。

（8）每年汇总质控过程中发现的问题，与教育培训委员会共同制订教育培训计划。

（9）与研究者和监查员密切协作，随时沟通，协商解决试验进程中出现的问题，保证试验顺利实施。

（10）配合稽查及上级部门的检查。

五、临床试验机构档案管理员职责（机构-JDR-005）

（一）档案管理员资质

（1）具有档案文件管理基本知识。

（2）经过临床试验技术和 GCP 培训。

（二）档案管理员职责

在办公室主任的领导下，做好药物临床试验档案管理工作。

（1）严格执行《临床试验资料档案管理制度》，确保档案管理安全。

（2）做好档案的保密工作。

（3）对各专业档案管理员的工作进行监督和指导。

（4）负责药物临床试验机构临床试验项目材料的收集、鉴定、整理、归档、保管和交接工作。

（5）负责药物临床试验机构工作文件的收集、整理、归档和保管工作。

（6）按档案借阅规定出借档案，做到手续规范完备，做好档案借阅登记。

（7）做好档案统计工作，及时记录档案的收集、销毁、使用情况。

（8）做好档案鉴定工作，应销毁的文件材料及时清理，按规定销毁。

六、临床试验药物管理员职责（机构-JDR-007）

（一）药物管理员资质

（1）药学专业专科以上学历。

（2）具有药师及以上职称。

（3）经过 GCP 及相关法规的院外培训。

（4）经过机构试验用药品管理相关 SOP 的培训。

（5）熟悉药物储存管理要求及临床项目试验用药品管理和分发的要求。

(二)药物管理员职责

(1)熟悉医院《临床试验药物管理制度》。

(2)在临床试验机构办公室的管理下,负责试验用药品的管理。

(3)全面负责试验用药品接收、贮存、分发、回收、退还工作,并及时、真实、准确、完整地记录。

(4)按照试验用药品的储藏条件进行保管存放。

(5)定时记录试验用药品储藏环境的温湿度记录。

(6)协助研究者指导受试者按照试验方案用药。

(7)定期清查在库药物存储条件和数量,发现问题及时处理。

(8)定期检查药物有效期,发现近效期药物及时通知机构办公室、研究者和申办者。

(9)配合申办者派遣的监查员和稽查员的监查及药物监督部门的稽查和视察。

七、临床试验专业负责人职责(机构-JDR-008)

(一)专业负责人资质

(1)医学专业本科以上学历。

(2)第一注册地在该医疗机构。

(3)医学专业高级职称,具有相应行政职务。

(4)经过 GCP 相关法规、临床试验技术的院外培训。

(5)有权支配参与临床试验所需的人员和设施设备。

(二)专业负责人职责

(1)遵守现行 GCP 及国家有关法律法规和道德规范。

(2)在临床试验机构负责人的领导下、机构办公室的管理下完成临床试验。

(3)负责组织本专业的研究人员培训。

(4)负责组织制订与审核本专业的 SOP。

(5)保证专业具备开展临床试验的场所、设备和人员。

(6)保证专业具备处理紧急情况的设施。

八、临床试验主要研究者(PI)职责(机构-JDR-009)

(一)主要研究者(PI)资质

(1)医学专业本科及以上学历。

(2)在本医疗机构中具有注册行医资格,且具有医学专业高级职称。

(3)遵守现行 GCP 及国家有关法律法规和道德规范。

(4)经过临床试验技术、GCP 及相关法规的院外培训。

(5)参加过 3 个以上药物临床试验。

(6)在核心期刊上发表过临床研究的论文。

(7)有权支配参与该项临床试验所需的人员和设施设备。

(8)具有试验方案中所要求的专业知识和经验。

(9)对临床试验研究方法具有丰富经验或者能得到本单位有经验的研究者在学术上的指导。

(10)熟悉申办者所提供的与临床试验有关的资料与文献。

(二)主要研究者(PI)职责

(1)必须详细阅读和了解试验方案的内容,与申办者共同签署临床试验方案。

(2)熟悉申办者提供的研究者手册、临床试验方案及新药的有关资料文献,掌握试验进行期间发现的所有与该药物有关的新信息。

(3)评估并保证研究条件能满足研究方案的实施和受试者保护的需求。

(4)负责提交临床研究项目的立项评估,获得所在机构的同意。

(5)负责提交伦理审查申请/报告。临床试验方案经伦理委员会批准后才能开始临床研究。

(6)参与临床研究项目的合同洽谈与签署。

(7)应保证有充分的时间开展研究,对研究项目的实施保持适当的监督、指导和管理。

(8)按照医疗机构利益冲突政策,公开任何与临床研究项目相关的经济利益。

(9)协助组织临床研究开始前的培训,PI 须向参加临床试验的所有工作人员说明有关试验的资料、规定和职责。

(10)组织临床研究团队,明确各研究岗位的职责分工并授权。

(11)组织参与试验人员签署研究者声明、保密协议,以确保临床试验的规范性和公正性,维护受试者权益。

(12)负责以公平公正的方式招募受试者,负责获取受试者参加研究的知情同意。

(13)负责及时回应受试者的疑问、抱怨和要求,研究者是与受试者沟通交流的第一责任者;研究过程中发生影响试验风险/受益的事件、试验流程的修正或提前中止临床试验时,应及时告知受试者。

(14)遵循法规和指南,遵循伦理委员会批准的方案开展研究工作。为避免研究对受试者的即刻危险而偏离或修改研究方案,事后应及时报告伦理委员会,并说明理由。

(15)负责观察、记录受试者的医疗信息和研究数据,按方案规定使用试验用药品或试验用医疗器械。

(16)负责做出与临床研究相关的医疗决定,采取必要的措施以保障受试者的安全。

(17)本中心发生的 SAE/非预期事件[除外试验方案或者其他文件(如研究者手册)中规定不需要立即报告的 SAE],研究者应在获知后 24 小时内报告。报告部门包括申办者、机构办公室、伦理委员会。

(18)对于严重违背方案/持续违背方案违反研究方案,研究者应在发现后的 10 个工作日内向伦理委员会报告。

(19)在收到申办者关于临床试验的最新安全信息报告后,应及时向伦理委员会报告。

(20)暂停或中止研究,应及时向伦理委员会、HRPP、申办者报告,并提供暂停或者提前终止原因的详细书面解释。

(21)应保证将数据准确、完整、及时、合法地载入病例报告表。

(22)接受监查/稽查或检查,制订质量改进计划。

(23)审核临床试验项目的总结报告,参加相关的答辩工作。

九、合作研究者(CI)职责(机构-JDR-010)

(一)合作研究者(co-investigator,CI)资质

(1)医学专业本科以上学历。

(2)在本医疗机构中具有注册行医资格,且具有医学专业主治医师以上职称。

(3)经过临床试验技术、GCP 及相关法规的培训。

(4)经过机构及本专业科室 SOP 的培训。

(5)具备试验研究中所要求的专业知识和经验。

(6)了解试验项目全部研究信息,熟悉试验方案。

(二)合作研究者(CI)职责

每个试验项目主要研究者可指定1~2名协调研究者。在具备的执业范围内,所有协调研究者均应在主要研究者(PI)授权下工作。

(1)协助 PI 做好试验研究的组织管理工作。

(2)参加试验方案、CRF 等相关文件的制订并参加方案讨论会。

(3)指导研究医生筛选受试者,获取知情同意书。

(4)指导研究医生处理受试者体检、进行医疗照顾、收集不良事件、填写原始病历记录及病例报告表等工作。

(5)负责本项目临床试验内部质控工作,审查病例报告表是否填写正确,并与原始资料进行核对。

(6)指导研究医生对研究中获得的安全性数据进行评估,按规定程序报告不良事件。

(7)参与总结报告的撰写。

(8)接待申办者派遣的监查员,为其监查工作提供便利。

十、临床试验研究医师职责(机构-JDR-011)

(一)研究医师资质

(1)医学专业本科以上学历。

(2)在本医疗机构中具有注册行医资格。

(3)经过临床试验技术、GCP 及相关法规的培训。

(4)经过机构及本专业科室 SOP 的培训。

(5)具备试验研究中所要求的专业知识和经验。

(6)了解试验项目全部研究信息,熟悉试验方案。

(二)研究医师职责

在具备的执业范围内,所有研究医师均应在主要研究者(PI)授权下工作。

(1)遵循伦理委员会批准的方案开展研究工作。为避免研究对受试者的即刻危险而偏离或修改研究方案,事后应及时报告伦理委员会,并说明理由。

(2)熟悉试验药物的性质、作用、疗效及安全性,掌握临床试验中发现的与该药物有关的新信息。

（3）应保证有充分的时间完成主要研究者分派的临床试验研究任务。

（4）遵守临床试验的随机化程序。

（5）获取受试者参加研究的知情同意。

（6）负责做出与临床研究相关的医疗决定，采取必要的措施以保障受试者的安全。

（7）按方案规定使用试验用药品或试验用医疗器械。

（8）负责观察、记录受试者的医疗信息和研究数据。确保所有临床试验数据是从临床试验的源文件和试验记录中获得的，是准确的、完整的、可读的和及时的。

（9）按照申办者提供的指导说明填写和修改病例报告表，确保各类病例报告表及其他报告中的数据准确、完整、清晰和及时。

（10）负责及时回应受试者的疑问、抱怨和要求，研究者是与受试者沟通交流的第一责任者；研究过程中发生影响试验风险/受益的事件、试验流程的修正或提前中止临床试验时，应及时告知受试者。

（11）试验中如发生严重不良事件，应立即对受试者采取适当的治疗措施，同时按照本院"临床试验不良事件及严重不良事件处理的标准操作规程"中规定的程序报告。

（12）对于情节严重的不依从/违反研究方案，应在发现后 10 个工作日内向伦理委员会报告。

（13）接受监查、稽查和视察。

（14）做好临床试验项目文件档案的管理。

十一、临床试验研究护士职责（机构-JDR-012）

（一）研究护士资质

（1）中专以上学历、具备护师以上职称和执业护士资格。

（2）经过临床试验技术、GCP 及相关法规的培训。

（3）经过机构及本专业科室 SOP 的培训。

（4）具备较丰富的护理专业知识和经验。

（5）熟悉试验项目主要研究信息，基本程序。

（二）研究护士职责

所有研究护士均应在主要研究者（PI）授权下工作。

（1）协助研究者获取知情同意书。

(2)协助研究者填写 CRF 及进行数据答疑。

(3)协助研究者做好受试者的心理护理,解除受试者的心理负担。

(4)负责研究药物的日常管理,包括按照医嘱从药房领药、保管、分发、回收试验用药。

(5)配合研究者观察受试者的生命体征、病情变化、不良反应等,并按照医嘱给患者进行相应处理。

(6)CRC 工作范围内的工作。

十二、临床试验临床研究协调员(CRC)职责(机构-JDR-013)

(一)临床研究协调员资质

(1)护理学、临床医学、药学等相关专业专科以上学历。

(2)经过临床试验技术、GCP 培训及 CRC 培训。

(3)经过本机构临床试验管理制度、SOP 的培训。

(4)熟悉试验项目主要研究信息,基本程序。

(二)临床研究协调员职责

(1)临床研究开始前,经 PI 授权,CRC 可承担的工作。

1)协助准备研究者的资质文件,如个人简历、培训证书等。

2)协助准备伦理申请材料,提交伦理审查。

3)联系协调相关科室与人员参加临床研究项目启动会。

4)在授权的范围内负责试验物资交接与财务管理工作。

5)完成研究者授权的其他工作。

(2)临床研究过程中,经 PI 授权,CRC 可承担的工作。

1)协助研究者进行受试者招募。

2)协调安排受试者访视:①协助进行受试者筛选与知情同意;②联系研究者与受试者进行访视,做好访视准备工作;③合理安排受试者访视各项工作;④协助研究者跟踪不良事件的转归情况。

3)管理临床研究相关文档。

4)在 PI 授权范围内,协助药品管理员管理研究药物。

5)根据原始记录及时准确填写病例报告表(case report form,CRF)。

6)管理受试者医学检验检查信息,但不得进行抽血、注射和其他未经授权的医学操作。

7)协助研究者进行不良事件与严重不良事件的报告,但不得进行医学判断和医学处置。

8）协助研究者进行内部和外部的沟通。

9）协助并接待监查员对试验项目的监查。

10）协助完成研究者授权的其他工作。

（3）试验结束阶段，经 PI 授权，CRC 可承担的工作。

1）协助研究者对 CRF 的疑问进行合理解释。

2）整理研究记录，协助工作人员进行文件保存与归档。

3）完成研究者授权的其他工作。

十三、临床试验研究者管理制度（机构-RR-007）

（一）目的

规范研究者在临床试验中的行为。

（二）适用范围

适用于所有在本机构参加临床试验的研究者。

（三）规程

1. 管理职责分工

主要研究者（PI）对研究的依从性和研究中的伦理道德行为负有最终责任。PI 可以授权研究团队参与研究活动，包括需要具备特定证书、进行特定程序的培训等活动，如静脉穿刺、用药。同时 PI 必须保持监督，并对被授权人员的行为最终负责。

2. 研究者的资质

研究者（investigator）指负责在一个试验单位实施临床试验的人。如果在一个试验单位是由一组人员实施试验，研究者指这个组的负责人，也称为主要研究者（principal investigator，PI）。（ICH-GCP 1.34 研究者）

PI 应具备下列条件：见《临床试验主要研究者（PI）职责》（机构-JDR-009）中"1 主要研究者（PI）资质"部分。

3. 研究者的职责

见《临床试验主要研究者（PI）职责》（机构-JDR-009）中"2 主要研究者（PI）职责"部分。

4. 研究者和研究团队的培训/继续教育

（1）初始培训：所有参与试验的研究者包括主要研究者及其研究团队，必须通过 GCP 和伦理相关的培训,并考试合格取得相关证书后,方可参与试验。

(2)初始培训的豁免:非干预性流调研究允许部分研究者未经过 GCP 相关培训。参与试验的研究者在经过方案培训后,被 PI 授权后即可参与临床研究活动。同时,PI 对其授权行为负责。

(3)继续教育培训:所有主要研究者及其研究团队需要参加 GCP、伦理相关的继续教育培训活动,每隔 3 年,参加相关法律法规及伦理相关培训的考试,考试合格后,获得 GCP 培训证书,方可继续从事临床试验活动。

教育培训委员会与机构办公室每年组织全院 GCP 相关培训至少一次,内容包括 GCP 及相关法规、医院管理制度及 SOP、临床试验技术要求规范、伦理相关知识及药物不良反应处理等。参见《临床试验人员培训制度》(机构-RR-011)

5. 研究者应关注的问题

研究者应充分考虑方案的可操作性及安全性相关问题。在审阅安全性报告之后,应及时对试验方案进行评估,判断是否可以继续进行该项临床研究,当研究者对方案的可操作性和安全性存在异议时,应及时告知我院伦理委员会,由我院伦理委员会经过上会讨论后决定是否能够继续开展该项临床研究,伦理审查结果将传达给 HRPP、申办者,研究者应按照伦理审查结果继续或终止试验。

6. 绩效考核和处罚管理

(1)临床试验专业科室承担和完成临床试验情况纳入医院绩效考核体系,由临床试验机构办公室负责具体考核。

(2)对于临床试验中存在弄虚作假、违反国家法律、法规的行为,应报告 HRPP 或者伦理委员会,并由伦理委员会进行审查,参照《临床试验抱怨和不依从管理制度》(机构-RR-016)执行。参照伦理委员会的审查意见,结合情节轻重程度,相关责任人将被给予暂时或永久停止其参加临床试验资格、院内通报等处分,情节特别严重者将报告上级有关管理部门进行处理。

(3)对于临床试验完成质量差、整改不及时等行为,根据情节轻重扣除该研究项目部分或全部临床观察费,屡次不改者,给予口头警告或者院内通报。

(4)对于不服从专业负责人或科主任安排的临床试验相关任务的行为,各专业负责人或科主任可酌情扣除责任人 10%～20% 的当月技劳工资。

(四)参考依据

(1)《药物临床试验质量管理规范》。

(2)临床试验各级人员职责。

（五）附件

无。

十四、临床试验人员培训制度（机构-RR-011）

（一）目的

确保参与临床试验的人员接受严格规范的 GCP 及相关法规、标准操作规程、伦理、统计、科研设计等方面的培训。

（二）适用范围

适用于我院所有参与临床试验的工作人员，包括：临床医生、护士、药师、临床研究协调员、检验检查技术人员、临床试验管理人员等。

（三）规程

（1）教育培训委员会与机构办公室共同负责研究者培训，每年 1 月份制订本年度培训计划，按计划、分批分阶段，按不同专业和岗位组织人员培训。

（2）初始培训：所有参与试验的研究者包括主要研究者及其研究团队，必须通过 GCP 和伦理相关的培训，并考试合格取得相关证书后，方可参与试验。培训为院外或医院内部培训。

（3）初始培训的豁免：非干预性流调研究允许部分研究者未经过 GCP 相关培训。参与试验的研究者在经过方案培训后，被 PI 授权后即可参与临床研究活动。同时，PI 对其授权行为负责。

（4）继续教育培训。

1）所有主要研究者及其研究团队需要参加 GCP、伦理相关的继续教育培训活动，每隔 3 年，参加相关法律法规及伦理相关培训的考试，考试合格后，获得 GCP 培训证书，方可继续从事临床试验活动。

2）机构办公室对于参加临床试验的工作人员都应进行培训和考核。考核合格后方可参加临床试验。考核不合格者，应再次接受培训，重新考核合格后才能参加临床试验。

（5）培训资源。

1）针对具体试验任务的培训：试验启动前，研究者应参加试验启动会培训，内容包括 GCP 相关内容、试验方案及相关技术，以保证研究者充分理解并掌握GCP 要求，熟悉试验用药品的作用、性质、疗效及安全性，熟悉并严格遵守研究方案,并确定在研究中的职责分工,所有的培训记录由各专业自行保存。

2)针对研究者的岗位培训:特别是针对每位研究者的职业目标与个人发展需求进行个性化的培训,以保证其能正确履行各自的职责,增强与临床试验有关的统计、科研设计等方面的能力。

3)针对全院的 GCP 院内培训:机构办公室每年组织全院 GCP 相关培训至少一次,内容包括药物 GCP 及相关法规、医院管理制度及 SOP、临床试验技术要求规范、伦理相关知识及药物不良反应处理等。

4)针对全院的 GCP 院外培训:机构办公室每年定期安排机构及各专业临床研究人员接受 NMPA 认可培训,不定期组织外出参观交流。

(6)机构办公室建立全院研究人员培训记录档案;科室建立本科室临床试验人员培训档案,同时向机构办公室备案。

(四)参考依据

《药物临床试验质量管理规范》。

(五)附件

无。

十五、临床试验人员培训标准操作规程(机构-SOP-HR-001)

(一)目的

使参与临床试验的人员接受严格正规的 GCP 基础知识的培训,获得承担临床试验的资格,并不断提高统计、科研设计等临床试验技能。

(二)适用范围

适用于所有需要在我院参与临床试验的人员,包括:临床试验管理人员、临床医师、护士、临床研究协调员、检验技术人员、药师等。

(三)规程

1. 初始培训

(1)参与临床试验的人员在上岗前必须接受临床试验初始培训。

(2)培训内容。

1)药物临床试验技术、GCP 培训。

2)本机构药物临床试验管理制度、SOP 的培训。

（3）培训方式。

1）全脱产院外培训：参加 NMPA 认可的具备 GCP 培训资质部门主办的 GCP 培训班，接受集中培训。

2）网络培训：对于无法安排脱产培训的科室，可安排相关人员参加由 NMPA 组织的网络 GCP 培训。

3）GCP 基础院内培训：临床试验机构办公室组织的院内培训学习课程。

（4）培训对象。

1）优先培训对象：①各科室新任专业负责人、主要研究者。②准备参与临床试验工作，并具有中级以上职称或研究生学历的临床医师。③护士长。④准备参与临床试验工作，并具有中级以上职称的药学人员、临床检验人员。

2）一般培训对象：①新入职的临床医师。②主管护师和具有大专以上学历的护师。③准备参与部分临床试验工作的药学人员、临床检验人员。

2. 继续教育培训

（1）参与临床试验的人员取得临床试验资格后每 3 年必须接受继续教育，不断提高临床研究的能力和素质。

（2）培训内容。

1）临床试验技能、统计、试验设计等培训。

2）本机构临床试验运行相关管理制度、SOP 版本更新后的培训。

3）临床试验项目操作相关内容强化培训：每项临床试验项目启动前进行，包括临床试验操作相关内容及质控问题汇总。

4）临床试验方案培训：每项临床试验项目启动前进行。

（3）培训方式。

1）院外的培训班、研讨班、会议、学术交流、参观访问等。

2）院内培训：由机构办公室组织院内相关培训。

3）科室培训：由各专业负责人在科室内部组织的培训学习。

3. 培训管理

（1）培训计划：机构办公室每年制订培训计划，各科室上报拟培训人员名单，机构办公室统一安排培训。

（2）培训考核要求。

1）准备参加临床试验的工作人员都应进行相应的培训、考核。考核合格后方可参加临床试验。考核不合格者，应再次接受培训，重新考核合格后才能参加临床试验。

2）参加院外 GCP 培训班的人员，应将培训考核合格的证明原件交机构办公室扫描并保存。

（3）培训证书时效：培训证书有效期为 3 年。逾期者应继续参加相关临床试验继续教育培训，并获得培训证书后方可继续从事临床试验工作；逾期未参加继续教育培训者，取消其参与临床试验资格。

（4）培训档案管理：机构办公室建立临床试验人员 GCP 培训档案，将培训人员名单、培训记录、考核合格证明、培训材料等妥善保管（不含各科室培训材料）。纸质证书归档保存于"GCP 培训档案"；建立临床试验人员 GCP 培训电子档案，登记临床试验人员培训一览表，扫描证书存档于 GCP 培训证书电子文件中。

（四）参考依据

（1）《药物临床试验质量管理规范》。

（2）王怡兵，熊宁宁，卜擎燕，等 . 临床试验机构研究者培训的标准操作规程［J］. 中国临床药理学与治疗学，2004，9（4）：474-476.

（五）附件

附件 1：临床试验人员培训一览表（样表）（编码：IN. AF/SOP-HR-001）。

临床试验人员培训一览表（样表）

序号	年度	科室	姓名	职称	培训类别	培训起始日期	培训结束日期	学时	培训机构	级别	培训方式	发证日期	证书编号	培训班名称/内容	考核方式	考核结果

十六、临床试验监查员（CRA）管理标准操作规程（机构-SOP-HR-002）

（一）目的

规范临床试验监查员（CRA）的管理，保证临床试验的质量。

(二)适用范围

适用于我院所有临床试验项目监查员(CRA)的管理工作。

(三)规程

1. 监查员的职责

监查员应遵循标准操作规程,督促临床试验的进行,以保证临床试验按方案执行。具体内容包括如下。

(1)在试验前确认已具备适当的条件,包括人员配备与培训情况,实验室设备齐全、运转良好,具备各种与试验有关的检查条件,估计有足够数量的受试者,参与研究人员熟悉试验方案中的要求。

(2)在试验过程中监查研究者对方案的执行情况,确认在试验前取得所有受试者的知情同意书,确认入选的受试者合格,了解试验进展状况。

(3)确认所有数据的记录与报告正确、完整,与原始资料一致。所有错误或遗漏均已改正或注明,经研究者签名并注明日期。

(4)确认所有不良事件均记录在案,严重不良事件在规定时间内做出报告并记录在案。

(5)核实试验用药品按照有关法规进行供应、储藏、分发、收回,并做相应的记录。

(6)协助研究者进行必要的通知及申请事宜。

(7)应如实记录试验过程中方案的违背与偏离。

(8)每次访视后将监查报告递送申办者与机构办公室,报告应述明监查日期、监查员姓名、监查的发现及对错误、遗漏做出的纠正等。

2. 监查员的在院管理

(1)监查员入院管理。

1)监查员需要提交以下文件至机构办公室审核备案:监查员(CRA)授权委托书、附件(身份证、工作证、GCP培训证书复印件)及1寸证件照1张[用于监查员(CRA)工作证]。

2)机构办公室制作监查员(CRA)工作证,监查员在我院进行监查工作时需要佩戴此工作证。

3)如监查员人员变动,则需要填写监查员(CRA)变更申请,继任监查员需要同时准备1)所列文件至机构办公室审核备案。

(2)临床试验项目启动前。

监查员需要制订项目监查计划,监查频率应根据试验方案及参加试验的研究单位具体情况而定。随访周期短的试验宜每周 1 次,周期长而且疗程长的试验可每月 1 次,但每月至少监查 1 次。如无受试者入组及随访,监查频率可依实际情况而定。项目进行中,根据实际情况调整监查计划需向机构办公室备案。

(3)临床试验进行中。

1)严格按《项目监查计划》实施监查。

2)监查员每次监查时,均应到机构办公室登记,填写临床试验监查员来访登记,并向机构办公室汇报监查发现的问题。

3)监查员随时向研究者告知监查中发现的问题,受试者治疗后化验检查异常和新发不良事件及试验入组进度。

4)监查员监查后一周内向机构办公室提交监查报告。监查报告中应如实记录存在的问题、反馈、改正情况等,应与试验入组实际进度一致。

5)机构办公室及研究者应配合监查员工作,对监查员发现的问题及时改进。

6)机构办公室及研究者对监查员日常工作监督和评估,对于不履行监查员职责和越权的监查员,根据情节轻重给予批评、警告、通报和要求更换监查员的处理。

(4)临床试验结束后。

1)尽快完善试验结束后各项工作,提交项目结束申请,将监查员工作证交回机构办公室。

2)机构办公室根据项目实施、完成情况,评选优秀临床试验项目并反馈至申办者/CRO。

(四)参考依据

(1)《药物临床试验质量管理规范》。

(2)胡蕙慧,元唯安,彭朋,等. 临床试验质量控制中监查员管理的思考[J].中药新药与临床药理,2013,24(5):525-527.

(3)王金花,丘容,田少雷. 监查员在药品临床试验中的作用和职责[J].中国医药导刊,2001,3(2):155-156.

(五)附件

(1)附件 1:监查员(CRA)授权委托书(编码:IN. AF/SOP-HR-002)。

(2)附件 2:监查员(CRA)变更申请(编码:IN. AF/SOP-HR-003)。

(3)附件 3:监查员(CRA)工作证(编码:IN. AF/SOP-HR-005)。

(4)附件 4:药物临床试验监查员来访登记(编码:IN. AF/SOP-HR-006)。

监查员(CRA)授权委托书

　　×××公司(申办者的名称)的临床研究题目为"×××",现委托×××公司(CRO的名称)的监查员×××(姓名),×(性别),身份证号:×××,负责该项临床研究的监查工作,本委托书自××年××月××日至研究结束有效,特此说明。

　　附:1. 监查员(CRA)身份证复印件

　　　　2. 监查员(CRA)工作证复印件

　　　　3. 监查员(CRA)GCP培训证书复印件

委托单位(盖章):×××公司(公司的名称)

受委托人(签字):

年　月　日

监查员(CRA)变更申请

试验项目简称：

变更原因：	□更换监查员 □增加监查员 □退出监查		
原任监查员（如增加监查员，则不需要填写）			
姓名：	性别：	联系电话：	
授权起止日期：	年 月 日— 年 月 日		
工作单位（盖章）：			
退出试验项目原因：			
填写日期： 年 月 日	签名：		
继任监查员			
姓名：	性别：	联系电话：	
授权起止日期：	年 月 日— 年 月 日		
工作单位（盖章）：			
填写日期： 年 月 日	签名：		
其他情况说明：			

监查员(CRA)工作证

CRA 工作证

照 片

姓　　名：＿＿＿＿＿＿

项目简称：＿＿＿＿＿＿

承担科室：＿＿＿＿＿＿

有效日期：＿＿＿＿至＿＿＿＿

××××医院药物临床试验机构办公室

药物临床试验监查员来访登记

日期	单位	姓名	联系电话	试验项目简称	事由	接待人

十七、临床研究协调员(CRC)管理标准操作规程(机构-SOP-HR-003)

(一)目的

规范临床研究协调员(CRC)管理，提高临床试验质量。

(二)适用范围

适用于我院所有临床试验项目 CRC 的管理。

(三)规程

1. CRC 的职责

CRC 的主要工作职责参照《临床试验临床研究协调员(CRC)职责》(编号：机构-JDR-013)。

2. CRC 的选择

(1)CRC 由机构聘任,并具有临床研究协调员(CRC)工作证。

(2)CRC 的资质参照《临床试验临床研究协调员(CRC)职责》(编号：机构-JDR-013)。

(3)临床试验机构在 CRC 试用期从以下几方面对 CRC 的资质进行考核与评估。

1)GCP、本院 SOP 培训情况。

2)临床试验方案、操作流程、质控检查要点、受试者随访等的临床试验相关问题熟悉程度。

3)沟通联络能力等。

(4)对于考核评估不合格者,临床试验机构可提出更换 CRC。

3. CRC 的培训

(1)医院内部培训为主。

1)机构办公室对本院药物临床试验管理制度、SOP 的培训。

2)机构办公室组织学习、讨论临床试验相关知识,以及试验过程中出现的问题。

3)每项临床试验开始前,重点培训试验方案的内容、操作流程、质控检查要点和受试者随访等工作内容。

(2)医院不定期派遣 CRC 参加 NMPA 或学术团体举办的相关培训,为其提供外部培训的机会。

4. CRC 的考核

(1)内部工作考核：每 2 个月进行一次；主要从日常工作、培训、CRC 学术管理员评价和差错记录等方面进行考核。

(2)临床项目质量考核：每个临床试验项目结束后进行考核；主要来自 3 个方面的评价,包括申办者/CRO 评价、研究者评价及质控评价。

5. CRC 团队的管理模式

（1）机构办公室 CRC 学术专员负责 CRC 的管理工作。

1）负责 CRC 工作任务的分配。

2）负责 CRC 工作的考核。

3）组织 CRC 培训。

（2）医院为 CRC 提供必要的工作场所、办公设备。

6. CRC 的费用支付

（1）每项临床试验均由医院与申办者/CRO 签署协议。申办者/CRO 向机构支付 CRC 使用费用。

（2）机构负责对 CRC 记录考勤，对 CRC 负责的项目考评，根据考核结果支付费用。

（四）参考依据

（1）《药物临床试验质量管理规范》。

（2）李睿，高蕊，唐旭东，等．医院临床研究协调员的管理及运行模式探讨[J]．中国新药杂志，2012，21（21）：2480-2484.

（3）佘彬，陈雁，张瑞明．临床研究协调员在临床试验过程中的工作职责与经验[J]．华西医学，2012，27（6）：812-814.

（4）卜擎燕，熊宁宁，邹建东，等．临床试验的重要角色：临床研究协调员[J]．中国临床药理学与治疗学，2006，11（10）：1190-1193.

（五）附件

附件 1：临床研究协调员（CRC）工作证（编码：IN. AF/SOP-HR-008）。

临床研究协调员(CRC)工作证

CRC 工作证

照　片

姓　　名：＿＿＿＿＿＿

项目简称：＿＿＿＿＿＿

××××药物临床试验机构办公室

十八、临床试验人员变更标准操作规程(机构-SOP-HR-004)

(一)目的

建立临床试验人员变更标准操作规程,规范临床试验人员管理。

(二)适用范围

适用于临床试验主要研究者(以下简称 PI)、合作研究者(以下简称 CI)、研究医师、研究护士/临床研究协调员(以下简称 CRC)、试验用药品/器械管理员等项目组成员的变更。

(三)规程

1. 职责

(1)专业负责人和机构办公室审核批准 PI 的变更;药剂科主任和机构办公室审核药物管理员的变更。

(2)主要研究者审核批准 CI、研究医师、研究护士/CRC、试验器械管理员的变更。

(3)原任临床试验人员退出试验项目后需要交回所有与试验项目有关的文件资料。

(4)继任临床试验人员须接受试验项目培训并出具培训记录,签署研究者授权分工表、研究者签名样张、研究者声明和保密协议,更新研究者履历并打印签字。

2. 工作程序

(1)PI 的变更。

1)原任项目 PI 及继任项目 PI 申请人填写主要研究者(PI)变更申请,并签字。如原任 PI 因特殊原因无法填写申请表,则由继任 PI 申请人代替其填写。继任项目 PI 申请人需要同时提交主要研究者(PI)履历表和临床试验主要研究者(PI)委托书。

2)GCP 专业负责人审核原任 PI 退出试验的原因,以及继任 PI 申请人的资质,在变更申请中签字。

3)机构办公室秘书审核继任 PI 申请人 GCP 培训情况、承担和完成临床试验项目情况,并确认已在 NMPA"药物和医疗器械临床试验机构备案系统"完成 PI 备案。在变更申请中签字。GCP 培训日期超过 3 年者,应再次培训合格后方有资格担任项目 PI。

4)机构办公室审核变更申请,同意后签字。

5)两任 PI 交接工作后,继任 PI 正式上岗。

(2)研究者的变更。

1)研究者包括 CI、研究医师、研究护士/CRC、试验器械管理员、二次发药药物管理员等。

2)原研究者退出试验项目时,主要研究者(PI)须在研究者签名样张及授权分工表中填写其授权结束日期并签字,以撤销原研究者继续参加该项目的资格。

3)主要研究者(PI)审核继任研究者的资质,包括:医师/护师资格、GCP 培训情况及试验项目培训情况(GCP 培训日期超过 3 年者,应再次培训合格后方有资格担任项目继任研究者)。审核通过后,PI 在研究者签名样张及授权分工表中添加该研究者并授权。

4)两任研究者进行工作交接后,继任研究者正式上岗。

5)继任研究者的研究者履历、项目培训记录、GCP 培训证书,以及更新的研究者签名样张及授权分工表均须提交至机构办公室备案。

(3)药物管理员的变更。

1)原任药物管理员及继任药物管理员申请人填写药物管理员变更申请,并签字。如原任药物管理员因特殊原因无法填写申请表格,则由继任药物管理员申请人代替其填写申请表格。

2)药剂科主任审核原任药物管理员退出试验的原因,以及继任药物管理员申请人的资质,并在变更申请中签字。

3)申请人将变更申请提交机构办公室秘书以审核其药师资格、GCP 培训情况及身体健康情况。GCP 培训日期超过 3 年者,应再次培训合格后方有资格担任项目继任管理员。

4)机构办公室秘书将审核通过的申请表交机构办公室主任批准签字。

5)获得机构办公室批准,两任药物管理员交接工作,填写药物管理员交接记录,交机构办公室备案后,继任药物管理员正式上岗。

6)正在进行的项目,继任药物管理员须经项目培训,获得 PI 授权后,方可上岗。

(四)参考依据

《药物临床试验质量管理规范》。

(五)附件

(1)附件1:主要研究者(PI)变更申请(编码:IN. AF/SOP-HR-009)。

(2)附件2:药物管理员变更申请(编码:IN. AF/SOP-HR-010)。

(3)附件3:药物管理员交接记录(编码:IN. AF/SOP-HR-011)。

主要研究者(PI)变更申请

试验项目简称: 分期:

原任主要研究者(PI)					
姓名:		性别:		出生日期:	
所学专业:		学历/学位:		职务/职称:	
退出试验项目的原因:					
签名:				填写日期: 年 月 日	

继任主要研究者(PI)申请人					
姓名:		性别:		出生日期:	
所学专业:		学历/学位:		职务/职称:	
请提交以下附件: 1. 主要研究者(PI)履历 2. 临床试验主要研究者(PI)委托书					
签名:				填写日期: 年 月 日	
专业负责人	审核意见:□同意 □不同意 签名: 日期: 年 月 日				
机构办公室秘书	对继任PI资质审查意见:□通过 □未通过 签名: 日期: 年 月 日				
机构办公室主任	审批意见:□同意 □不同意 签名: 日期: 年 月 日				

药物管理员变更申请

原任药物管理员					
姓名：		性别：		出生日期：	
所学专业：		学历/学位：		职务/职称：	
退出原因： 					
签名：			填写日期：　　年　月　日		

继任药物管理员申请人					
姓名：		性别：		出生日期：	
所学专业：		学历/学位：		职务/职称：	
请提交以下附件： 1. 药物管理员履历（原件） 2. 药师资格证书（复印件） 3. NMPA 认可的近 3 年 GCP 培训证书（原件） 4. 近 1 年健康体检证明（复印件）					
签名：			填写日期：　　年　月　日		

药剂科主任	审核意见：□同意　□不同意 签名：　　　　　日期：　　年　月　日
机构办公室秘书	对继任药物管理员资质审查意见：□通过　□未通过 签名：　　　　　日期：　　年　月　日
机构办公室主任	审批意见：□同意　□不同意 签名：　　　　　日期：　　年　月　日

药物管理员交接记录

原任药物管理员填写：			
药物入库单、出库单、退药单、回收单已经更新	□是	□否	□不涉及
药物清查登记表、温湿度记录表已经更新	□是	□否	□不涉及
药物分发/回收记录已经更新	□是	□否	□不涉及
药物专用处方完整或缺失的处方有合理的书面解释	□是	□否	□不涉及
工作表格(来访人员登记、操作记录等)已经更新	□是	□否	□不涉及
特殊药物(毒、麻、精神和放射性药物)已妥善保存或处理	□是	□否	□不涉及
医疗垃圾已妥善处理	□是	□否	□不涉及
设备(空调、温度计等)运转良好	□是	□否	□不涉及
安全隐患(火灾、水灾、漏电等)已消除	□是	□否	□不涉及

备注：

签字：	填写日期：	年 月 日

继任药物管理员填写：			
药物入库单、出库单、退药单、回收单与清点结果一致	□是	□否	□不涉及
药物清查登记表、温湿度记录表已经更新	□是	□否	□不涉及
药物分发/回收记录与清点结果一致	□是	□否	□不涉及
药物专用处方完整或缺失的处方有合理的书面解释	□是	□否	□不涉及
工作表格(来访人员登记、操作记录等)已经更新	□是	□否	□不涉及
特殊药物(毒、麻、精神和放射性药物)已妥善保存或处理	□是	□否	□不涉及
医疗垃圾已妥善处理	□是	□否	□不涉及
设备(空调、温度计等)运转良好	□是	□否	□不涉及
安全隐患(火灾、水灾、漏电等)已消除	□是	□否	□不涉及

备注：

签字：	填写日期：	年 月 日

第三节　合同和经费管理相关制度及 SOP

一、临床试验合同管理制度(机构-RR-009)

(一)目的

保证临床试验顺利进行,提供法律保障。

(二)适用范围

适用于所有临床试验对外签订的合同。

(三)规程

1. 合同签署原则

(1)必须遵守国家的法律、政策及有关规定。

(2)应当遵循自愿平等、有偿互利、诚实信用和协商一致的原则。

(3)负责对外签订试验合同者,必须以维护受试者合法权益、本单位合法权益为宗旨,决不允许在签订试验合同时假公济私、损公肥私、谋取私利,违者依法严惩。

(4)签约前必须认真阅读合同书、相关文件及资料,合同一经签署,双方必须认真执行,任何一方不得擅自变更或解除合同。

(5)签约前,必须认真了解申办者/CRO 的情况。包括:申办者/CRO 是否具有法人资格、有否经营权、有否履约能力及其资信情况,对方签约人是不是法定代表人或法人委托人并具有代理权限。做到切实维护受试者利益,兼顾医院和外方利益。

2. 合同签署细则

(1)合同对双方当事人权利、义务的规定必须明确、具体;文字表达要清楚、准确。

（2）签订临床试验合同，一律采用书面格式（A4 纸打印文本），尽量采用统一的试验合同文本。

（3）主要研究者（PI）、机构办公室与申办者/CRO 洽谈试验双方各自的责任、权力、分工，对制订合同条款提出意见和建议。

（4）签订临床试验合同，如有涉及医院内部其他部门的问题，应事先在内部进行协商，统一协调签约。

3. 合同主要内容

（1）起始部分，应注意写明委托方（甲方）和受委托方（乙方）单位的全称。

（2）正文部分。

1）双方合作的方式、目的和内容。

2）双方承担的责任。

3）经费承担及支付方式、支付时间。

4）计划与进度的规定。

5）研究监查的实施。

6）合同结束时，对技术内容的验收标准及方式。

7）知识产权和研究资料保存。

8）成果的归宿和分享。

9）争议与违约处理方法。

10）受试者不良反应的责任及费用解决办法。

11）治疗结束后，受试者的治疗安排。

12）合同变更及其他有关事项。

13）合同生效及有效期限。

（3）结尾部分。

1）委托方法定代表人或委托代理人、受委托方主要研究者和药物临床试验机构负责人或其代理人签字，注明收款银行账户信息和签约时间，加盖双方公章。

2）双方都必须使用合格的印章——公章或合同专用章，不得使用财务章或业务章等无效印章。

4. 合同的变更和解除

（1）凡发生下列情况之一者，允许变更或解除临床试验合同。

1）双方经协商同意，不因此损害受试者利益、国家利益、研究者利益、外方利益。

2）由于不可抗力致使合同的全部义务不能履行。

3）另一方在合同约定的期限内没有履行合同。

（2）属于上述情况 2)或 3)项的,当事人一方有权通知另一方解除合同。因变更或解除合同使一方遭受损失的,除依法可以免除责任的以外,应由责任方负责赔偿。

5. 临床试验合同签署程序

（1）临床试验申办者/CRO 从机构办公室公共邮箱下载合同样稿及预算表。完成合同初稿的撰写。

（2）机构办公室、临床试验专业针对合同初稿的格式、双方的权利与义务、有关受试者保护的条款、受试者的医疗与补偿、免费检验检查项目和次数、临床试验费用预算进行审阅。机构办公室将审阅意见汇总,反馈给临床试验申办者/CRO。双方针对审阅意见进行商洽,并取得一致意见。

（3）临床试验申办者/CRO 根据商洽意见重新修订合同。

（4）机构办公室将合同送交审计处审核,重要合同须经法律专家审查。无异议后可签订合同。

（四）参考依据

《药物临床试验质量管理规范》。

（五）附件

无。

二、临床试验经费管理制度（机构-RR-010）

（一）目的

为规范我院临床试验经费的管理,充分调动研究人员积极性,保障受试者的合法权益,保障临床试验任务顺利完成。

（二）适用范围

适用于所有临床试验,包括药物临床试验（上市前评价和上市后观察）和医疗器械（包括诊断试剂）。

（三）规程

1. 财务管理规则

（1）临床试验经费的管理和使用必须严格执行国家、医院的有关规定,自觉接受税务、审计部门的监督检查。

（2）临床试验经费纳入医院预算管理，专款专用。

（3）临床试验费用的收取与支出坚持收支平衡、非营利的原则。临床试验参照国际惯例及国内标准确定项目收费额度。

（4）医院财务处负责账目收入与支出管理。与申办者/CRO 的所有经费往来均由医院财务处负责，并出具正式发票。

（5）任何人不得利用职权，动用临床试验经费谋利。凡与临床试验无关的费用，不得报销。

2. 经费的收取

（1）新药、医疗器械、体外诊断试剂临床试验的费用向申办者/CRO 收取。

（2）药物临床试验经费包括：受试者相关费用（含化验检查费、一次性材料费、受试者补偿费等）、研究者劳务费（含牵头费、临床观察费和其他参与试验人员劳务费）、药品管理费（或器械管理费）和机构管理费等。

（3）受试者相关费用按实际发生的预算；研究者劳务费、药品管理费（或器械管理费）和机构管理费收取的具体标准见《药品（药械）临床试验收费标准》。

3. 经费的支出

（1）经费的支出范围。

1）化验检查费：临床试验方案中规定的临床化验、心电图、X 线、CT、B 超等检测费用。

2）一次性材料费：临床试验用一次性物品，如注射器、试管、检查用器械等。

3）受试者补偿费：临床试验方案中规定的受试者补偿费，含受试者交通及通讯费补助。

4）研究者劳务费：试验牵头费、临床观察费、参与试验的人员劳务费。

5）药品（或器械）管理费：临床试验用药品（或器械）接收、保管、分发、回收等工作的管理员劳务费及相关管理费。

6）机构管理费：为组织和支持临床项目研究而支出的费用，包括办公经费、人员培训、质量管理、档案管理、财务管理、研究成果发表、文献检索、人员劳务等支出。

（2）经费的支付标准。

经费支付标准参照《临床试验经费使用标准操作规程》执行。

4. 经费的审批

由机构办公室或主要研究者提出申请，按照医院财务相关规定进行审批、支出。

(四)参考依据

(1)《中华人民共和国会计法》(2017 年 11 月 5 日)。

(2)财政部和卫生部关于印发《医院财务制度》的通知(财社〔2010〕306号)。

(3)《××××医院财务管理制度》。

(五)附件

无。

第四节　临床试验用药品管理相关制度及 SOP

一、临床试验用药品管理制度(机构-RR-003)

(一)目的

本管理制度的目的为确保研究用药物管理符合《药品管理法》《药品注册管理办法》《药物临床试验质量管理规范》(GCP)等相关法规的要求,保障临床试验受试者的安全性及权益。

(二)适用范围

适用于在我院进行的所有临床试验的药物管理。

(三)规程

1. 总体要求

(1)在本院所进行的研究中,研究用药物的使用必须遵循我国国家药品监督管理部门的相关法律法规。同时,研究用药物的使用过程必须在机构 HRPP 的监督下进行。

(2)开展药物临床试验,应当经国务院药品监督管理部门批准。其中,开展生物等效性试验的,报国务院药品监督管理部门备案。[《药品注册管理办法》(2020 年)第十九条]

(3)开展药物临床试验,应当在具备相应条件的临床试验机构进行。[《药品注册管理办法》(2020 年)第十九条]

(4)开展药物临床试验,应当符合伦理原则,制订临床试验方案,经伦理委员会审查同意。[《药品注册管理办法》(2020 年)第二十条]

(5)试验用药品的使用由研究者负责,研究者必须保证所有试验用药品仅用于该临床试验的受试者,其剂量与用法应遵照试验方案,剩余的试验用药品退给申办者,上述过程需由专人负责并记录在案,试验用药品须有专人管理。研究者不得把试验用药品转交任何非临床试验参加者。

(6)试验用药品的使用记录应包括数量、装运、递送、接受、分配、应用后剩余药物的回收与销毁等方面的信息。

2. NMPA 豁免

按照《药品注册管理办法》(2020 年)突破性治疗药物程序和附条件批准程序可能涉及 NMPA 豁免。

(1)药物临床试验期间,用于防治严重危及生命或者严重影响生存质量的疾病,且尚无有效防治手段或者与现有治疗手段相比有足够证据表明具有明显临床优势的创新药或者改良型新药等,申请人可以申请使用突破性治疗药物程序。对纳入突破性治疗药物程序的药物临床试验,申请人可以将阶段性研究资料提交药品审评中心,药品审评中心基于已有研究资料,对下一步研究方案提出意见或者建议,并反馈给申请人。[《药品注册管理办法》(2020 年)第五十九至六十二条]

适用于突破性治疗药物程序的临床试验,应当获得国家药品监督管理部门审查批准。申办者应当在申请临床试验时提出,附上国家药品监督管理部门相关批文或回复,并经过我院伦理委员会审查同意。当国家药品监督管理部门终止突破性治疗药物程序后,申办者应及时报告我院 HRPP、伦理委员会。

(2)药物临床试验期间,符合以下情形的药品,可以申请附条件批准:治疗严重危及生命且尚无有效治疗手段的疾病的药品,药物临床试验已有数据证实疗效并能预测其临床价值的;公共卫生方面急需的药品,药物临床试验已有数据显示疗效并能预测其临床价值的;应对重大突发公共卫生事件急需的疫苗或者国家卫生健康委员会认定急需的其他疫苗,经评估获益大于风险的。[《药品注册管理办法》(2020 年)第六十三条至六十七条]

适用于申请附条件批准的临床试验,申办者应当将国家药品监督管理部门相关批文或回复及时报告我院 HRPP、伦理委员会。

3. 研究者的责任

(1)PI 必须确保研究是遵循国家的相关政策、法规和本院的制度和 SOP 进行的。

(2)PI 必须确保在开始任何研究活动之前获得伦理委员会的批准。

(3)PI 需要确认,在临床试验开始前,注册类研究的相关信息已在国家药监管理部门和当地药监管理部门备案,非注册类临床试验需要填报国家医学研究登记备案信息系统。

(4)当一项涉及药物的研究被申办者或国家药监管理部门终止时,PI 必须通知伦理委员会、HRPP 和临床试验药房(如果已有药物在药房管理,则应通知临床试验药房)。

(5)PI 可以将试验用药品管理的责任委托给合适的药师或其他适当的人员,被指派的药物管理员应接受研究者和 HRPP 的监督。

(6)药物管理员。

1)药物管理员必须经过 PI 授权。

2)试验开始前,药物管理员需要接受项目相关培训,并有培训记录。

3)应当保存临床试验用药品接收、使用、储存及剩余药物的回收与销毁记录,以及每位受试者的使用记录。应与从申办者处收到的试验用药品总数一致。

4)试验用药品应按申办者的说明储存,温湿度记录完整。

5)研究药物的存储应满足防火、防盗、防潮、防虫等要求。

(7)研究者应当保证试验用药品只按已批准的方案使用。

(8)研究者或指定的某个人,应当向每一位受试者解释试验用药品的正确用法,并应在适合于该试验的一定间隔确认每一位受试者完全遵照使用说明用药。

(9)研究者应如实记录试验过程中的 AE,包括可能的药物不良反应。

(10)研究者应根据《临床试验不良事件和非预期事件管理制度》(机构-RR-012)的程序,向伦理委员会报告所有 SAE 和涉及受试者或其他人风险的非预期事件。

(11)研究者文件夹应包括主要研究者(PI)履历,研究者签名样张及授权分工表,试验方案及其修正案,研究者手册(包括试验药物药学、药理毒理学、证明试验药物有效的资料、不良反应和风险等),伦理委员会批件及更新件,试验用药品接收、使用、回收、退回的记录等。参见《药物临床试验归档保存文件明细表》(IN. AF/SOP-FM-002)。

4. 试验物品的紧急使用

临床试验中的试验物品必须按照方案要求使用,仅供临床试验中签署了知情同意书的受试者使用。试验物品的紧急使用仅适用于患者生命出现危险时,如缺乏已被证实有效的治疗方法,而试验物品有望挽救生命、恢复健康或减轻病痛,可以考虑紧急使用试验物品。抢救结束后,研究者应及时向伦理委员会汇报事件的经过。有以下情况。

(1)在个体患者的治疗过程中,若尚没有被证明有效的干预措施,或其他已知干预措施已经无效,医生在寻求专家意见后,并得到患者或法定代理人的知情同意后,如果根据自己的判断,该干预措施有望挽救生命、重获健康或减少痛苦,那么医生可以采用未被证实的干预措施。[《赫尔辛基宣言》(2013 年)第 37 条]。

此种情况下,允许紧急使用试验物品,但该患者不能作为研究病例纳入临床试验,且研究者在事后应向申办者、伦理委员会/国家药品监督管理部门报告。

(2)在紧急情况下,无法取得本人及其合法代表人的知情同意书,如缺乏已被证实有效的治疗方法,而试验药物有望挽救生命、恢复健康或减轻病痛,可考虑作为受试者,但需要在试验方案和有关文件中清楚说明接受这些受试者的方法,并事先取得伦理委员会同意。

在紧急情况下,患者生命出现危险时,如果患者足够清醒且具备知情能力,则应告知患者本人可能的风险和获益,由患者本人签署知情同意书;如果患者不具备知情能力,应经患者的法定代理人同意并签署知情同意书。如果患者本人及其法定代理人的知情同意书都无法取得,则未签署知情同意书的患者可以作为受试者。此种情况下,研究者事先应取得伦理委员会同意,事后应及时向伦理委员会及申办者汇报事件的经过。

5. 研究药物的扩展使用

(1)对正在开展临床试验的用于治疗严重危及生命且尚无有效治疗手段的疾病的药物,经医学观察可能获益,并且符合伦理原则的,经审查、知情同意后可以在开展临床试验的机构内用于其他病情相同的患者。[《中华人民共和国药品管理法》(2019 年)第二十三条]

(2)拓展性同情使用临床试验用药物是指在一些情况下,患者不能通过参加临床试验来获得临床试验用药物时,允许开展临床试验的机构将尚未得到批准上市的药物给急需治疗的患者。拓展性同情使用临床试验用药物是临床试验的一种形式,也称拓展性临床试验。

拓展性临床试验的目标人群是患有危及生命或严重影响患者生活质量需早期干预且无有效治疗手段的疾病的患者。下列情况可考虑使用尚未得到批准上市的药物给急需治疗的患者。

1)患者因不符合试验入组/排除标准而不能参加新药注册临床试验。

2)因地域或时间限制等原因无法参加新药注册临床试验。

3)注册临床试验已经结束但该研究药物尚未获批在中国上市,已有的研究数据初步显示该药在中国拟注册适应证人群中可能存在一定的有效性和安全性。[《拓展性同情使用临床试验用药物管理办法(征求意见稿)》(2017 年)]

(3)我院对于拓展性同情使用临床试验用药物有以下要求。

1)只用于治疗严重危及生命且尚无有效治疗手段的疾病的药物的使用。

2)需要事先经过伦理委员会审查同意。

3)研究者应对患者的病情进行判断,基于研究药物已获得的数据,评估患者使用该药物的获益大于风险。

4)应取得受试者的书面知情同意,患者应本着自愿的原则参与拓展性临床试验,并仔细阅读、理解、签署知情同意书。在治疗过程中,患者有权在任何时间终止使用药物。

(四)研究药物

研究药物是申办者提供给医院供药物临床试验使用的所有药物的总称,是一种在临床试验中供试验用的或作为对照的活性成分或安慰剂的药物制剂。包括一个已上市药品以不同于所批准的方式适用或组合(制剂或包装),或用于一个未经批准的适应证,或用于收集一个已批准用法的更多资料。[ICH-GCP(2016年)1.33研究药物]

(五)参考依据

(1)《中华人民共和国药品管理法》。

(2)《药品注册管理办法》。

(3)《药物临床试验质量管理规范》。

(4)《拓展性同情使用临床试验用药物管理办法(征求意见稿)》。

(六)附件

无。

二、临床试验用药品接收标准操作规程(药剂-SOP-IP-001)

(一)目的

建立临床试验用药品接收标准操作规程,规范临床试验用药品接收过程的管理,以保证试验用药安全。

(二)适用范围

适用于接收申办者提供的试验用药品。

(三)规程

1. 职责

(1)药物管理员负责对申办者提供的试验用药品验收,并办理入库。

（2）临床试验项目开始前，药物管理员必须了解该试验目的及药品管理要求，并获得主要研究者授权。

（3）机构办公室或药房主任抽查试验用药品接收情况。

2. 工作程序

（1）试验用药品验收。

1）办理药物接收，须提供以下物资：试验用药品、临床试验用药品出库清单、药物运输过程的温度记录（根据方案要求）、药检报告和药品说明书（如有）、药物运送单和药物信息表。

2）药物管理员对申办者所提供的药物应做如下核对和检查。①从申办者处得到的临床试验用药品出库清单与接收药物信息一致。②根据方案要求提供药物运输过程的温度记录，以保证药物在运送过程中符合要求。冷藏药物必须冷藏运送或冷链配送。拒收在运送过程中超温的药物，或接收后放置于不合格药物区隔离，药物管理员及时与申办者/PI沟通，填写不合格药物处理记录，记录处理过程。③核对药检报告和（或）药品说明书、药物信息表与以下实物信息是否一致：药物名称、规格、批号、生产日期、有效期、数量、生产厂家。④药物运送单有签名及日期。⑤注意包装是否完好，标签内容是否全面，标签应包括研究方案名称/编号、药物编号、药物名称、规格（具体到最小包装）、用法用量、储存条件、批号、生产日期、有效期、生产厂家/申办者名称，并标明"仅供临床研究使用"。⑥观察药物包装和标签是否合理。如包装和标识是否易混淆，服用或使用是否方便，外标签和内部说明书内容是否一致，易碎药品的包装是否有保护性等。（如有可能）⑦在双盲试验中，检查试验药和对照药/安慰剂的外形、气味、包装、标签和其他特征均应一致。（如有可能）

（2）检查储存条件配备是否满足本项目药物要求，确定药物存储位置。

（3）试验用药品入库。

1）入库：验收检查合格后，药物管理员在药物临床试验管理系统完成入库信息维护，打印药物入库单；送药人、接收人均需要签名并签署日期。

2）存放药物备发：药物管理员完善项目药物管理文件夹，粘贴药物存储位置标签，做好发药准备工作。

（4）试验用药品出库。

试验用药品的出库操作适用于药物需要从中心药房转出至卫星药房（如急诊药房等）分发的情况。从中心药房分发的药物不需要进行此操作。

1）准备药物出库：卫星药房药物管理员接到项目启动通知后，到中心药房领取一定数量试验用药，根据使用情况随时补充，以保证临床试验用药的供应。

2）办理出库交接：卫星药房和中心药房药物管理员交接试验用药物时应核

对以下内容。①注意包装是否完好,标签内容是否全面,标签应包括研究方案名称/编号、药物编号、药物名称、规格(具体到最小包装)、用法用量、储存条件、批号、生产日期、有效期、生产厂家/申办者名称,并标明"仅供临床研究使用"。②核对药检报告和(或)药品说明书、药物信息表与以下实物信息是否一致:药物名称、规格、批号、生产日期、有效期、数量、生产厂家。

3)打印出库单:在药物临床试验系统中完成药物出库操作,打印药物出库单,签字存档。

4)存放药物备发:卫星药房药物管理员完善项目药物管理文件夹,粘贴药物存储位置标签,做好发药准备工作。

(四)参考依据

《药物临床试验质量管理规范》。

(五)附件

(1)附件 1:药物入库单(编码 PD. AF/SOP-IP-001)。
(2)附件 2:药物出库单(编码:PD. AF/SOP-IP-006)。

药物入库单

机构名称: 项目编号:

项目简称: 项目分期: 适应证:

药物信息

药物编号	药物名称	剂型	规格	数量	单位	批号	有效期	存放位置:库-货架编号	存储条件要求
备注:									

接收确认:

1. 运输过程中温湿度监控记录:

(1)最高温度(℃):____;最低温度(℃):____;当前值(℃):____;平均值(℃):____;超过上限时长:____小时____分;超过下限时长:____小时____分。

(2)最高湿度(%):____;最低湿度(%):____;当前值(%):____;平均值(%):____;超过上限时长:____小时____分;超过下限时长:____小时____分。

2. 试验用药品接收时的状态是否符合要求:□是 □否(备注:)

3. 接收的药物批号信息是否与药检报告信息一致:□是　□否(备注:　　　)
4. 药物外包装是否包含以下信息:□是　□否(备注:　　　)
　　研究方案名称/编号、药物编号、药物名称、规格(具体到最小包装)、用法用量、储存条件、批
　　号、生产日期、有效期、生产厂家/申办方名称,并标明"仅供临床研究使用"。

送药人:_____　日期:_____　　　　接收人:_____　日期:_____

药库　试验用药品出库和清查记录(单药)

项目名称_____　期别_____　　申办者_____
药物名称_____　规格_____　　批号_____　有效期_____
储藏要求_____　　存放位置_____

日期	入库		出库			剩余累计
	数量 (药物号)	药物 管理员	数量 (药物号)	操作人	审核人	数量

药库　试验用药品出库和清查记录(多药)

项目名称_____　期别_____　申办者_____　存放位置_____
药物名称 A_____　规格_____　批号_____　有效期_____　储藏要求_____
药物名称 B_____　规格_____　批号_____　有效期_____　储藏要求_____
药物名称 C_____　规格_____　批号_____　有效期_____　储藏要求_____

日期	药物	入库		出库			剩余累计
		数量 (药物号)	药物 管理员	数量 (药物号)	操作人	审核人	数量
	药物名称 A						
	药物名称 B						
	药物名称 C						

(续表)

| 日期 | 药物 | 入库 | | 出库 | | | 剩余累计 |
		数量 (药物号)	药物 管理员	数量 (药物号)	操作人	审核人	数量
	药物名称 A						
	药物名称 B						
	药物名称 C						
	药物名称 A						
	药物名称 B						
	药物名称 C						

三、临床试验用药品贮存标准操作规程(药剂-SOP-IP-002)

(一)目的

建立临床试验用药品贮存标准操作规程,规范临床试验用药品贮存管理,以保证试验用药安全。

(二)适用范围

适用于试验用药物贮存。

(三)规程

1. 职责

(1)药物管理员具体负责试验用药品保管。

(2)临床试验项目开始前,药物管理员必须了解该试验目的及药物管理要求,并获得主要研究者授权。

(3)机构办公室或药房主任抽查试验用药物保管情况。

2. 工作程序

(1)试验用药品应储藏在带锁的专用柜或专用冰箱中,有特殊存储条件的试验用药品则存放于该试验项目配置的专用存储设备中。

1)为每个临床试验项目设定独立的药物存放位置,并有明显标示。药物应按编码顺序存放,避免混淆。大件药物放在地垫上。

2)如同一品种药物可开展多个适应证的临床试验,应将药物放在不同的存放位置,以防止错发药物。

3)应在试验用药品专柜或冰箱的明显位置张贴试验用药品明细单,详细注明专柜内药物名称、承担科室及申办者。

(2)试验用药品存放地应避光通风、防潮防蛀、温湿度适宜,并有良好的供电及保护措施。

1)一般情况下,常温存放的药物温度应控制在 10~30 ℃,阴凉存放的药物温度控制在 0~20 ℃,冷藏药物存放温度控制在 2~10 ℃;药物储藏环境相对湿度应保持在 35%~75%。

2)每日监测温湿度,超出规定温度条件范围时须及时采取调控措施,确保储存条件符合要求。填写温湿度异常处理记录,记录处理过程。

3)温湿度应从药物接收记录至最后一例受试者最后一次分发药物。

(3)临床试验用药品专用柜的钥匙平日由药物管理员负责保管,节假日或倒班期间转交值班药师保管。

(4)药物管理员每月 20 日前后清查库存,包括在库药物的药物号、数量、储存条件、有效期、药物有无变质等。已纳入药物临床试验管理系统的药物,药物管理员在系统中完成药物清查登记,打印药物清查登记表,签名存档;未纳入药物临床试验管理系统的药物,药物管理员手工填写药物清查登记表,签名存档。

1)发现在库待分发药物数量不足,应及时报告项目负责人,联系申办者及时补充库存,同时在货位摆放黄色标志"补库存"。填写临床试验用药品申领表,记录处理过程。

2)发现在库药物近效期,应及时报告项目负责人,联系申办者及时更换药物,同时在放置处摆放黄色标志"近效期"。填写近效期药物处置登记表,记录处理过程。

3)发现药物变质、失效,应转移存放至不合格药物区,报告项目负责人、机构办,并通知申办者及时更换药物。填写不合格试验用药品处置登记表,记录处理过程。

4)发现包装破损影响分发和使用,应转移存放至不合格药物区,报告项目负责人、机构办,并通知申办者及时更换药物。还应注意查明原因。填写不合格试验用药品处置登记表,记录处理过程。

5)发现试验用药品丢失,按《临床试验用药品管理应急事件预防、处理标准操作规程》(编号:药剂-SOP-SR-001)处理。填写突发、应急事件处理记录,记录处理过程。

(5)资料归档。

(四)参考依据

《药物临床试验质量管理规范》。

(五)附件

(1)附件1:药物清查登记表(编码:PD. AF/SOP-IP-003)。

(2)附件2:临床试验用药品申领表(编码:PD. AF/SOP-IP-004)。

(3)附件3:近效期药物处置登记表(编码:PD. AF/SOP-IP-005)。

药物清查登记表

清查日期:　　　　　　　　　部门:

序号	项目名称	适应证	药物号	药物名	剩余数量	存放位置	备注

清查人签名:　　　　　　　　　日期:

临床试验用药品申领表

项目简称		分期	
申领部门		申领人	
药物名称		规格	
存放区	□常温　　□阴凉　　□冷藏		
现存药物量			
需补药物量			

（续表）

处理方式	□从药库领药　□从药房领药　□请申办者及时供药 □其他：
处理过程	
申领人签字：	日期：　　年　月　日
处理结果反馈	补足时间： 说明：
是否影响正常分发	□否　□是
申领人签字：	日期：　　年　月　日

近效期药物处置登记表

发现时间	年　月　日　时　分		
发现部门	□药房　□专业	存放处	□常温　□阴凉　□冷藏
项目简称		分期	
药物名称			
编号		规格	
批号		数量	
生产日期		有效期	
备注			
处理方式	□联系申办者更换　　　　　□退药至药房 □其他： 报告：□项目负责人　□机构办　□部门主任		
处理过程			
签字：	日期：　　年　月　日		
处理结果反馈	结束时间： 说明： 是否影响试验进度：□是　□否		
签字：	日期：　　年　月　日		

四、临床试验用药品分发标准操作规程(药剂-SOP-IP-003)

(一)目的

建立临床试验用药品分发标准操作规程,规范临床试验用药品分发过程管理,以保证试验用药安全。

(二)适用范围

适用于药房分发试验用药品。

(三)规程

1. 职责

(1)药物管理员负责试验用药品分发。

(2)临床试验项目开始前,药房管理员必须了解该试验目的及药品管理要求,并获得主要研究者授权。

(3)机构办公室或药房主任抽查试验用药品分发情况。

2. 工作程序

(1)试验用药品分发。

1)受试者/代领人持临床试验专用处方到药房领取试验用药品。专用处方需研究医师手写签字。

2)药物管理员核对处方信息:临床试验名称、受试者姓名、入组编号、药物名称、规格、数量、用法用量、医师签名、日期。①涉及方案的信息应与药物信息表及方案信息一致。②医师签名应与项目的"研究者授权分工表及签名样张"一致。

3)药物管理员按照方案要求分发试验用药品,需要多次分发的试验用药品,应核对此前发药信息。

4)按试验方案要求回收剩余药物及包装。

5)药物管理员在药物临床试验管理系统中完成发药操作,同时填写临床试验用药品分发回收登记表。

6)发药审核:药物管理员再次核对,在临床试验专用处方核对人栏签字。

7)受试者/代领人与药物管理员当场核对试验用药品名称、数量、外观、有效期等,防止有数量缺失、破损、发霉、失效等情况。受试者/代领人在临床试验专用处方背面签名。

8)药物管理员应向受试者解释用药方法、储存条件及注意事项等。

(2)资料归档。

(四)参考依据

《药物临床试验质量管理规范》。

(五)附件

附件1:临床试验用药品分发回收登记表(编码:PD. AF/SOP-IP-007)。

临床试验用药品分发回收登记表

项目简称: 分期: 药物编码:

序号	受试者姓名	药物编号	发药日期		药物名称	药物规格	药物数量	发药人签字	回收日期		剩余药物返还量	回收人签字
			导入期						导入期			
			第一次						第一次			
			第二次						第二次			
			第三次						第三次			
			导入期						导入期			
			第一次						第一次			
			第二次						第二次			
			第三次						第三次			

说明:①回收剂量的单位精确至最小单位,如片、粒;②发药次数:涉及几次发药就写几次。

五、临床试验用药品回收标准操作规程(药剂-SOP-IP-004)

(一)目的

建立临床试验用药品回收标准操作规程,规范临床试验用药品回收过程管理,以保证试验用药安全。

(二)适用范围

适用于药房回收受试者返回的剩余试验用药品。

(三)规程

1. 职责

(1)药物管理员负责回收受试者返回的剩余试验用药品。

(2)临床试验项目开始前,药物管理员必须了解该试验目的及药物管理要求,并获得主要研究者授权。

(3)机构办公室或药房主任抽查试验用药品回收情况。

2. 工作程序

剩余试验用药品的回收包括药物回收和药物包装回收。

(1)接收受试者退回的剩余试验用药品。

1)受试者/代退药人持临床试验专用退药处方、剩余药物和包装到药房。专用退药处方需研究医师手写签字。①对于单次发药者,观察疗程结束后回收剩余药物。②对于多次发药者,下次发药前回收上次发药的剩余药物。

2)药物管理员核对退药处方信息:临床试验名称、受试者姓名、入组编号、药物名称、退药数量、医师签名、日期。①要求退药数量精确到最小包装。②涉及方案的信息应与药物入库信息表和方案信息一致。③医师签名应与项目的研究者授权分工表及签名样张一致。④未按要求及时退药者,应及时联系研究者了解有关情况。

3)药物管理员按照方案要求回收剩余药物,清点退药数量,在退药处方上签字。

4)受试者/代退药人核对退药数量,在退药处方背面签名。

5)药物管理员在药物临床试验管理系统中完成退药操作,同时在临床试验用药品分发回收登记表上签名及日期。

(2)退回剩余试验用药品到中心药房。

1)当卫星药房管理剩余的试验用药品时,卫星药房药物管理员携带此项目剩余药物到中心药房退药,在药物临床试验管理系统中完成退药至中心药房的操作,打印药物退药单,退药双方签字。如项目已结束,还需要携带发药处方、退药处方和临床试验用药品分发回收登记表。

(3)由中心药房管理的,不需要进行此操作,直接退回至申办者。

(4)资料归档。

(四)参考依据

《药物临床试验质量管理规范》。

(五)附件

附件1:药物退药单(编码:PD. AF/SOP-IP-008)。

药物退药单

项目编号		项目简称及分期	
适应证			
退药部门		接收部门	

药物信息

药物编号	名称	数量	药物号是否使用

操作人: 签字: 日期:

核对人: 签字: 日期:

六、临床试验用药品退还、销毁标准操作规程(药剂-SOP-IP-005)

(一)目的

建立临床试验用药品退还、销毁标准操作规程,规范临床试验用药品退还、销毁过程管理,以保证试验用药安全。

(二)适用范围

适用于中心药房退还、销毁剩余试验用药品。

(三)规程

1. 职责

(1)中心药房药物管理员负责退还剩余试验用药品。

(2)临床试验项目开始前,药物管理员必须了解该试验目的及药物管理要求,并获得主要研究者授权。

(3)机构办公室或药房主任抽查试验用药物退回或销毁情况。

2. 工作程序

(1)准备退还药物:试验结束后或中心药房接收的剩余药物积累到一定数量,药物管理员清点核对需回收的药物号、药物数量及包装。剩余药物包括受试者退回的药物和未使用的药物。

(2)联系申办者办理回收。

(3)清点剩余药物:药物管理员和申办者清点核对剩余药物号、药物数量及包装。

(4)药物管理员在药物临床试验管理系统中完成剩余药物退回申办者操作,打印药物回收单,双方签字及注明日期。

(5)申办者取走剩余试验用药品,予以销毁。

(6)资料存档。

(四)参考依据

《药物临床试验质量管理规范》。

(五)附件

附件1:药物回收单(编码:PD. AF/SOP-IP-009)。

药物回收单

机构名称			
项目编号		项目简称及分期	
申办者		CRO	

药物信息

药物编号	名称	数量	药物号是否使用

回收方：　　　　　　□返回申办者　　　　　□其他：_____

退药人（签字）：　　　　　　　日期：

接收人（签字）：　　　　　　　日期：

备注：

七、不合格试验用药品处理标准操作规程（药剂-SOP-IP-006）

（一）目的

建立不合格试验用药品处理标准操作规程，目的是加强药物质量管理，有效杜绝不合格药物的使用，保护受试者安全。

（二）适用范围

适用于不合格试验用药品的处理。

（三）规程

1. 职责

（1）药物管理员负责在药物入库、出库、接收、分发、在库管理过程中对药物验收、检查；将不合格药物退回申办者。

（2）研究护士负责在药物使用过程中对药物检查。

（3）机构办公室或药房主任抽查试验用药品管理情况。

2. 不合格药物的定义　本规程所指不合格药物包括但不局限于以下情况。

（1）超过有效期限的。

（2）包装及标识不合格的。

（3）外观性状不合格的。

（4）运输过程中未按要求运输的。

（5）被污染的。

（6）经检验内在质量不合格的。

（7）其他属于假劣药范围的药物。

3. 设置不合格药物区　设置不合格药物区，做明显标示，加锁管理。

4. 工作程序

（1）入库验收发现不合格药物，药物管理员拒收，或者暂时存放于不合格药物区，填写不合格试验用药品处置登记表，通知申办者回收药物。

（2）在药物储存、清查、出库或分发等药物管理的任何环节，发现不合格药物时，均应立即挂黄牌暂停分发，将该药物暂时存放于不合格药物区隔离保存，填写不合格试验用药品处置登记表，并立即告知申办者、研究者和机构办公室。

1）请申办者、药房主任和机构办公室复验，复验合格，摘除黄牌。

2）复验不合格，退药至申办者。①卫星药房管理的药物，需要先将药物退至中心药房，打印药物退药单并签字，由中心药房联系申办者回收药物。②中心药房管理的药物，则直接联系申办者回收。

（3）资料归档。

（四）参考依据

《药物临床试验质量管理规范》。

（五）附件

附件1：不合格试验用药品处置登记表（编码：PD. AF/SOP-IP-010）。

不合格试验用药品处置登记表

发现时间	年　月　日　时　分		
发现部门	□中心药房□专业 □卫星药房	存放处	□常温□阴凉□冷藏□未入库
项目简称		分期	
药物名称			
编号		规格	
批号		数量	
不合格情况描述	□运输过程中未按要求运输 □包装及标识不合格 □外观性状不合格,如变质 □假劣药 □其他:		□超过有效期限(失效) □药物被污染 □包装破损影响分发和使用 □经检验内在质量不合格
处理方式	□未接收 □退药至中心药房 □不确定是否是不合格药物,申请复验 报告:□项目负责人　□机构办公室　□药房主任　□申办者		□暂存不合格药品区 □退药至申办者 □其他:
处理过程			
签字:		日期:　　年　月　日	
处理结果反馈	结束时间: 说明: 是否影响正常分发□否　□是		
签字:		日期:　　年　月　日	

八、临床试验用药品拆零标准操作规程(药剂-SOP-IP-010)

(一)目的

建立临床试验用药品拆零标准操作规程,以满足试验项目受试者对不同剂量试验用药品的需求。

(二)适用范围

适用于需要拆分发放的临床试验用药品。

(三)规程

1. 职责

(1)药物管理员负责药物的拆零。

(2)临床试验项目开始前,药物管理员必须了解该试验目的及药物管理要求,并获得主要研究者授权。

(3)机构办公室或药剂科主任抽查试验用药品拆零执行情况。

2. 工作程序

(1)拆零准备工作。

1)根据临床试验方案药物分发的规定,制订药物拆零计划。

2)准备药物拆零所需场所和物品:拆零专区、剪刀、药匙、方盘、包装袋、临床试验用药品拆零登记表等。

3)拆零应在药房进行,根据药物的具体情况将药房进行适当净化。同时,拆零人员的衣着、口罩及手套等应进行净化或者灭菌处理。

4)拆零前应仔细检查药物的外观质量,凡发现质量可疑及外观形状不合格的药物不可拆零。

(2)拆零的一般步骤。

1)检查拆零工具是否齐备、清洁,确认无误后进行拆零。

2)根据试验方案规定单次使用药物量进行拆零,拆零的药物放在包装袋内,并在包装袋上标明药物名称、规格、用法、用量、有效期等。

3)在临床试验用药品拆零登记表中记录药物编号、名称、规格、数量、批号、有效期、质量状况、生产厂家、生产日期、拆零日期和操作人员等。每拆零一个药物,都要做登记。

4)拆零药物按规定温度条件存放,并保留原包装的标签和说明书,剩余数量标在包装上,并将原包装密封或密闭留存。

5)拆零完成后将拆零工具清洁消毒,放置妥善以备下次使用。

(四)参考依据

张罡,朱立伟,卞元捷. 药品拆零管理方法探讨[J]. 临床合理用药杂志,2012,5(28):56.

(五)附件

附件1:临床试验用药品拆零登记表(编码:PD. AF/SOP-IP-015)。

临床试验用药品拆零登记表

拆零时间	年　月　日　时　分		
拆零地点	□中心药房 □卫星药房 □专业□其他	存放库	□常温库□阴凉库□冷藏库
项目简称		分期	
药物名称		药物编号	
生产厂家		药物批号	
药物规格		药物数量	
生产日期		有效期	
质量情况描述			
拆零过程描述			
药物处理情况	简述拆零药物、剩余药物的处置		
操作人签字:		日期:　　年　月　日	

九、临床试验特殊药物管理标准操作规程(药剂-SOP-IP-012)

(一)目的

建立临床试验特殊药物管理标准操作规程,以规范临床试验特殊药物的接收、储存、使用回收和销毁等管理。

(二)适用范围

适用于在我院开展的临床试验中使用毒、麻、精神和放射性药物的管理。

(三)规程

1. 职责

(1)药房主任全面负责药物临床试验特殊药物的管理,指派药物管理员具体负责特殊药物管理。

(2)临床试验项目开始前,药物管理员必须了解该试验目的,熟悉特殊药物性能和管理规定,并获得主要研究者授权。

(3)机构办公室或药房主任抽查试验用特殊药物接收情况。

2. 管理要点

(1)保管和记录。

1)应专人管理、专柜加锁,禁止与一般药物混放。

2)每月 20 日左右清查核对,做到记录与实物相符,以防遗漏或差错。

3)发生特殊药物被盗、被抢、丢失或者其他流失入非法渠道的情况,应参考《临床试验用药品管理应急事件预防、处理标准操作规程》(编号:药剂-SOP-SR-001)处理。

4)报损的特殊药物在贮存待销毁或退回期间,要做到专柜上锁并严格控制贮存条件,避免环境污染。

5)各项记录填写必须清晰、完整、明确、真实,不得随意涂改。如因填写错误需要更正,应保持原记录清晰可辨,在原错误内容正中处划上横线,旁边记录正确内容,并由修改人签名、注明日期,必要时还需要说明理由。

6)禁止非法使用、储藏、转让或借用麻醉药物、第一类精神药物。

(2)验收入库。

1)特殊药物入库验收必须货到即验,由送药人和药物管理员双人开箱验收核对,清点到最小包装,验收记录双人签字。在验收中发现缺少或破损应拒绝入库。具体参考《临床试验用药品接收标准操作规程》(编号:药剂-SOP-IP-001)。

2)特殊药物要有明显标志,标签按《药物管理法实施办法》要求,麻醉药物的标志为蓝边白底的蓝色"麻"字,毒药标志为圆形黑底的白色"毒"字,以兹警示和区别。

(3)分发与回收。

1)特殊药物的分发流程参考《临床试验用药品分发标准操作规程》(编号:药剂-SOP-IP-003)。另外,分发过程中应注意以下几点。①药物管理员调配毒、麻、精神药物时,应核对处方医师资质(如麻醉药品使用资格证书)。②受试者使用麻醉药物、第一类精神药物注射剂或贴剂的,首次使用者,需要提供二级以上医院开具的诊断证明。

2)特殊药物的回收流程参考《临床试验用药品回收标准操作规程》(编号：药剂-SOP-IP-004)。另外，回收过程中应注意以下几点。①毒、麻、精神药物应及时回收剩余药物、注射剂空安瓿、贴剂废贴及药物包装，并记录。②特殊药物使用后的废物由申办者回收、销毁，或参照本院《医疗废物管理制度》处理。

(4)住院受试者使用的特殊药物。

1)具体流程参考《专业病房领取、保管、分发、退还试验用药品标准操作规程》。

2)各病区特殊药物使用情况交接项目包括存留药物、处方及使用后的空安瓿。

(5)文件保存。特殊药物登记、使用等相关文件保存期限需同时满足药物有效期期满之日后 5 年和临床试验结束后 5 年。

(四)参考依据

(1)《药物临床试验质量管理规范》。

(2)××××医院《麻醉药品、第一类精神药品管理制度》。

(五)附件

无。

十、临床试验用药品温湿度记录标准操作规程(药剂-SOP-IP-008)

(一)目的

建立临床试验用药品温湿度记录标准操作规程，确保环境温湿度符合要求，保障药物安全。

(二)适用范围

适用于临床试验用药品存储环境的温湿度记录和管理，包括中心药房、卫星药房和专业病房药物存储柜(住院受试者试验用药使用期间存放)。

(三)规程

1. 职责

药物管理员、专业病房护士分别记录和控制责任区药物存储环境的温湿度。

2. 温湿度控制要求(表 8-1 和表 8-2)

(1)常温区:温度 10～30 ℃,湿度 35％～75％。

(2)阴凉区:温度 0～20 ℃,湿度 35％～75％。

(3)冷藏区:温度 2～10 ℃,湿度 35％～75％。

表 8-1　温度警戒线及控制措施

	控制温度	警戒温度(达到警戒温度时应立即采取措施)	采取措施	
			温度过高	温度过低
常温区	10～30 ℃	10～28 ℃	空调降温、排风扇通风;检查冰箱内是否药物过多,冰箱是否有故障	空调升温,检查冰箱是否有故障
阴凉区	0～20 ℃	0～18 ℃		
冷藏区	2～10 ℃	3～7 ℃		

表 8-2　湿度警戒线及控制措施

	控制湿度	警戒湿度(达到警戒湿度时应立即采取措施)	采取措施	
			湿度过高	湿度过低
常温区	35％～75％	大于 70％或小于 30％	空调除湿功能或者除湿机,冰箱内可放置除湿剂	加湿器或者洒水;冰箱内可放置有水水杯
阴凉区				
冷藏区				

3. 温湿度测量工具　无线温湿度监测系统或者电子温湿度计。

4. 监控点的设置

(1)电子温湿度计应选择室内空气流通的地方,并固定置于同一位置。

(2)无线温湿度监测系统的布点与系统工程师商议。

5. 日常温湿度检查和记录

(1)试验用药品存放期间均应记录温湿度。

(2)使用电子温湿度计者,每日巡查 2 次(早 9～10 点和下午 2～3 点),填写临床试验用药品温湿度记录,填写从上次记录到现在这段时间的最高温湿度和最低温湿度。

(3)使用无线温湿度监测系统者,每日巡查 2 次(早 9～10 点和下午 2～3 点)并查看电子温湿度记录,查看温湿度是否在控制范围之内及探头是否有损坏。每月打印无线温湿度监测记录表,签字后存档。

(4)发现温湿度异常或者接到无线温湿度监测系统异常值报警,应立即采取措施,确保温湿度在控制范围内,填写温湿度异常处理记录,详细记录过程。

6. 温湿度超标处理措施

(1)温度过高。一般采取打开空调制冷的方式降温;也可打开排风扇通风,增强空气流通的方式降温。如果冰箱内温度超标,除外超温是由于冰箱内药物过多,空气流通不畅所致,其余情况可参考《临床试验用药品管理应急事件预防、处理标准操作规程》(编号:药剂-SOP-SR-001)中"冰箱故障的处理"。

(2)温度过低。一般采取打开空调升温的方式调节温度。冰箱内温度异常应检查冰箱是否故障。

(3)湿度过高。一般采取打开空调除湿功能或者使用除湿机的方法降低湿度。冰箱内可放置除湿剂。

(4)湿度过低。一般采取打开加湿器或者洒水的方法增加湿度。冰箱内可放置盛水的容器以增加湿度。

(5)温湿度超标处理的记录。从采取调节温湿度措施开始,每1个小时测1次温度或湿度,连续监测,直到连续2次均达到规定范围,则此次采取的调节措施结束,填写温湿度异常处理记录并存档。

(四)参考依据

(1)《药物临床试验质量管理规范》。

(2)《中国药典》。

(3)《药品经营质量管理规范》。

(4)张田香,陆明莹,张彩霞,等. 药物临床试验过程中试验用药物管理的关键环节[J].中国新药与临床杂志,2014,33(7):489-491.

(5)许静洁,凌春燕. 门诊药房的药品储存和管护[J].药学与临床研究,2010,18(6):574-575.

(五)附件

(1)附件1:临床试验用药品温湿度记录(编码:PD. AF/SOP-IP-011)。

(2)附件2:临床试验用药品温湿度异常处理记录(编码:PD. AF/SOP-IP-013)。

临床试验用药品温湿度记录

区域(位置)：

日期	时间	温度		湿度		是否超标,如超标,填写温湿度异常处理记录	记录人
		最高	最低	最高	最低		

备注:每日记录 2 次(早 9～10 点和下午 2～3 点)

临床试验用药品温湿度异常处理记录

异常事项	□温度　□湿度	发现时间	年　月　日　时　分
存放地点	□中心药房　□卫星药房　□其他:		
存放处	□常温　□阴凉　□冷藏		
涉及项目情况:			

项目简称	分期	项目简称	分期

（续表）

异常原因及处理过程记录：		
异常原因		
处理过程记录		
调节结束时间及温湿度	结束时间：	月　日　时　分
	温度（℃）	湿度（％）
	注：从采取调节温湿度措施开始，每1个小时测1次温度或湿度，连续监测，直到连续2次均达到规定范围，则此次采取的调节措施结束	
记录人签字：		日期：　年　月　日

十一、临床试验用药品温湿度超标处理标准操作规程（药剂-SOP-SR-002）

（一）目的

建立临床试验用药品温湿度超标处理标准操作规程，确保温湿度超标药物得到及时处理，保障药物安全。

（二）适用范围

适用于临床试验中药物温湿度超标的处理工作。

（三）规程

（1）确认温湿度实际数值，使用备用电子温湿度计复测。

（2）及时将处于异常温湿度环境中的试验用药品转移至符合要求的环境中，放置隔离标志，暂停分发。

（3）及时与申办者、研究者沟通，并报告机构办公室和药剂科。

（4）详细记录情况和处理方法。

（5）查找可能原因，并纠正和预防再次发生。

（6）根据申办者书面反馈意见进行处置，评估对药物的影响。如不影响使用，则正常分发；如影响使用，放置于不合格药物区待回收。

(四)参考依据

《药物临床试验质量管理规范》。

(五)附件

无。

十二、临床试验用药品管理应急事件预防、处理标准操作规程(药剂-SOP-SR-001)

(一)目的

制订有效的应急预防、处理程序和控制措施,以有效预防、及时控制和消除突发事件所造成的危害,及时有效地处理,保障临床试验顺利进行。

(二)适用范围

适用于临床试验用药品管理过程中的突发事件。

(三)规程

1. 预防

(1)药物管理员每月对排水管道、防火设施、电源开关、防盗设施进行检查,如发现安全隐患及时告知科室负责人并报备维修。

(2)保证药物与墙、屋顶、柱的距离不小于 30cm,药物离地面距离不小于 10cm。

(3)保证安全通道通畅。

(4)严格监测并记录温湿度。

(5)参加安全知识培训,提高安全意识。

2. 应急事件处理

(1)药物临床试验信息系统故障。

1)立即报告信息中心(电话号码:××××),或者联系工程师(电话号码:××××)处理故障。报备机构办公室(电话号码:××××)和药房主任(电话号码:××××)。

2)收到机构办公室通知后启动应急预案,可参照《药物临床试验管理系统应急预案》(编号:机构-SOP-SR-006)。

3)临时采用手工发药、退药,应保证记录信息完整、准确、规范。待故障解决后补充系统操作。

4)填写突发和应急事件处理记录,记录处理过程。

（2）冰箱故障的处理。

1)立即联系器械维修部(电话号码:××××)处理故障。同时报备机构办公室和药房主任。

2)查看冰箱备用的 UPS 电源是否启动,如未启动,立即联系器械维修部(电话号码:××××)处理故障。

3)动态监测冰箱内温度,发现临近超温及时将药物转移到符合保存要求的环境中。

4)填写突发和应急事件处理记录,记录处理过程。

（3）空调故障的处理。

1)立即通知空调动力室(电话号码:××××)处理故障。同时报备机构办公室和药房主任。

2)及时将药物转移到符合保存要求的环境中。

3)填写突发和应急事件处理记录,记录处理过程。

（4）动态温湿度系统故障的处理。

1)立即通知器械维修部(电话号码:××××)处理故障,必要时联系维修工程师。同时报备机构办公室和药房主任。

2)冰箱和存储药物的阴凉、常温区域,放置备用温度计,手工记录临床试验用药品温湿度记录。

3)填写突发和应急事件处理记录,记录处理过程。

（5）停电的处理。

1)立即通知电工房(电话号码:××××)处理故障。同时报备机构办公室和药房主任。

2)减少冰箱开门次数和时间,使冰箱温度尽可能保持不变。

3)冰箱和存储药物的阴凉、常温区域,放置备用温度计,手工记录临床试验用药品温湿度记录。

4)积极配合医院停电故障处理。

5)填写突发和应急事件处理记录,记录处理过程。

（6）漏水的处理。

1)立即将药物搬至干燥区域,通知污水处理部(电话号码:××××)处理故障。同时报备机构办公室和药房主任。

2)如发现受损药物,应将该药物放置于不合格药物区,参见《不合格试验用药品处理标准操作规程》(编号:药剂-SOP-IP-006)。

3)填写突发和应急事件处理记录,记录处理过程。

(7)火灾的处理。

1)在保证个人人身安全的前提下,就近使用消防设施、器材以展开初起火灾的扑救工作,尽力控制火灾的蔓延。工作日立即通知保卫处(电话号码:××××),双休日、节假日时报告总值班室(电话号码:××××)。

2)立即将药物转移至符合保存条件的安全区域。

3)如发现受损药物,应将该药物放置于不合格药物区,参见《不合格试验用药品处理标准操作规程》(编号:药剂-SOP-IP-006)。

4)报告药房主任和机构办公室。

5)填写突发和应急事件处理记录,记录处理过程。

(8)药物丢失的处理。

1)立即报告药房主任和机构办公室。

2)尽可能找回丢失药物。必要时联系保卫处(电话号码:××××)调取监控录像。

3)如药物无法找回,联系申办者商议后续处理办法。药房管理员从临床试验管理系统中获取丢失药物对应的药物号(标志为已用),保证在库的药物号与系统的药物号一致,不影响后续发药。

4)填写突发和应急事件处理记录,记录处理过程。

(9)药物分发过程中发生严重差错的处理。

1)立即报告主要研究者、机构办公室和药房主任。

2)与受试者联系,退回已发错的药物。

3)若受试者未服药,按方案分发正确的试验用药物,已退回的药物不再分发,按退药处理。

4)若受试者已服药,与申办者、主要研究者、机构办公室综合评估服药后对受试者可能造成的影响,必要时按紧急揭盲程序揭盲,尽量将受试者的伤害降至最低;并且评估继续试验(如可以继续试验,分发正确的药物),或者退出(按脱落受试者处理);追回的剩余药物不再分发,按退药处理。

5)填写突发和应急事件处理记录,记录处理过程。

3. 资料归档　所有发生的应急事件均需要填写突发和应急事件处理记录,详细记录事件经过及处理过程,妥善保存。

(四)参考依据

(1)《药物临床试验质量管理规范》。

(2)《突发公共卫生事件应急条例》(国务院第376号令)。

（3）《中华人民共和国药典》。

（4）《药品经营质量管理规范》。

（5）《××××医院突发公共卫生事件应急预案（试行）》。

（6）《××××医院灾害事故、突发事件医疗救援工作实施方案》。

（7）《××××医院医疗事故防范和处理预案》。

（五）附件

附件1：突发和应急事件处理记录（编码：PD. AF/SOP-SR-001）。

突发和应急事件处理记录

故障类型	□药物临床试验信息系统故障 □冰箱故障 □空调故障 □动态温湿度系统故障 □药物调剂差错	□停电 □漏水 □火灾 □药物丢失 □其他：	
通知部门	□机构办公室（电话号码：××××） □信息中心（电话号码：××××） □电工房（电话号码：××××） □总值班室（电话号码：××××） □系统工程师（电话号码：××××）	□药房主任（电话号码：××××） □器械维修部（电话号码：××××） □污水处理部（电话号码：××××） □保卫处（电话号码：××××） □其他：	
故障原因			
故障处理详述	处理过程、结果、是否影响试验进度等：		
记录人		记录日期	

（**编写**：程金莲，肖爽，朱雪琦；**审校**：刘真，贾敏）

第五节　受试者管理相关制度及 SOP

一、临床试验抱怨和不依从管理制度(机构-RR-016)

(一)目的

保障受试者人身安全和权益,对临床试验中所有抱怨、投诉和不依从进行处理,并采取任何必要的行动以确保研究的伦理行为。

(二)适用范围

适用于临床试验中抱怨、投诉和不依从。

(1)不依从(non-compliance):不依从指未能遵守本文件中描述的任何有关法律、法规和指南,未能遵守医院政策、规章制度和程序及 HRPP 的决定。不依从可能是轻微的或偶尔的,也可能是严重的或持续的。

(2)严重的不依从(serious non-compliance):严重的不依从指未能遵守本文件中描述的任何法规或未能遵循 HRPP 的决定,根据 HRPP 负责人或伦理委员会审查会议的判断,认为增加了受试者的风险,减少了潜在的受益,或影响了 HRPP 计划的完整性。未经伦理委员会事先批准而进行的非豁免研究,或未经受试者事先同意而使其参与的研究活动(这些研究活动知情未被伦理委员会豁免),通常被视为严重不依从。

(3)持续的不依从(continuing non-compliance):持续的不依从指一种不遵守的模式,根据 HRPP 负责人或伦理委员会审查会议的判断,认为这种模式表明不依从的情况在没有干预的情况下可能会继续存在,或者即使在伦理委员会进行了干预的情况下,不依从的情况也会继续存在。持续的不依从还包括未能及时响应对不依从事件的解决。

(三)规程

1. 抱怨

(1)对于来自研究者、研究相关人员或其他利益相关方的抱怨、关注和申诉,根据涉及的问题报告给 HRPP 或者伦理委员会。凡涉及研究方案、伦理审查细节的问题,报告给伦理委员会;涉及人员、设备、研究条件、合同等问题,报告给 HRPP。来自受试者的询问/抱怨可以报告给伦理委员会或者研究者。

(2)HRPP 或者伦理委员会负责人对是否需要立即暂停研究项目做出初步评估。如果有必要暂停,将遵循《暂停/终止研究审查》(EC. ER. 13)中的程序执行。

(3)如果抱怨符合不依从的定义,按照本 SOP"2. 不依从"处理。

(4)如果抱怨符合不良事件和非预期事件的定义,按照《临床试验不良事件和非预期事件管理制度》(机构-RR-012)处理。

(5)如果抱怨符合不依从/违背方案的定义,按照《不依从/违背方案审查》(机构-RR-011)处理。

2. 不依从

(1)不依从的报告。

1)研究者、研究相关人员应报告所有可能的不依从情况。主要研究者负责向伦理委员会或者 HRPP 报告研究人员可能存在的任何违规行为。任何研究者、申办者等个人都可以向伦理委员会或者 HRPP 报告观察到的或明显的不依从情况。在这种情况下,报告方应如实报告,保持机密性,并与 HRPP、伦理委员会和(或)审查这些报告的机构协作和配合。

2)任何个人,无论研究者、研究相关人员或其他人员,如果不确定是否应该报告不依从,都可以与伦理委员会或者 HRPP 工作人员进行非正式的讨论。

3)发现不依从后,必须在规定后 10 个工作日内,将不依从报告提交伦理委员会或者 HRPP。报告可以是口头的,也可以是书面的,并且必须包括对不依从的完整描述以及涉及的相关人员。报告人可选择匿名。

(2)不依从报告的审查。

1)所有关于不依从的报告都将由伦理委员会进行审查,HRPP 收到的不依从报告转交伦理委员会审查。伦理委员会主任委员(或指定委员)将审议与指控有关的所有文件和与研究有关的所有文件。如果涉及多项研究,或者有院外伦理委员会监督的研究,将在下次会议上进行审查。如果存在不依从可能影响受试者安全的情况,则伦理委员会主任委员有权在伦理委员会审查之前要求立即采取适当行动(如暂停研究、暂停入组)。

2)伦理委员会主任委员认为如有必要,可以将不依从的报告提交下次会议审查。如果指控是针对某一特定的个人,应告知该个人关于他/她不依从的指控,并给予其机会在会议审查前尽可能做出答复。

3)伦理委员会将对不依从指控进行审查,并对指控的真实性做出判断。除了可能要求报告方提供更多信息外,伦理委员会还可能需要额外的专业知识或资源来做出决定,并可能成立一个特设委员会来审核相关研究,或协助审查和收集事实。特设委员会的结果可以是书面报告,也可以是口头报告,特设委员会由伦理委员会成员组成。伦理委员会办公室应将处理过程和结果记录下来。

4)如果审查确定所报告的事件是按照研究批准的方案进行的,没有发生不依从,伦理委员会将以书面形式向 PI 和报告方(如果适用)报告该决定。如果一开始的时候,研究相关部门和任何其他方得到通知,则审查决定文件将复制给相关的部门。

5)如果确定报告的不依从指控是真实的,则将根据不依从的调查结果进行处理。

(3)确定发生了不依从的后续处理。

1)非严重和非持续不依从。当伦理委员会确定发生了不依从,但不依从不符合严重或持续不依从的定义时,将书面报告给 PI(如果需要,同时告知报告方),要求制订纠正措施计划,以防止将来再发生不依从。不依从纠正措施需要报告给伦理委员会。但是,如果 PI 拒绝执行,则将问题提交伦理委员会,并通知 HRPP。

2)严重和持续不依从。当伦理委员会确定发生了不依从,并且不依从符合严重或持续不依从的定义时,将采取以下措施。①要求 PI 提交一份纠正措施计划。②要求进行受试者保护方面的再培训。③对 PI 所承担的所有临床试验进行有因检查。④如其他医院制度可能被违反(如学术不端行为、财务披露/利益冲突等),则应根据这些制度通知相关部门。⑤增加临床研究的数据和安全监查。⑥修改临床研究的年度定期跟踪审查频率。⑦如果有关不依从的信息可能影响受试者继续参与试验的意愿,则通知未出组的受试者。⑧需要修改方案。⑨需要修改知情告知的信息。⑩需要未出组的受试者重新知情同意。⑪暂停研究或终止研究。

3)研究者被书面告知伦理委员会的决定和决定的依据,并有机会做出申诉。

（四）参考依据

《药物临床试验质量管理规范》。

（五）附件

无。

二、临床试验不良事件和非预期事件管理制度（机构-RR-012）

（一）目的

保障受试者人身安全和权益，做好临床试验的安全性管理工作。

（二）适用范围

适用于临床试验中发生的不良事件（AE）、严重不良事件（SAE）和非预期事件。

（三）规程

1. 管理职责

（1）研究者的职责。

1）在临床试验和随访期间，对于受试者出现与试验相关的不良事件，包括有临床意义的实验室异常时，研究者应当保证受试者得到妥善的医疗处理，并将相关情况如实告知受试者。

2）除试验方案或者其他文件（如研究者手册）中规定的不需要立即报告的严重不良事件外，研究者应当立即向申办者书面报告所有严重不良事件，同时向本机构办公室和伦理委员会报告。随后应当及时提供详尽的书面随访报告。试验方案中规定的、对安全性评价重要的不良事件和实验室异常值，应当按照试验方案的要求和时限向申办者报告。

3）涉及死亡事件的报告，研究者应当向申办者和伦理委员会提供其他所需要的资料，如尸检报告和最终医学报告。

4）研究者收到申办者提供的临床试验的相关安全性信息后应当及时签收阅读，并考虑是否调整受试者的治疗方案，必要时尽早与受试者沟通，并应当向伦理委员会报告由申办者提供的可疑且非预期严重不良反应。

（2）伦理委员会的职责。

1）伦理委员会应当关注并明确要求研究者及时报告：所有可疑且非预期严

重不良反应,可能对受试者的安全或者临床试验的实施产生不利影响的新信息。

2)对研究者提交的安全性报告审查。

3)伦理委员会有权暂停、终止未按照相关要求实施,或者受试者出现非预期严重损害的临床试验。

(3)机构办公室、HRPP 的职责。

1)协助研究者,保证受试者得到妥善的医疗处理。

2)监督管理。

2. 管理要点

(1)研究者有义务采取必要的措施以保障受试者的安全,在临床试验过程中如发生 AE、SAE 和非预期事件,研究者应立即对受试者采取适当的措施,以保障受试者的安全。

(2)研究者应及时记录,不得有任何隐瞒或虚报;同时向申办者、机构办公室、伦理委员会和 HRPP 报告。

(3)研究者应对受试者在试验期间所发生的 AE、SAE 和非预期事件做出相应评估,判断不良事件和非预期事件与试验药物之间的关系,判断不良事件或非预期事件的严重程度。

(4)研究者收到申办者提供的临床试验的相关安全性信息后应当及时签收阅读,并考虑是否调整受试者的治疗方案,必要时尽早与受试者沟通。

3. 需要报告的 AE 和非预期事件

(1)SAE[除外试验方案或者其他文件(如研究者手册)规定的不需要立即报告的 SAE]。

(2)任何可能将受试者暴露在潜在风险之下的非预期事件。

(3)任何可能将受试者之外的人群(如研究者、研究者助理、公众等)暴露在潜在风险之下的非预期事件。

(4)额外信息提示研究的风险获益发生了改变。如研究的中期分析或安全委员会提示研究的风险获益发生了改变,或者其他的类似研究发表文献提示研究的风险获益发生了改变。

(5)违反了保密条款。

(6)为了解决受试者的紧急情况,在伦理委员会审查同意之前就对方案做了修改。

(7)伤害了受试者或者存在潜在伤害风险的方案违背。

(8)申办者因为风险原因暂停试验。

4. 报告时限

本中心发生的非预期事件或者 SAE	报告时限
任何可能将受试者或者受试者之外的人群(如研究者、研究者助理、公众等)暴露在潜在风险之下的非预期事件(不包括 SAE)	首次获知后 24 小时内报告
SAE(除外试验方案或者其他文件,如研究者手册、规定不需要立即报告的 SAE)	首次获知后 24 小时内报告
SAE(试验方案或者其他文件,如研究者手册,规定不需要立即报告的 SAE)	不需要报告
①本中心发生的 SAE,经确定为 SUSAR,需要递交 SAE 首次报告后的补充资料 ② 其他中心发生的 SUSAR	报告时限
非致死或危及生命的 SUSAR[1]	尽快报告,但不得超过首次获知后 15 天。(首次获知当天为第 0 天)
致死或危及生命的 SUSAR[1]	尽快报告,但不得超过首次获知后 7 天,并在随后的 8 天内报告、完善随访信息。

注:1 代表本中心发生的 SUSAR,需要递交本中心 SAE 首次报告后的补充资料。

5. 报告

(1)本中心发生上页第"3."条所述需要报告的 SAE/非预期事件[除外试验方案或者其他文件(如研究者手册)中规定的不需要立即报告的 SAE],主要研究者在获知受试者出现 SAE 时,应向申办者、药物临床试验机构办公室 SAE 专员和本中心伦理委员报告,报告时限为首次获知后的 24 小时内(除非在研究方案中另有约定)。如果申办者分析评估后确定为 SUSAR,研究者收到报告后应当及时审阅签字,并向机构办公室和伦理委员会递交本中心 SAE 首次报告后的补充资料[严重不良事件(包括 SUSAR)更新信息报告表格],报告时限按"4. 报告时限"所述。SAE/SUSAR 报告流程如图 8-1(含首次、随访、总结报告)。

(2)其他中心发生的可疑且非预期严重不良反应(SUSAR),只要涉及的项目同时在本中心开展,均应快速报告本中心主要研究者,主要研究者及时审阅签署 SUSAR 报告;主要研究者(或者申办者)应向本中心临床试验机构和伦理委员递交 SUSAR 报告,报告时限按"4. 报告时限"所述,所有递交的 SUSAR 报告均需经研究者审阅签字。SAE/SUSAR 报告流程如图 8-1(含首次、随访、总结报告)。

(3)研发期间安全性更新(DSUR)报告,依据申办者工作流程。

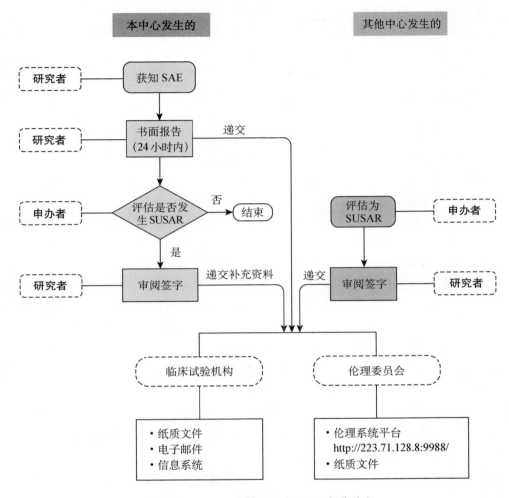

图 8-1　××××医院 SAE/SUSAR 报告流程

（4）其余非预期不良事件在年度/定期跟踪审查报告或研究完成报告中向伦理委员会报告。

（5）上市后临床试验中发生的 SAE 或新的不良事件,应同时报告国家药品不良反应监测中心。

6. 伦理委员会审查

（1）伦理委员会受理后,首先确定是否需要召开紧急会议审查,如研究过程中出现重大或严重问题,以及危及受试者安全的情况,经主任委员决定后,召开紧急会议。

（2）按伦理委员会审查流程进行 SAE/非预期事件等安全性审查,伦理委员会根据安全性风险严重程度,可能要求研究者和申办者加强风险控制措施,如调整临床试验方案、知情同意书、研究者手册,必要时可要求暂停或者终止临床试验。以上意见伦理委员会办公室除了向研究者传达外,还应向机构办公室、HRPP 传达。

(3)伦理委员会应对后续处理情况进行跟踪审查。

(四)名词

(1)不良事件(adverse event,AE),指受试者接受试验用药品后出现的所有不良医学事件,可以表现为症状、体征、疾病或者实验室检查异常,但不一定与试验用药品有因果关系。

(2)严重不良事件(serious adverse event,SAE),指受试者接受试验用药品后出现死亡、危及生命、永久或者严重的残疾或功能丧失、受试者需要住院治疗或者延长住院时间,以及先天性异常或者出生缺陷等不良医学事件。

(3)非预期不良事件(unexpected adverse event,UAE):不良事件的性质、严重程度或频度,不同于先前方案或其他相关资料(如研究者手册、药品说明)所描述的预期风险。

(4)预期的严重不良事件(expected serious adverse event,ESAE):申请人可预见的、在研究中的一般患者人群或某种疾病的患者(或两者兼有)以一定频率发生(不依赖于受试药物的暴露)的严重不良事件。

(5)药品不良反应(adverse drug reaction,ADR):ICH GCP 对于已上市药品和未上市药品有所不同。在一个新的药品或药品的新用途尚未被批准之前,尤其是治疗剂量尚未确定前,ADR 是指与药物任何剂量有关的所有有害的和非意求的反应都应被考虑为药物不良反应。该术语用于药品是指在药品与不良反应之间的因果关系至少有一个合理的可能性,即不能排除这种关系;对已上市药品,ADR 仅指用于预防、诊断或治疗疾病或改善生理功能的药物在常用剂量下出现的有害和非意求反应。

(6)非预期药品不良反应(unexpected adverse drug reaction,UADR):指一种药品不良反应,其性质、严重程度或频度,不同于先前方案或其他相关资料(如研究者手册、药品说明)所描述的预期风险。非预期,指一个事件比研究者手册中描述的更特殊(如急性肾衰竭后出现间质性肾炎)、更严重(如首发为重型肝炎的肝炎)。

(7)可疑且非预期严重不良反应(suspected unexpected serious adverse reaction,SUSAR):指临床表现的性质和严重程度超出了试验药物研究者手册、已上市药品的说明书或者产品特性摘要等已有资料信息的可疑并且非预期的严重不良反应。

(8)重要不良事件:在用药过程中发生的不良事件和血液学或其他实验室检查明显异常,并且这些不良事件和明显异常的血液学或其他实验室检查必须采取针对性的医疗措施才能恢复正常。

(五)参考依据

略。

(六)附件

无。

三、临床试验受试者招募标准操作规程(机构-SOP-CO-001)

(一)目的

建立临床试验受试者招募标准操作规程,保证临床试验受试者招募过程规范。

(二)适用范围

适用于所有需要招募受试者的临床试验。

(三)规程

1. 受试者招募的前提条件　用于受试者招募的招募广告、知情同意书要得到伦理委员会的批准。

2. 确定负责受试者招募的工作人员　受试者招募由负责该临床试验项目的研究者或 CRC 负责。

3. 确定受试者招募的方式　最常用的招募方式为招募广告,其次可通过电子邮件、微信等方式进行受试者招募。

4. 招募材料的内容

(1)招募材料的版本和内容应与伦理审批通过的招募广告的版本和内容一致。应包括如下内容。

1)临床试验机构名称及地址。

2)试验目的或试验概况。

3)受试者主要纳入及排除条件。

4)试验预期效益。

5）受试者应配合事项。

6）试验联系人及联系方式。

（2）招募广告不应包括的内容。

1）宣称或暗示试验用药品为安全、有效或可治愈疾病的药品。

2）宣称或暗示试验用药品有与之相似的现行药物或治疗。

3）宣称或暗示受试者将接受新治疗或新药品，而未提及该研究属于试验性质。

4）过度强调受试者将可获得免费医疗或费用补助。

5）度强调临床试验已由卫生主管机构或人体试验伦理委员会核准。

6）使用"名额有限""即将截止"或"立即联系"等文字。

7）使用含有强制、引诱或鼓励性质的图表、图片或符号等。

5. 确定受试者招募的场所

（1）申办者/CRO 将招募广告交药物临床试验机构办公室审核通过后，由药物临床试验机构办公室联系医院门诊部确定摆放场所和位置。

（2）受试者招募的场所一般在医院门诊、急诊大厅、诊室或病房。或者通过微信或电子邮件等方式进行招募。

6. 接待潜在受试者　由试验项目研究者或 CRC 负责接待来访的受试者。可通过现场咨询或利用专线电话对患者进行疑问解答。

7. 筛选合格受试者

（1）受试者初步筛查。

1）按照纳入和排除标准及医师的临床经验初步判断受试者入选可能性。

2）研究者对初步判断可能合格的受试者说明试验概况，进行知情同意告知并确认签字。获取受试者知情同意的具体步骤见《临床试验受试者知情同意标准操作规程》（编号：机构-SOP-CO-002）。

（2）受试者合格性筛查。研究者进行体格检查和化验检查，根据检查结果，再次确认受试者是否真正符合试验纳入和排除标准。具体的合格性筛查流程如下。

1）根据事先确定的诊断标准纳入符合标准的受试者。

2）再根据事先确定的纳入标准纳入符合标准的受试者。

3）最后根据排除标准将具有排除标准特征的患者排除，纳入不具有排除标准特征的受试者。

（四）参考依据

（1）《药物临床试验质量管理规范》。

(2)牟钰洁,韩梅,王丽琼,等.中医药临床试验受试者招募过程中的策略制定[J].中国药物评价,2013,30(5):261-264.

(五)附件

无。

四、临床试验受试者知情同意标准操作规程(机构-SOP-CO-002)

(一)目的

建立临床试验受试者知情同意标准操作规程,确保知情同意过程规范,受试者的合法权益得到保障。

(二)适用范围

适用于所有临床试验获取受试者知情同意的全过程。

(三)规程

1. 基本要求

(1)研究者不得在获得受试者个人(或其法定代理人)知情同意前开始涉及人的临床研究,除非伦理委员会已经审查同意了豁免或变更知情同意。

(2)获取知情同意的研究者,需要获得主要研究者的正式授权,即获得有主要研究者授权且签字的该项目的研究者授权分工表及签名样张;同时被授权的研究者必须接受过适当的培训,对将要进行的研究有足够的知识,能够回答受试者关于研究的问题。

(3)知情同意书必须获得伦理委员会的批准同意,如果知情同意书和其他提供给受试者的书面材料有修订,需要再次获得伦理委员会的批准才能使用。签署的知情同意书必须是经过伦理委员会书面同意或批准的最新版本。

(4)在获取并记录知情同意时,研究者必须遵守相关法规的要求,按照GCP及基本的伦理原则去完成。

2. 知情同意过程

(1)根据临床试验方案的要求筛选合格的受试者,签署的知情同意书份数应与筛选的受试者人数一致。

(2)研究者签署知情同意书的日期应在临床试验项目启动会之后,且必须在纳入受试者或者执行方案要求的任何一项程序之前(如必须在检验、检查和试验用药之前)。

（3）知情同意必须在以下情况下获得：研究开始前，应当获得有知情同意能力的受试者自愿签署的知情同意书；受试者不能以书面方式表示同意时，研究者应当获得其口头知情同意，并提交过程记录和证明材料；对无行为能力、限制行为能力的受试者，研究者应当获得其法定代理人的书面知情同意。

（4）为保护受试者的隐私，知情同意的过程应当在安静和单独的环境下进行，避免受试者受到压力。

（5）在知情同意获取过程中，研究者应当按照知情同意书内容向受试者逐项说明，其中包括：受试者所参加的研究项目的目的、意义和预期效果，可能遇到的风险和不适，以及可能带来的益处或者影响；有无对受试者有益的其他措施或者治疗方案；保密范围和措施；补偿情况，发生损害的赔偿和免费治疗；自愿参加并可以随时退出的权利，以及发生问题时的联系人和联系方式等。

（6）研究者应采用受试者（或其法定代理人）能理解的语言和文字进行说明、解释，要尽量避免使用专业术语。

（7）对于知情同意书中受试者不明白的内容或提出的任何与试验有关的问题，研究者应给予详尽而清楚的解释；对于无能力表达同意的受试者，应向其法定代理人提供介绍与说明。

（8）在受试者认真阅读了知情同意书的内容，并就所有有关问题向研究者咨询，且获得满意的说明之后，研究者应当给予受试者（或其法定代理人）充分的时间（如1周，但紧急情况除外），以理解知情同意书的内容，由受试者做出是否同意参加研究的决定并签署知情同意书。

（9）受试者自愿做出决定：潜在受试者是在充分理解试验研究的相关信息，并且在没有强迫、不正当压力和诱导的情况下，自愿做出是否参与临床试验及在试验过程中是否可以退出的决定。

（10）在心理学研究中，因知情同意可能影响受试者对问题的回答，从而影响研究结果的准确性，研究者可以在项目研究完成后充分告知受试者并获得知情同意书，但需要在试验方案和有关文件中清楚说明知情同意的方法，并事先取得伦理委员会的同意。

3. 对潜在的成年受试者知情同意能力的判断　研究者可以依赖经验判断潜在的成年受试者是否具有知情同意的能力，也可以依赖下面的问题做出判断，如果一名受试者了解下列情况之后，表达了同意，则提示他/她具备知情的能力。

（1）这是一个研究，而不是标准的医疗行为。

（2）研究的风险和获益。

（3）如果不参加这项研究，可能有哪些替代的方案。

（4）如果受试者选择不参加这项研究，对他/她获得正常的医疗服务不会带来任何不良影响，不会遭到歧视或报复。

4. 知情同意书的基本要素　见《药物临床试验知情同意书设计规范》（编号：机构-DS-007）"3.2 知情同意书应当包括的主要内容"。

5. 知情同意的记录

（1）由受试者（或其法定代理人）在知情同意书上签署姓名和日期，执行知情同意过程的研究人员也需要在知情同意书上签署姓名和日期。

（2）对无行为能力、限制行为能力的受试者（如儿童、老年痴呆患者等），如果伦理委员会原则上同意、研究者认为受试者参加试验符合其本身利益时，则这些患者也可进入试验，同时应经其法定代理人同意，并签署姓名、日期和有效联系方式，以及注明法定代理人与受试者的关系。

（3）当受试者及其法定代理人均无阅读能力时，则在整个知情过程中需有一名见证人在场，受试者（或其法定代理人）做口头同意，由见证人签名并注明日期。将双方均签署的知情同意书副本交予受试者保存。

（4）儿童作为受试者，必须征得其法定代理人的知情同意并签署知情同意书，当儿童能做出同意参加研究的决定时，还必须征得其本人同意。具体见《儿科临床试验受试者知情同意标准操作规程》（编号：儿科-SOP-CO-004）。

（5）在紧急情况下，无法取得患者本人及其法定代理人的知情同意书，如缺乏已被证实有效的治疗方法，而试验药物有望挽救生命、恢复健康或减轻病痛，可考虑将患者作为受试者，但需要在试验方案和有关文件中清楚说明接受这些受试者的方法，并事先取得伦理委员会的同意。

（6）病史记录中应当记录受试者知情同意的具体时间和人员。

（7）知情同意书的修改应符合规范要求，即在修改处划单线，旁边填写正确数据，签署姓名及日期。

6. 知情同意书的修订和再次获取知情同意

（1）如果研究条件或程序有实质性改变，或者获得可能影响受试者继续参加研究意愿的新信息，研究者应当申请修订知情同意书，重新申请伦理委员会审查同意，并再次获得受试者的知情同意。

（2）在长期的研究中，即使研究设计或研究目标没有变化，研究者也应按事先确定的时间间隔，确认每位受试者愿意继续参加该研究。

（3）试验期间，如果知情同意书被重新修订，凡在伦理委员会审查通过的新版本知情同意书生效日期之后出组的受试者，应再次签署新版本的知情同意书，并与之前签署的各个版本的知情同意书一并保留备查。

7. 知情同意过程的跟踪监督

除了常规的文件审查,临床试验机构办公室、伦理委员会或者 HRPP 办公室可以视情况,委托机构质控员、伦理委员会委员或伦理委员会秘书对研究的知情同意过程进行跟踪监督,以减少受试者迫于压力或受到不良影响的可能性,确保知情同意过程遵循了伦理委员会批准的过程,或者确定受试者是真实地提供了知情后的同意。跟踪监督之后,跟踪监督人员须向伦理委员会提交一份报告,伦理委员会主任将根据这份报告决定下一步措施。以下项目是可能接受跟踪监督的项目。

(1)高危项目。

(2)涉及复杂或有创干预的项目。

(3)研究涉及弱势人群(如 ICU 患者,儿童)的项目。

(4)研究项目中,执行知情同意的研究者经验较少。

(5)通过其他途径判断认为,可能存在知情过程没有被恰当执行的其他情形。

8. 知情同意的豁免

(1)利用以往临床诊疗中获得的医疗记录和生物标本的研究。

1)如果符合以下全部条件,可以申请部分或全部免除知情同意。①研究造成的风险极小,患者的权利或利益不会受到侵犯。②受试者的隐私和机密或匿名得到保证。③研究的设计是回答一个重要的问题。④若规定需获取知情同意,研究将无法进行(患者/受试者拒绝或不同意参加研究,不是研究无法实施、免除知情同意的理由)。⑤只要有可能,应在研究后的适当时间向受试者提供适当的有关信息。

2)患者有权知道他们的病历或标本可能用于研究,医疗机构或研究者可以告知所有新患者,他们的病历档案可能会因研究目的而被利用,给予患者同意或拒绝这种利用的机会。

3)若患者/受试者先前已明确拒绝在将来的研究中使用其医疗记录和标本,则该受试者的医疗记录和标本只有在公共卫生紧急情况需要时才可被使用。

(2)利用以往研究中获得的医疗记录和生物标本的研究。

1)如果符合以下全部条件,可以申请部分或全部免除知情同意。①以往研究已获得受试者的书面同意,受试者允许其他的研究项目使用其病历或标本。②本次研究符合原知情同意的许可条件。③受试者的隐私和身份信息的保密得到保证,给予如下考虑:病历或标本中是否含有个人标识符,或能被联系到此类标识符,以及通过谁联系。

2)研究者在最初的知情同意过程中最好能够预见将来利用这些病历或标本用于研究的计划（这在某种程度上是可行的），并与受试者讨论，如有必要，获得其同意。①将来是否肯定有或可能有二次利用，如有，这样的二次利用是否局限于原知情同意的研究类型。②在什么情况下要求研究者和受试者联系，为二次利用寻求再次授权。③研究者销毁或去除病历或标本上个人标识符的计划。④受试者有对生物标本或病历或他们认为特别敏感的部分（如照片、录像带或录音磁带）要求进行销毁或匿名的权利。

9. 知情同意书的豁免

（1）在"8. 知情同意的豁免"中，可以豁免知情同意书的签署。

（2）在"5. 知情同意的记录"中，可以豁免知情同意书的签署，但是一旦受试者重新获得知情同意能力或者可以联系到其法定代理人，应立即提供所有相关信息，并应在合理的时间内尽快确认他们同意继续参加研究，他们也必须有机会选择退出研究。

（3）以下两种情况，研究者可以申请免除签署知情同意书。

1）当一份签了字的知情同意书会对受试者的隐私构成不正当的威胁，显示受试者真实身份和研究内容的唯一记录是知情同意文件，并且主要风险就来自受试者身份或个人隐私的泄露。在这种情况下，是否签署书面知情同意文件应该遵循每一位受试者本人的意愿。

2）研究风险不大于最小风险，并且是在研究范围以外进行的、按照惯例不需要履行签署知情同意的程序，如访谈研究、邮件/电话调查。

10. 知情同意书的保存。

（1）已签署姓名和日期的书面知情同意书应一式两份，研究者保留知情同意书的原件并作为试验资料存档；受试者保存知情同意书的副本。

（2）如果不是纸质的知情同意书，那么录音文件或视频文件等知情过程的证明材料则是必须留存的文件。

（四）名词

（1）知情同意（informed consent）：指向受试者告知一项试验的各方面情况后，受试者自愿确认其同意参加该项临床试验的过程，须以签名和注明日期的知情同意书作为文件证明。

（2）知情同意书（informed consent form）：是每位受试者表示自愿参加某一试验的文件证明。研究者需要向受试者说明试验性质、试验目的、可能的受益和风险、可供选用的其他治疗方法及符合《赫尔辛基宣言》规定的受试者的权利和义务等，使受试者充分了解后表达其同意。

（五）参考依据

(1)《药物临床试验质量管理规范》。

(2)《涉及人的生物医学研究伦理审查办法》。

(3)《赫尔辛基宣言》。

(4)《涉及人的健康相关研究国际伦理指南》(CIMOS)。

（六）附件

无。

五、临床试验方案偏离报告与处理的标准操作规程（机构-SOP-CO-012）

（一）目的

确保临床试验期间发生的偏离方案情况得到及时的报告和有效的处理，保障受试者的安全和权益，保证试验结果真实、完整、科学、可靠。

（二）适用范围

适用于本机构临床试验过程中，发生方案例外、方案偏离和方案违背的报告和处理。

(1)方案例外定义。

方案例外(protocol exceptions,PE)：指方案所要求的特定程序不符合特定患者/受试者的最佳获益的情况（例如：患者/受试者对作为支持性护理提供的一种药物过敏）。通常情况下，这是一种预期的方案偏离行为，并在得到申办者事先同意的情况下发生。

(2)方案偏离定义。

方案偏离(protocol deviation,PD)：在研究者管理下，任何的改变和不遵循临床试验方案设计或流程的，且没有得到伦理委员会批准的行为（方案预先豁免除外）。

按照是否严重影响受试者的权益、安全性和获益，或研究数据的完整性，精确性和可靠性，方案偏离分为轻微的方案偏离和严重的方案偏离。严重的方案偏离即方案违背(protocol violation,PV)，方案违背是方案偏离的一种，PV 比 PD 严重。

（三）规程

1. 方案例外的处理

（1）研究者有责任向伦理委员会报告方案例外情况。伦理委员会将对研究者提交的方案偏离报告、申办者的证明和批准文件等进行审查。

（2）在实施之前，这些方案例外情况应该得到申办者和伦理委员会的批准。

（3）为了获得伦理委员会的批准，方案例外情况不得增加研究风险或减少受益，不得影响受试者的权利、安全、福利或影响结果数据的完整性。

2. 方案偏离的处理

（1）研究者有责任不偏离伦理委员会批准的方案，除非是为了避免对受试者的即刻危险。在对方案进行任何更改之前必须获得书面批准。

（2）研究者需将方案违背或方案偏离的情况报告给申办者和（或）CRO，申办者在获知信息后，及时与研究者分析产生违背或偏离的原因，并采取相关措施。

1）因研究者疏忽大意或对方案理解不足造成的，应重新给研究者培训。

2）因受试者原因，如不能按期访视、试验用药品依从性差、日记卡记录依从性差等，则研究者应加强与受试者沟通，积极创造条件争取按期访视，加强对受试者完成试验程序的指导，以避免或降低此类事件的发生率。

3）因试验方案等设计、试验流程不完善的原因，申请修改试验方案和（或）知情同意书。

（3）申办者和（或）CRO、主要研究者根据方案违背及方案偏离严重程度，分析受试者是否适合继续参加本研究，给出下一步计划意见：继续、退出、剔除、豁免。

3. 向伦理委员会报告方案偏离

（1）需要向伦理委员会报告的方案偏离。

1）严重违背方案：研究纳入了不符合纳入标准或符合排除标准的受试者，符合中止试验规定而未让受试者退出研究，给予错误治疗或剂量，给予方案禁止的合并用药等没有遵从方案开展研究的情况；或可能对受试者的权益/健康以及研究的科学性造成显著影响等违背 GCP 原则的情况。

2）持续违背方案，或者研究者不配合稽查/监察，或对违规事件不予以纠正。

3）为避免研究对受试者的即刻危险，研究者可在伦理委员会批准前偏离研究方案，事后应以"违背方案报告"的方式，向伦理委员会报告任何偏离已批准方案之处并做解释。

4）伦理批件失效。

（2）方案偏离报告方式和时限。

1）发生"3.（1）"所述需要报告的方案偏离，报告人应在发现后的 10 个工作日内向伦理委员会报告。

2）其他轻微的方案偏离，研究者汇总方案偏离情况，在年度/定期跟踪审查报告中报告。

（3）任何人员（包括研究者以及临床试验协调员、机构质控员、监查员、伦理委员会委员、伦理委员会秘书等）发现有需要报告的方案偏离情况，都必须向伦理委员会报告。

（4）报告人向伦理委员会提交的偏离方案报告中应包括方案偏离情况陈述、对偏离行为的解释和处理措施。

4. 方案偏离的监督和进一步改进

（1）结合伦理委员会给出的审查建议，机构办公室或 HRPP 办公室监督研究者的执行情况。这些建议可能包括：修正方案和（或）知情同意书，重新获取知情同意，重新培训研究者，在高年资研究人员指导下工作，限制参加研究的权利，拒绝受理来自该研究者的后续研究申请。

（2）如研究者方案违背情节严重造成恶劣影响或坚持不改，可限制其参加研究的权利、拒绝受理来自该研究者的后续研究申请，或建议医院相关职能部门进一步处理。

（3）对因机构的研究条件不足造成的方案偏离，机构办公室或 HRPP 办公室，应予协调改善研究条件。

（4）机构质控员每年分析严重和持续的违背方案，与教育培训委员会一起，制订针对性的培训计划，组织相应的培训。

（四）参考依据

（1）《药物临床试验质量管理规范》。

（2）NIH IRB Professional Administrators Committee，protocol deviations and violations［EB/OL］.（2011-07-22）. http://www. genome. gov/Pages/Research/Intramural/IRB/Deviation_Violation_examples8-07. pdf.

（3）卜擎燕，谢立群，熊宁宁. 临床试验中偏离方案的管理［J］. 中国新药杂志，2012，21（18）：2121-2125.

（五）附件

无。

六、防范和处理临床试验中受试者受损害及突发事件的标准操作规程 （机构-SOP-SR-001）

（一）目的

有效预防、及时控制和消除临床试验中不良事件和突发事件所造成的危害，及时有效地处理，保护受试者安全，维护正常医疗秩序。

（二）适用范围

适用于临床试验中发生的不良反应、不良事件、突发公共卫生事件和其他突发灾害事故、突发事件。

（三）规程

1. 工作原则

（1）遵循预防为主、健全保障体系、统一领导、分级负责、反应及时、加强合作的原则。

（2）临床试验紧急情况/突发事件发生后，要以受试者的安全和利益为第一位，尽全力减少受试者可能受到的损害，保护受试者的生命安全。

（3）当受试者受到任何损害时，应立即组织积极救治。在救治过程中，要对突发事件进行初步调查，对涉及试验药物的不良反应进行相关性分析，必要时紧急揭盲。

2. 预防措施

（1）临床试验机构办公室。

1）建立健全质量保证体系，对研究者资格认真把关及进行教育培训，并检查各专业科室设施。

2）建立符合 GCP 管理规范的工作制度、设计规范、标准操作规程。

3）制订受试者受损害和突发事件的应急预案，保证在医疗过程中出现受试者受损害及突发事件后，受试者能得到及时处理。

4）做好受试者受损害与突发事件预防、现场控制、应急处理及其他物资和技术的准备与协调调度。

（2）伦理委员会。

1）临床试验开始前，试验方案经独立的伦理委员会审议同意并签署意见后方能实施。

2）在临床试验进行期间，试验方案的任何修改均需要经伦理委员会批准后方能执行。

3)试验过程中发生任何受试者受损害及严重不良事件,需要及时向伦理委员会报告。

(3)受试者。

1)必须是自愿参加,对研究项目的试验目的、方法、可能发生的不良反应和防治措施有充分了解。

2)必须始终尊重受试者保护自身的权利。

3)尽可能采取措施以尊重受试者的隐私、资料的保密权,并将其身体、精神及人格的影响减至最小。

4)受试者有权无须任何理由随时退出试验。

5)向受试者告知该项试验的各方面情况后,受试者自愿确认其同意参加临床试验的过程,须以签名和注明日期的知情同意书作为证明文件。

(4)研究者。

1)制订本专业临床试验急救预案 SOP。

2)必须详细阅读和了解试验方案的内容,并严格按照方案和标准操作规程执行。

3)了解并熟悉试验药物的性质、作用、疗效及安全性,同时也应掌握临床试验进行期间发现的所有与该药物有关的最新信息。

4)在临床试验过程中,研究者应密切观察受试者出现的各种反应,以便及时发现不良事件或严重不良事件,给予及时处理。

5)熟悉不良事件报告程序的标准操作规程。

6)临床试验开始前,各抢救设备和急救药品及时到位,确保出现受试者受到损害及突发事件时,受试者在第一时间得到全面的救治。

(5)管理人员和研究者。

1)应密切注意有关部门与媒体等对"可预测突发事件"如自然灾害、传染病疫情等的预报,及时将受试者转移到安全的地方,并采取针对性的预防措施。

2)对于门诊受试者和门诊随访者,应提前通知受试者,并妥善安排访视时间,以保障受试者的安全。

3. 保障措施

(1)保障体系。医院设立突发事件应急处理领导小组和院内急救指挥系统,成立医院医疗救援队,由院领导担任小组成员,负责对医院突发公共卫生事件应急处理的统一领导、统一指挥,实行责任追究制。详见《××××医院突发公共卫生事件应急预案》。

（2）人员保障。

1）参与临床试验人员具有相应的资质并均经过 GCP 和 SOP 教育培训，熟悉突发事件的处理预案。

2）机构设立 SAE 专员，指导 SAE 的处理与报告。

（3）医疗保障。

1）急救设备配置。①临床试验的病房备有急救车、供氧设备及吸引器、简易呼吸器、心电图机、监护仪等抢救设备，急救药品齐备。对上述仪器设备及药品，由专人定期检查、清点，以备随时使用。②院内有 ICU，以备出现严重不良事件时对受试者进行抢救。

2）建立绿色通道。院内科室之间建立良好的临床会诊制度与合作，需要时请求医疗协助。

4. 处理措施

（1）受试者发生损害时的处理。

1）如果受试者于我院就诊，首诊医生在抢救或处理的同时通知研究者。①研究者及首诊医生应立即进行抢救及处理，同时通知本中心主要研究者。②必要时邀请我院 ICU 或其他科室、其他医院相关科室专家会诊，协助处理或抢救。③若出现协调联系困难或资源调配不便，研究者应立即向医务处和机构办公室汇报，请求指导处理。

2）如果受试者不便回院就诊，应建议受试者到当地医院进行处理和治疗。①研究者与受试者就诊医院的负责医生联系，了解具体情况，同时向主要研究者汇报，征求处理意见，并将处理意见及时反馈给当地医生。②受试者病情好转后可转回本院继续治疗。③如有必要，研究者应前往受试者所在医院指导救治。④若在抢救处理过程中，发现当地各项条件均不能给予受试者合适的抢救处理时，应将受试者接回我院进行下一步的抢救及治疗。

3）如为盲法试验，当受试者发生的严重损害可能与药物相关，但试验用药品有利于抢救时，由主要研究者决定是否紧急揭盲。参见《药物临床试验紧急破盲标准操作规程》（编号：机构-SOP-CO-010）执行。

4）研究者还应与申办者联系征求处理意见，讨论受试者是否需要停用试验药物及退出临床试验。如果符合严重不良事件，应按照《临床试验不良事件及严重不良事件处理的标准操作规程》（编号：机构-SOP-SR-002）进行处理。

（2）发生医患纠纷时的处理。

1）处理原则。坚持实事求是的科学态度，做到事实清楚、定性准确、责任明确、处理恰当。

2）报告程序。①出现纠纷时，研究者应当立即向主要研究者报告，主要研究者应当在 24 小时内向临床试验机构办公室、医务处、医患关系部报告。②临床试验机构办公室、医务处、医患关系部在接到报告后,应立即进行调查、核实,并将有关情况如实向机构负责人报告,及时向受试者或家属做通报、解释。

3)复印病历、封存病历及检验实物证据等有关规定按照《××××医院医疗事故防范和处理预案》执行。

4)协商、赔偿。① 申办者必须全面承担受试者与临床试验相关的损害或者死亡的诊疗费用,以及相应的补偿,包括法律责任、治疗费用、经济赔偿等(凡隐瞒病史的受试者及因为医疗事故导致的损失不属于本条文范围)。同时申办者应向医院及研究者提供法律上与经济上的担保,避免医院及研究者因参加临床研究产生损失和费用。② 严禁临床试验机构办公室、其他医疗行政处、各科室研究者在未签署临床试验不良反应赔偿协议书的情况下与受试者及其家属私自了结临床药物试验不良事件纠纷争议。

(3)发生紧急停水、停电、漏水等的处理。

1)常规处理措施:发现人要立即向当班人员报告,及时抢修。

2)影响受试者生活和检查时,研究者应组织受试者转移,直到抢修完毕。

3)各科室接到停水、停电通知,务必提前安排好工作;避开该时间段进行的相关检查或治疗。对于药物临床试验方案中要求必须当天检查的标本,应在确保标本质量的前提下妥善保存,待供水或供电恢复再行检测。

4)漏水可能危及仪器设备和试验用药物时,研究者应及时转移仪器设备和试验用药物,确保这些药物的安全;若处置困难,告知医院总值班采取适当措施。

(4)自然灾害、事故灾难、公共卫生事件、社会安全事件等突发事件的处理。

1)自然灾害、事故灾难、公共卫生事件、社会安全事件等突发事件的常规处理详见《××××医院灾害事故、突发事件医疗救援工作实施方案》。

2)临床试验受试者随访安排。①在我院能正常运作的范围内,如受试者无法按期返院时,研究者应主动联系受试者,安排合适的访视时间。②也可选择远程随访,通过电话、微信等其他即时通信方式与受试者联系,了解受试者相关状况(如健康状况、AE、合并用药、试验药物依从性等),完成可远程进行的方案要求的随访内容,予以相应的医疗指导,并指导用药。③如果必须到研究机构进行现场访视,但客观条件的限制导致受试者不能来我院,建议经研究者和申办者讨论决定,遵循就近原则进行后续的随访,优先选择次序为:参加同一临床试验的其他医院、有 GCP 资质的其他医院,以上都无法满足时,前往能够满足检查需要的其他医院。④如情况特殊,终止治疗对受试者影响较大的,在条件许可的情况下可考虑由研究者前往受试者居住地进行随访,并分发试验用药。

⑤若等待时间较长,超过研究方案规定随访窗口期的,应安排受试者在上述突发事件得到控制后再返院,同时研究者应与申办者商议,该受试者是否继续留在组内观察及治疗。⑥如始终未能联系到受试者应按照失访处理。

3)临床试验受试者试验用药安排。①针对不能返回研究中心或到其他适合的医院进行访视及必要相关检查的受试者,应根据具体试验方案及药物特性,与申办者商议,确定受试者是否可以直接进入下一阶段的药物治疗。②经与申办者沟通确认,对当地邮寄条件满足药物保存要求,且受试者可以自行使用的试验药物,如大部分口服药、胰岛素等皮下注射制剂及外用药等,可通过有运输资质的快递公司邮寄。

5. 报告制度和随访

涉及严重不良事件,按照《临床试验不良事件及严重不良事件处理的标准操作规程》(编号:机构-SOP-SR-002)进行报告和随访。

6. 文件资料保存

(1)全面、客观地记录处理过程。

(2)涉及临床试验项目的文件应将文件资料归档于项目文件夹;涉及试验用药品管理的非预期事件处理应同时将1份复印件归档于临床试验药房。

(四)参考依据

(1)《药物临床试验质量管理规范》。

(2)《突发公共卫生事件应急条例》(国务院第376号令)。

(3)《××××医院突发公共卫生事件应急预案》。

(五)附件

(1)附件1:突发事件应急处理领导小组人员组成(编码:IN. AF/SOP-SR-001)(附件略)。

(2)附件2:院内急救指挥系统。编码:IN. AF/SOP-SR-002。(附件略)

(3)附件3:防治和处理临床试验中受试者损害及突发事件常用电话。编码:IN. AF/SOP-SR-003。(附件略)

七、临床试验不良事件及严重不良事件处理的标准操作规程(机构-SOP-SR-002)

(一)目的

确保受试者在临床试验期间出现不良事件及严重不良事件时得到及时、有效、适当的治疗,保障受试者的安全。

(二)适用范围

适用于本机构临床试验不良事件及严重不良事件处理的全过程。

(三)规程

1. 试验前要求

(1)申办者提供该试验药物/器械的临床安全性研究资料及其他与安全性有关的资料,并列入研究者手册。

(2)在方案中对不良事件做出明确定义,并说明不良事件严重程度的判断标准,判断不良事件与试验药物关系的分类标准(如肯定有关、可能有关、可能无关、无关和无法判定)。

(3)方案中要求研究者必须如实填写不良事件记录表,记录不良事件的发生时间、严重程度、持续时间、采取的措施和转归。

(4)试验开始前,研究者必须熟悉我院防范和处理临床试验中受试者突发事件的预案内容。

(5)将研究者和伦理委员会的联系方式告知受试者。

2. 不良事件的处理

(1)住院受试者。

如受试者在住院期间发生不良事件,按以下程序处理。

发现受试者出现不良事件后,管床医生或值班医生应及时告知研究者,如有必要,可先对症处理,由研究者初步评定不良事件的严重程度和与试验药物的相关性,并给予进一步的处理意见。

1)一般不良事件:需要报告给申办者,可密切续观事件的转归或根据试验方案进行相应的对症处理。

2)重要不良事件:研究者应及时通报主要研究者,并根据方案要求暂停用药、调整药物剂量和予以针对性处理,如有必要,PI可决定是否紧急揭盲。

3)严重不良事件:按下页"3. 和4."的内容及时处理并报告。

4)研究者根据病情实施处理,如受试者的损害超出研究科室的救治能力时,通知应急小组,启动《防范和处理临床试验中受试者损害及突发事件标准操作规程》(编号:机构-SOP-SR-001)。

(2)门诊受试者。

获知受试者出现不良事件后,研究者需要详细询问受试者当时的症状、体征及所在地点等,对受试者进行必要的解释与指导,初步评定不良事件的严重程度和与试验药物的相关性,并给予进一步的处理意见。如有必要,建议受试者到当地医疗机构就地治疗,通过电话与接诊医生取得联系,再次核实不良事件的程度并给予处理意见;如条件允许,应让受试者尽快回本中心诊治。

1)一般不良事件:可赴当地医院初步诊治,并告知密切续观事件的转归。

2)重要不良事件:建议返院接受诊治或赴当地医院接受诊治,并及时通报主要研究者,如当地医院条件有限,应派出医生前往救治。另携带应急信封以备紧急揭盲用。根据方案要求采用暂停研究性治疗、调整药物剂量和对症治疗等处理。

3)严重不良事件:按本页"3. 和 4."的内容及时处理并报告。

4)研究者追踪不良事件,直到受试者得到妥善解决或病情稳定。

3. 严重不良事件(SAE)的处理

(1)考虑为 SAE 时,由首诊医生通知研究者或其他负责医生到场,如病情严重,应一边抢救一边通知项目研究者,如有必要,立即停用试验用药。

(2)如判断为 SAE,则根据临床表现按所属专业临床抢救治疗的规范立即采取相应的治疗或抢救措施;若为药物过量引起的严重中毒,由研究人员决定给予加速药物排泄等抢救措施,尽可能维持患者生命体征的稳定,必要时进行心电监护,如有需要,可请有关科室会诊、协助处理,启动《防范和处理临床试验中受试者受损害及突发事件的标准操作规程》。

(3)院外受试者被判断为 SAE 而又无法前来就诊时,建议受试者及时返院或赴当地医院就诊,同时立即通知项目研究者,获得进一步的处理意见;如在当地医院就诊,可与接诊医生取得联系,了解具体情况,予以治疗的建议。必要时前往当地救治或接回本院救治。如需紧急揭盲,则立即启动揭盲程序。

4. 严重不良事件(SAE)的报告

(1)首次报告。

1)填写 SAE/SUSAR 报告表。在本中心开展的药物临床试验,研究者获知 SAE 后,填写严重不良事件(SAE)报告表,记录 SAE/SUSAR 的发生时间、严重程度、持续时间、采取的措施和转归等,在报告上签名并注明日期。

2)报告的时限和部门。本中心发生的 SAE,按照《临床试验不良事件和非预期事件管理制度》(编号:机构-RR-012)中"3. 和 4."的管理要求和时限向申办者、临床试验机构办公室、伦理委员会办公室和 HRPP 报告。

3)临床试验机构办公室 SAE 专员指导 SAE 的处理与报告。

(2)追踪随访报告。

1)研究者应对所有 SAE 进行追踪调查,根据病情决定随访时间,在随访过程中给予必要的处理和治疗措施,直到妥善处理和病情稳定。如因妊娠上报

SAE 的,应随访至胎儿出生,观察有无致畸、致残等事件发生。

2)随访报告或总结报告的报告流程参照"(1)首次报告"。

(3)上报后质控。

机构办公室 SAE 专员在收到研究者上报的严重不良事件(SAE)报告表后,对内容进行一致性核对。如发现异议,有权要求研究者核实信息,并在随访报告中予以修订。

5. 紧急揭盲

发生重要不良事件,在抢救受试者时,需要立即查明所服药品的种类,由主要研究者决定紧急揭盲。一旦揭盲,该受试者将被中止试验,同时将处理结果通知监查员。研究人员还应在病例报告表(CRF)中详细记录揭盲的理由、日期并签字。详见《药物临床试验紧急破盲标准操作规程》(编号:机构-SOP-CO-010)。

6. 记录和存档

(1)研究者应做好不良事件的记录,记录至少包括:不良事件的描述,发生时间,终止时间,程度及发作频度,是否需要治疗,如需要,记录给予的治疗。

(2)在原始病例中尽可能详细地记录 SAE 发生、发展、治疗的经过,并记录于 CRF 中,对该 SAE 进行追踪,直到得到妥善解决或病情稳定或明确原因。

(3)严重不良事件(SAE)报告表及报告的证明资料归入临床试验项目档案文件夹。

(四)参考依据

(1)《药物临床试验质量管理规范》。

(2)《××××医院医疗事故防范和处理预案》。

(3)《不良事件及严重不良事件处理的标准操作规程》(2009 年 1 月 20 日版),广州中山大学肿瘤防治中心。

(五)附件

无。

第六节 文件管理相关制度及 SOP

一、临床试验资料档案管理制度(机构-RR-006)

(一)目的

建立临床试验资料档案管理制度,妥善管理临床试验档案资料。

(二)适用范围

适用于所有临床试验资料档案。

(三)规程

1. 资料档案范围

(1)临床试验人员职责、管理制度、标准操作规程(SOP)、设计规范、应急预案等文件。

(2)临床试验项目各阶段资料档案。

(3)机构办公室工作文件。

2. 资料档案管理要求

(1)有专用的资料档案室,档案室面积和资料柜数量与专业数量及承担的临床试验项目数量相匹配。

(2)专人负责。

(3)保存文件的设备条件应当具备防止光线直接照射、防水、防火等条件,有利于文件的长期保存。

(4)被保存的文件需要易于识别、查找、调阅和归位。

(5)用于保存临床试验资料的介质应当确保源数据或者其核证副本在留存期内保存完整和可读取,并定期测试或者检查恢复读取的能力,免于被故意或者无意地更改或丢失。

（6）每一项临床试验均应有相应的档案，每份档案要保证其内容的完整性、准确性及真实性。

（7）遵守国家保密法规，对方案涉及的有关新处方、制剂工艺、受试者信息、试验数据等内容进行保密，不得擅自对外泄密。

（8）在研项目的档案资料由专业档案管理员整理保存；完成项目的档案资料由机构办公室档案管理员整理后归入档案室。临床试验人员职责、管理制度、标准操作规程（SOP）、设计规范、应急预案等文件和机构办公室工作文件由机构办公室档案管理员保管。

（9）档案管理员对归档的临床试验资料进行检查，并记录在案。对临床试验资料不全的档案可拒绝归档，待完整后重新归档。

（10）档案借阅须经机构办公室档案管理员同意。借阅档案的人员应在机构办公室阅读、查看，不得私自带走、撕毁、修改、复印。特殊情况下可做好借阅登记，并在限定时间内归还。

（11）保存期限。

1）用于申请药品注册的临床试验，必备文件应当至少保存至试验药物被批准上市后 5 年；未用于申请药品注册的临床试验，必备文件应当至少保存至临床试验终止后 5 年。

2）医疗器械临床试验档案资料应当保存至医疗器械临床试验完成或者终止后 10 年。

（12）文件销毁应请示机构主任（副主任）签字同意，并登记，经 2 人以上监督销毁并做记录，任何人不得私自销毁文件。同时，销毁前应尽可能取得申办者同意销毁的书面文件。

（四）参考依据

（1）《药物临床试验质量管理规范》。
（2）《医疗器械临床试验质量管理规范》。

（五）附件

无。

二、临床试验保密制度（机构-RR-013）

（一）目的

建立临床试验保密制度，维护申办者的利益，并保护受试者的合法权益和个人隐私。

(二)适用范围

适用于在本机构开展的所有临床试验。

(三)规程

1. 临床试验保密信息内容

(1)申办者向研究者提供的全部临床试验信息包括:研究者手册、方案、病例报告表、研究病历、受试者日志卡、知情同意书。

(2)受试者参加临床试验及在试验中的个人资料均属保密内容,有关受试者的记录应保密。

(3)在该临床试验中生成的任何研究数据、记录或其他信息。

(4)临床试验相关会议信息。例如:方案讨论会、启动会、中期协调会、总结会会议内容等。

2. 保密职责

(1)除参与本项研究的研究者、临床研究协调员、申办者委派的监察员、机构办公室管理人员、伦理委员会相关人员及食品药品监督管理部门的视察人员外,其他人员不应接触临床试验保密信息内容。

(2)研究者必须保证维护受试者的隐私。在所有提交给申办者的文件资料中,只能以受试者药物编号及姓名拼音缩写来确定临床试验受试者的身份,而不能注明受试者的全名。研究者必须妥善保管所有包含受试者姓名、地址等个人信息的表格(如试验用药品分发回收记录、受试者鉴认代码表等),并严格保密。

(3)临床试验中所有的内容均涉及申办者的利益,所有权归申办者。本机构办公室管理人员、伦理委员会相关人员及各专业研究者有责任为申办者严守商业机密。非经申办者书面许可不得泄露给任何第三方或用于自用目的。

(4)凡接触临床试验保密信息内容的人员都必须认真执行与申办者签订的有关临床研究合同中的保密条款或专门的保密协议,签署保密协议,以确保受试者、申办者的资料得到所有参加试验人员的保密。

(5)主要研究者(PI)应对有可能接触试验用药品/器械、技术信息和(或)试验数据及结果的人员加强安全及信息保密管理,不得泄露任何资料或信息,更不得自用。

(6)临床试验数据由专人管理,试验结束后,应及时归档,保存在机构资料档案室,保证文件资料的安全。电子数据必须有专用账户和密码,由专人操作和管理。需要调阅书面数据或电子数据者,需要得到机构办公室和(或)申办者的批准。

(7)研究者未经申办者允许,不得在国内外学术交流中发表与该临床试验有关的学术论文或进行相关学术交流。并且在公开发表临床试验结果时,应对受试者的身份保密。

(四)参考依据

《药物临床试验质量管理规范》。

(五)附件

附件1:保密协议。编码:IN. AF/RR-004。

保密协议

一、承诺人

□研究者　　□药物管理员　　□器械管理员

□医技科室人员　　□机构办公室工作人员　　□监查员　　□CRC

□稽查人员　　□检查人员

□其他

二、保密范围

所有与临床试验相关的信息,包括但不限于以下内容。

1. 申办者提供的临床试验信息:包括研究者手册、方案、病例报告表、研究病历、受试者日志卡、知情同意书等。

2. 受试者参加临床试验及在试验中的个人资料。

3. 在临床试验中生成的任何研究数据、记录或其他信息。

4. 其他临床试验相关的信息。例如:方案讨论会、启动会、中期协调会、总结会会议内容等。

三、保密内容

1. 我承诺对本协议保密范围内的所有的信息保密,并只将其用于药物/器械临床试验规定的目的,而不用于其他目的或向任何第三方公开,特别是不会为自己或第三方谋利。

2. 我承诺不留存本协议保密范围内的所有信息,包括所有临床试验讨论、会议的笔记。

3. 临床试验项目相关工作结束后,我将立即上交所有临床试验资料文件,并承诺将所有保密范围信息(包括作为本人职责部分所做的记录或注解)归还药物临床试验机构办公室。

四、保密期限

保密期限一般为研究项目结束后 5 年,除非获得特别授权。

我已被告知,如果违背协议,我将承担由此而导致的法律责任。

签名:

日期:

三、临床试验 SOP 设计与编码规范(机构-DS-001)

(一)目的

建立临床试验标准操作规程的设计和编码规范,保证所有 SOP 的格式统一和规范,以方便 SOP 文件的识别、查找和管理。

(二)适用范围

适用于所有临床试验的 SOP。

(三)规程

1. SOP 格式

页边距:左 3cm,右 2cm,上 2.5cm,下 2.5cm。

页眉:格式为宋体,小五号字,两端对齐;内容包括 SOP 文件题目和 SOP 编码。例如:临床试验 SOP 设计与编码规范　机构-DS-001.03。

页脚:格式为宋体,小五号字,两端对齐;内容包括机构名称和页码。例如:××××医院国家药物临床试验机构　第 1 页　共 6 页。

正文文字用宋体;SOP 题目居中,三号加粗;正文(从"1. 目的"算起)用小四号字,所有段落首行缩进 2 字符;1.5 倍行距。

所有 SOP 应包括以下内容。

(1)首页信息应包括:SOP 标题、文件编号、版本号;起草/修订人、审核人、批准人;起草/修订日期、审核日期、批准日期、生效日期。

(2)制订该 SOP 的目的。

(3)该 SOP 的适用范围。

(4)规程的详细叙述:按操作步骤的先后顺序进行描述。所涉及的专业术语定义、简略语等应注释。

（5）参考依据：列出制订该 SOP 相关的主要法规、标准、指南或其他相关 SOP。

（6）附件：该 SOP 所用到的各类表格或附件名称及编号。

（7）修订记录表。

2. SOP 文件编码

（1）SOP 文件分类。

1）人员岗位职责（JDR：job descriptions and responsibilities）类。

2）规章制度（RR：rule and regulation）类。

3）设计规范（DS：design specifications）类。

4）标准操作规程（SOP：standard operation procedure）。①机构管理（IM：institution management）类。②人员管理（HR：human resource）类。③临床操作（CO：clinical operation）类。④试验进度（TP：trail process）类。⑤安全（SR：safety requirements）类。⑥质量保证（QA：quality assurance）类。⑦文件管理（FM：file management）类。⑧药物管理（IP：investigational product）类。⑨医疗器械管理（MD：medical device）类。⑩仪器管理（EM：equipment management）类。⑪试验设计（TD：tail design）类。

（2）医院各部门简称。

临床试验机构办公室	机构
药剂科	药剂
放射科	放射
物理诊断科	物理诊断
核医学科	核医学
医学临床检验中心	检验
肾病科	肾内
呼吸科	呼吸
心血管科	心内
消化科	消化
神经科	脑病
肿瘤科	肿瘤
外科	外科
皮肤性病科	皮科
妇科	妇科
肛肠科	肛肠
骨科	骨科

（3）SOP 文件编码的形式。

所有临床试验 SOP 编码使用以下形式:所属部门中文编号-文件分类-序号。

例如:临床试验机构办公室制订的"制订临床试验标准操作规程的标准操作规程"的文件编码为

机构-SOP-IM-001

其中"机构"表示临床试验机构办公室订定此文件;"SOP-IM"表示此文件属于标准操作规程(SOP)类文件中的机构管理类(IM)文件;001 表示该文件是此类别的第一个文件。

（4）制订《机构办公室 SOP 文件列表》和《各部门 SOP 文件列表》放置于该版本 SOP 文件夹首页。

（5）临床试验机构办公室负责制订、更新本院所有临床试验文件编码。

(四)参考依据

《药物临床试验质量管理规范》(国家食品药品监督管理局令第 3 号,2003 版)

(五)附件

（1）附件 1:机构办公室 SOP 文件列表(样表)　编码:IN. AF/DS-001
（2）附件 2:试验药物管理 SOP 文件列表(样表)　编码:IN. AF/DS-002

机构办公室 SOP 文件列表

序号	文档编号	文件名称	版本号
人员岗位职责(JDR：job descriptions and responsibilities)			
1	机构-JDR-001	临床试验机构负责人职责	02
2	机构-JDR-002	临床试验机构办公室主任职责	02
3	机构-JDR-003	临床试验机构办公室秘书职责	02
4	机构-JDR-004	临床试验机构办公室质量控制员职责	03
5	机构-JDR-005	临床试验机构办公室档案管理员职责	02
6	机构-JDR-007	临床试验药物管理员职责	02
7	机构-JDR-008	临床试验专业负责人职责	02
8	机构-JDR-009	临床试验主要研究者(PI)职责	03

（续表）

序号	文档编号	文件名称	版本号
9	机构-JDR-010	临床试验协调研究者（CI）职责	02
10	机构-JDR-011	临床试验研究医师职责	03
11	机构-JDR-012	临床试验研究护士职责	02
12	机构-JDR-013	临床研究协调员（CRC）职责	02
规章制度（RR：rule and regulation）			
1	机构-RR-001	药物临床试验运行管理制度和流程	05
2	机构-RR-002	临床试验质量管理制度	02
3	机构-RR-003	临床试验药物管理制度	06
4	机构-RR-004	临床试验器械管理制度	01
5	机构-RR-005	临床试验仪器设备管理制度	02
6	机构-RR-006	临床试验资料档案管理制度	03
7	机构-RR-007	临床试验研究者管理制度	04
8	机构-RR-008	药物临床试验处方管理制度	04
9	机构-RR-009	临床试验合同管理制度	04
10	机构-RR-010	临床试验经费管理制度	05
11	机构-RR-011	临床试验人员培训制度	06
12	机构-RR-012	临床试验不良事件和非预期事件管理制度	04
13	机构-RR-013	临床试验保密制度	01
14	机构-RR-014	医疗器械临床试验运行管理制度和流程	01
15	机构-RR-015	体外诊断试剂临床试验运行管理制度和流程	01
16	机构-RR-016	临床试验抱怨和不依从管理制度	01
17	机构-RR-017	临床试验弱势人群管理制度	01
18	机构-RR-018	临床试验项目负责人承诺制度	01
19	机构-RR-019	临床试验机构组织管理制度	01
设计规范（DS：design specifications）			
1	机构-DS-001	临床试验 SOP 设计与编码规范	03
2	机构-DS-002	临床试验 SOP 附件设计与编码规范	02
3	机构-DS-003	临床试验项目文件版本号设计规范	01

（续表）

序号	文档编号	文件名称	版本号
4	机构-DS-004	临床试验项目编号设计规范	01
5	机构-DS-005	药物临床试验方案设计规范	02
6	机构-DS-006	药物临床试验病例报告表设计规范	02
7	机构-DS-007	临床试验知情同意书设计规范	04
8	机构-DS-008	药物临床试验研究者手册设计规范	02
9	机构-DS-009	临床试验招募材料设计规范	01
10	机构-DS-010	药物临床试验总结报告规范	02
标准操作规程（SOP：standard operation procedure）			
机构管理（IM：institution management）			
1	机构-SOP-IM-001	制订临床试验标准操作规程的标准操作规程	04
2	机构-SOP-IM-002	临床试验经费管理标准操作规程	02
3	机构-SOP-IM-003	药物临床试验管理系统标准操作规程	02
4	机构-SOP-IM-004	药物临床试验机构印章管理标准操作规程	01
5	机构-SOP-IM-005	制订临床试验管理制度和标准操作规程依据的法律、法规和文献	01
人员管理（HR：human resource）			
1	机构-SOP-HR-001	临床试验人员培训标准操作规程	01
2	机构-SOP-HR-002	临床试验监查员（CRA）管理标准操作规程	02
3	机构-SOP-HR-003	临床试验临床研究协调员（CRC）管理标准操作规程	02
4	机构-SOP-HR-004	临床试验人员变更标准操作规程	02
临床操作（CO：clinical operation）			
1	机构-SOP-CO-001	临床试验受试者招募标准操作规程	03
2	机构-SOP-CO-002	临床试验受试者知情同意标准操作规程	04
3	机构-SOP-CO-003	临床试验原始资料记录标准操作规程	04
4	机构-SOP-CO-004	临床试验病例报告表记录标准操作规程	03
5	机构-SOP-CO-005	临床试验检验检查管理标准操作规程	01
6	机构-SOP-CO-006	临床试验数据记录标准操作规程	04
7	机构-SOP-CO-007	药物临床试验编盲标准操作规程	01

序号	文档编号	文件名称	版本号
8	机构-SOP-CO-008	药物临床试验盲态数据核查标准操作规程	02
9	机构-SOP-CO-009	药物临床试验揭盲标准操作规程	01
10	机构-SOP-CO-010	药物临床试验紧急破盲标准操作规程	01
11	机构-SOP-CO-011	药物临床试验方案设计标准操作规程	02
12	机构-SOP-CO-012	临床试验方案偏离报告与处理的标准操作规程	02
13	机构-SOP-CO-013	临床试验受试者试验药物领取标准操作规程	01
试验进度（TP：trail process）			
1	机构-SOP-TP-001	临床试验项目立项审核标准操作规程	02
2	机构-SOP-TP-002	临床试验合同签订标准操作规程	02
3	机构-SOP-TP-003	临床试验项目院内启动准备标准操作规程	04
4	机构-SOP-TP-004	临床试验项目院内启动会标准操作规程	04
5	机构-SOP-TP-005	临床试验项目暂停或提前终止标准操作规程	03
6	机构-SOP-TP-006	临床试验病例调整标准操作规程	02
7	机构-SOP-TP-007	临床试验项目结束标准操作规程	02
安全（SR：safety requirements）			
1	机构-SOP-SR-001	防范和处理临床试验中受试者受损害及突发事件的标准操作规程	04
2	机构-SOP-SR-002	临床试验不良事件及严重不良事件处理的标准操作规程	04
3	机构-SOP-SR-004	医疗废物管理标准操作规程	01
4	机构-SOP-SR-005	医疗垃圾处理标准操作规程	01
5	机构-SOP-SR-006	"药物临床试验管理系统"应急预案	01
6	机构-SOP-SR-007	器械临床试验不良事件、严重不良事件及器械缺陷处理的标准操作规程	02
质量保证（QA：quality assurance）			
1	机构-SOP-QA-001	机构对临床试验项目质量控制标准操作规程	07
2	机构-SOP-QA-003	临床试验实验室检测及质量控制标准操作规程	02
3	机构-SOP-QA-004	接受临床试验检查、稽查标准操作规程	02
文件管理（FM：file management）			
1	机构-SOP-FM-001	临床试验资料档案保密标准操作规程	02

（续表）

序号	文档编号	文件名称	版本号
2	机构-SOP-FM-002	临床试验制度及 SOP 文件管理标准操作规程	01
3	机构-SOP-FM-003	机构办公室工作文件保存与归档标准操作规程	02
4	机构-SOP-FM-004	临床试验项目文件资料归档与保存标准操作规程	03
5	机构-SOP-FM-005	临床试验资料档案查阅与复印标准操作规程	01

试验药物管理 SOP 文件列表

序号	文档编号	文件名称	版本号
标准操作规程（SOP：standard operation procedure）			
药物管理（IP：investigational product）			
1	药剂-SOP-IP-001	临床试验药物接收标准操作规程	02
2	药剂-SOP-IP-002	临床试验药物保管标准操作规程	03
3	药剂-SOP-IP-003	临床试验药物发放标准操作规程	02
4	药剂-SOP-IP-004	临床试验药物回收标准操作规程	02
5	药剂-SOP-IP-005	临床试验药物退还、销毁标准操作规程	02
6	药剂-SOP-IP-006	不合格试验药物处理标准操作规程	02
7	药剂-SOP-IP-007	临床试验药物记录标准操作规程	02
8	药剂-SOP-IP-008	临床试验药物温湿度记录标准操作规程	02
9	药剂-SOP-IP-009	药房来访人员登记标准操作规程	02
10	药剂-SOP-IP-010	临床试验药物拆零标准操作规程	02
11	药剂-SOP-IP-011	临床试验药物抽样标准操作规程	01
12	药剂-SOP-IP-012	临床试验特殊药物管理标准操作规程	01
安全（SR：safety requirements）			
1	药剂-SOP-SR-001	临床试验药物管理应急事件预防、处理标准操作规程	02
2	药剂-SOP-SR-002	临床试验药物温湿度超标处理标准操作规程	01
仪器管理（EM：equipment management）			
1	药剂-SOP-EM-001	ETH529 室内外电子温湿度计使用标准操作规程	01
文件管理（FM：file management）			
1	药剂-SOP-FM-001	临床试验药物管理文件资料归档与保存标准操作规程	03

四、制订临床试验标准操作规程的标准操作规程(机构-SOP-IM-001)

(一)目的

建立临床试验各项管理制度和标准操作规程制订、修订、审批、生效、分发、更换版本、实施管理的程序、职责及内容,保证试验按照 GCP 规范实施。

(二)适用范围

适用于所有临床试验管理制度、标准操作规程的制(修)订。

(三)规程

标准操作规程(standard operation procedure,SOP)是为了有效地实施和完成临床试验,针对每一个工作环节制订的标准和详细的书面规程。

1. 制订程序

(1)机构 SOP。

1)全院需共同遵守的临床试验管理制度、标准操作规程,由机构办公室负责组织制订、修订。

2)机构办公室确定 SOP 文件汇总表,定出 SOP 条目,并组织各相关部门编写。

3)各部门负责人应负责编写本部门的标准操作规程,其内容必须根据现行 GCP,SOP 格式必须符合《临床试验 SOP 设计与编码规范》(编号:机构-DS-001),附件格式必须符合《临床试验 SOP 附件设计与编码规范》(编号:机构-DS-002)。

4)机构 SOP 由机构办公室主任审核,机构负责人批准后生效。审核要点如下。①与现行 GCP 是否相符。②文件内容是否切实可行。③文件是否简练、确切、易懂。④同已生效的其他文件没有相悖的含义。

5)经机构负责人审核、书面批准后生效执行。

(2)各临床专业及临床试验相关科室 SOP。

1)各临床专业及临床试验相关科室负责人,依据机构 SOP,负责制(修)订本专业临床试验管理制度、标准操作规程。

2)各专业 SOP 由本专业负责人和机构办公室主任审核,专业负责人从专业角度审核,机构办公室主任审核是否与现行制度、SOP 相符合。机构负责人批准后生效。

3)临床试验相关部门 SOP 由本部门负责人和机构办公室主任审核,部门负责人从专业角度审核,机构办公室主任审核是否与现行制度、SOP 相符合。

机构负责人批准后生效。

4）编写人、审核人、批准人在相应 SOP 文件上签名。

5）起草/修订日期、审核日期、批准生效日期的时间顺序应符合逻辑。

2. 修订程序

（1）申请修订。

1）机构办公室每年根据最新法规与指南，或实际工作需求，梳理现行规章制度和 SOP，填写 SOP 修订申请表（附件 1），由机构办公室主任审批。

2）各部门负责人根据自身的需要可随时申请修订有关 SOP，填写 SOP 修订申请表（附件 1），由机构办公室主任审批。

（2）各部门在修订申请得到批准后，根据最新的法规和标准对 SOP 进行修订，以保证所有 SOP 与新法规和标准一致。

（3）修订 SOP 的审核和批准程序同前。

（4）修订 SOP 批准后，旧版本立即废止，同时及时更新 SOP 编码和 SOP 修订记录表（附件 2）。

3. 废除程序

（1）如 SOP 不再适用，修订人须填写 SOP 废除申请（附件 3），申请废除 SOP。

（2）因 SOP 版本升级导致的旧版本 SOP 不再适用的情况，新版本生效后，旧版本自动失效，不需要提交 SOP 废除申请。

4. 制订原则

（1）力求简明准确，使执行者能够理解、遵循，文体简练，采用描述性的语言编写，即"写所要做的，做已所写的"。

（2）具有较强可操作性，使其成为临床试验实际工作的指南。内容参照 GCP、有关专业参考书及仪器说明书等，同时结合我院实际情况进行适当修改，使经过适当培训或训练的人员能够按照 SOP 内容进行操作。

（3）尽量规范 SOP 所涉及的关键词、专业术语、计量单位和符号、有效数字等，按照国家有关标准或国际通用原则书写，避免不规范差错。

5. 主要制订内容

（1）临床试验管理制度和标准操作规程。

（2）临床试验急救标准操作规程。

（3）各专业科室临床试验管理制度和标准操作规程。

（4）临床试验用药品管理标准操作规程。

（5）放射科质量控制、仪器使用标准操作规程。

（6）物理诊断科质量控制、仪器使用标准操作规程。

（7）临床检验中心质量控制、仪器使用标准操作规程。

（8）核医学科质量控制、仪器使用标准操作规程。

6. 实施管理

（1）医院 SOP 经机构负责人书面批准后，必须严格执行。

（2）医院 SOP 生效后，机构办公室要负责组织所有参与临床试验的各级人员进行有关 SOP 的培训，使他们熟悉与其工作职责有关的 SOP，并保证在各自的具体工作中严格遵守。

（3）所有新调入各专业科室的人员必须经过有关 SOP 的培训。

（四）参考依据

《药物临床试验质量管理规范》。

（五）附件

（1）附件 1：SOP 修订申请表　编码：IN. AF/SOP-IM-001。

（2）附件 2：SOP 修订记录表　编码：IN. AF/SOP-IM-002。

（3）附件 3：SOP 废除申请　编码：IN. AF/SOP-IM-003。

SOP 修订申请表

申　请		
部门名称		
需修订的规章制度/SOP		修订原因
申请人：		日 期：
批　复		
审批意见		
审批人：		日 期：

SOP 修订记录表

版本号	修订原因及内容提要	修订日期

SOP 废除申请

拟废除的 SOP		
名称		
编号		版本号
废除原因	□组织结构发生变化（机构或其他相关科室、部门组织结构发生变化，导致 SOP 不再具备可行性） □SOP 合并（该 SOP 已经合并到其他 SOP 中） □其他：	
	申请人签字：　　　　年　月　日	
机构办公室审核		
审核意见	□同意　□不同意	
备注		
	机构办公室主任签字：　　　　年　月　日	
机构负责人批准		
审核意见	□同意　□不同意	
备注		
	机构负责人签字：　　　　年　月　日	

五、临床试验制度及 SOP 文件管理标准操作规程(机构-SOP-FM-002)

(一)目的

规范临床试验制度及 SOP 文件起草、修订、审核、批准、发放、回收及保存等过程的管理。

(二)适用范围

适用于所有临床试验的制度及 SOP 文件。

(三)规程

1. SOP 的起草、制订和修订

(1)机构办公室制订"临床试验 SOP 设计与编码规范",以保证所有 SOP 按统一格式制订。

(2)机构办公室负责制订、修订机构层面制度及 SOP。

(3)专业科室负责制订、修订本专业的 SOP。

(4)临床试验相关部门负责制订、修订本部门的 SOP。

2. SOP 的审核、批准

(1)机构制度及 SOP 由机构办公室主任审核,机构负责人批准后生效。

(2)各专业 SOP 由本专业负责人和机构办公室主任审核,专业负责人从专业角度审核,机构办公室主任审核是否与现行制度、SOP 相符合。机构负责人批准后生效。

(3)临床试验相关部门 SOP 由本部门负责人和机构办公室主任审核,部门负责人从专业角度审核,机构办公室主任审核是否与现行制度、SOP 相符合。机构负责人批准后生效。

(4)起草/修订人、审核人、批准人在相应 SOP 文件上签名。

(5)起草/修订日期、审核日期、生效日期的时间顺序应符合逻辑。

3. SOP 的发放与回收

(1)制度及 SOP 文件生效后,机构办公室将各部门所需的制度及 SOP 复印、颁发至相关部门,记录《文件分发回收记录》(附件 1)。

(2)新修订的制度及 SOP 文件生效后,旧版立即废止,加盖"作废"章。原件交由机构档案室保存,发放至专业科室的复印件交由机构办公室统一回收或在专业科室存放,记录《文件分发回收记录》(附件 1)。

4. SOP 的保存与归档

（1）机构办公室保留一份完整的现行制度及 SOP 文件样本，由档案管理员统一保管，并根据文件变更情况随时更新记录。

（2）各专业及临床试验相关部门只保留与本部门相关的制度及 SOP，不得随意复印和外借，并指定专人负责制度及 SOP 文件的管理。

（3）废止的制度及 SOP 文件原件交由机构档案室存档，永久保存。

（四）参考依据

《药物临床试验质量管理规范》。

（五）附件

附件1：文件分发回收记录　编码：IN. AF/SOP-IM-007。

文件分发回收记录

序号	文件名称	版本号	E/P*	专业	分发		回收			
					分发人及日期	接收人及日期	作废章（Y/N）	收回（Y/N）	归还人及日期	接收人及日期
1										
2										
3										

注：*，E 指电子文件，P 指纸质文件。

六、临床试验资料档案保密标准操作规程（机构-SOP-FM-001）

（一）目的

指导临床试验文件的保密工作，以维护相关权益所有者的利益。

（二）适用范围

适用于临床试验机构办公室文件保密等级的划分、访问权限的设定、查阅/复印限制性规定的执行，以及保密工作的管理等活动。

(三)规程

1. 职责

(1)临床试验机构办公室档案管理员。

1)负责临床试验文件的保密管理。

2)确定保密等级。

3)设定访问权限,执行查阅/复印的限制性规定。

(2)临床试验机构其他人员。

熟知并执行文件保密规定。

2. 密级定义

(1)机密:指有理由认为非法泄露后会给文件权益所有者造成严重损害的文件。

(2)秘密:指有理由认为非法泄露后会给文件权益所有者造成损害的文件。

(3)内部文件:指临床试验机构的内部文件,一般不对外公开。

(4)公开:可以向公众开放查阅的文件。

文件类别与保密等级见文件类别与保密等级表(附件1)。

3. 保密期限与解密

机密类文件和秘密类文件保密期限在规定的保存期限结束后,经申办者同意可降保密等级。保存期限参考《临床试验资料档案管理制度》(编号:机构-RR-006)。

4. 访问权限

(1)访问秘密类文件,需要经过机构办公室审核同意,必要时签署保密协议。

(2)申办者、CRO凭与试验项目有关的证明,可以查阅、复印临床试验材料。

(3)在项目完成后,临床试验项目的研究者应及时删除电子版文档,并向机构办公室上交项目资料。

(4)查阅内部文件,需要经过同意,不能复印,必要时签署保密协议。

5. 限制性措施

(1)临床试验资料档案室的文件柜钥匙由临床试验档案管理员保管。

(2)临床试验相关人员不得私自复印与外传文件,离职时将本人经管的文件全部移交。

(3)接触临床试验文件资料的人员应遵守国家保密法规。对于申办者提供的有关新处方、制剂工艺等关键内容要保密,不得擅自对外泄露。

（4）具有试验资料和文件查阅权限的人员包括研究者、监查员、申办者委派的稽查人员、机构办公室的管理人员和药品监督管理部门的视察、检查人员。

（5）获得批准查阅文件。

1）进入资料档案室需要有专人陪同。

2）由档案管理员调取文件，在指定地点查阅，复印由档案管理员办理。

3）查阅、复印档案人员应在查阅/复印文件申请表上登记查阅原因、时间，并签字。

4）临床试验相关人员应熟知保密规定，违反规定者，责令改正，情节严重者，予以处分。

6. 处罚

（1）工作人员违反本规程，给予批评；造成严重损失者，应承担相应的法律后果。

（2）其他人员违反本规程，擅自进入资料档案室，查阅文件，责令立即纠正。

（3）违反保密协议者，承担相应的法律责任。

（四）参考依据

《药物临床试验质量管理规范》。

（五）附件

附件1：文件类别与保密等级表　编码：IN. AF/SOP-FM-001。

文件类别与保密等级表

文件的类别		保密等级
法律法规	药物临床试验相关法律法规	公开
制度、SOP、指南	工作制度与人员职责	公开
	临床试验办事指南	公开
	SOPs	内部文件
机构资质文档	机构资质证明文件	公开
	实验室室间质评证明	公开
	任命文件	公开
	授权文件	公开
	研究者声明、保密协议	内部文件

（续表）

文件的类别		保密等级
机构办公室工作文件	研究者履历,通讯录	内部文件
	研究者声明,保密协议、利益冲突声明	内部文件
	药物临床试验机构工作人员档案资料	内部文件
	培训计划、培训记录、培训证书	内部文件
	工作计划,工作总结	内部文件
	会议记录	秘密
	药物临床试验机构办公室内部质控、溯源记录	机密
	接受检查文件	内部文件
	出版的论文、论著	公开
	上级文件及通知	内部文件
	药物临床试验各种统计、上报资料	内部文件
	药物临床试验项目预约、承接登记	内部文件
	药物临床试验项目协议	内部文件
	药物临床试验 SAE 资料	机密
	药物临床试验合同审计意见书	内部文件
	药物临床试验经费账簿	内部文件
	药物临床试验常用表格模板	内部文件
	药物临床试验监查员来访登记	内部文件
	药物临床试验资料下发记录	内部文件
	查阅复印记录	内部文件
	单据	内部文件
	电子记录	内部文件
项目档案文件	研究者文件夹的所有文件	机密
	原始病历、研究病历、CRF、知情同意书、受试者日记卡等	机密

七、临床试验项目文件资料归档与保存标准操作规程(机构-SOP-FM-004)

(一)目的

保证临床试验项目文件资料归档的规范性和安全性。

(二)适用范围

适用于所有临床试验档案管理。

(三)规程

1. 文件管理责任人

临床试验项目文件资料归档和保存由临床试验机构办公室档案管理员负责。

2. 临床试验文件归档范围

(1)试验方案及补充修正案、批文。

(2)研究者手册及更新件。

(3)与伦理委员会沟通的文件。

(4)与药品监督管理部门的沟通文件。

(5)知情同意书及知情同意资料。

(6)受试者招募、筛选和入选材料。

(7)试验用药物管理文件资料(药品接受、分发、清点、回收及销毁记录等)。

(8)紧急情况下使用的揭盲信封。

(9)与申办者、监查员的联系文件(可细分为经济或技术合同、赔偿或保险、一般联系和不良事件类文件等)。

(10)临床试验原始资料。

(11)病例报告表(分为样表、正在填写的和已填写的病例报告表)。

(12)不良事件记录及报告文件。

(13)研究人员名单及履历表。

(14)标准操作规程及更新版本。

(15)标准操作规程培训及分发、领用记录。

(16)其他临床试验相关文件资料。

3. 项目资料档案的保存与归档

(1)临床试验机构办公室保留一份完整的项目资料档案,由档案管理员统一保管,归档内容见附件1。

(2)各临床专业指定专人负责项目资料档案的管理。

（3）临床试验项目负责人要认真填写临床试验总结表，在临床试验工作结束后，按新药临床试验档案目录要求，将全部病历资料交临床试验机构办公室保管。

（4）保存形式：项目档案文件使用专用文件夹保存；电子记录文档（软盘、光盘、移动硬盘）等必须及时备份，必要时可打印纸质版本。

（5）保存地点：临床试验资料档案必须保存在临床试验档案室，专用档案柜须加锁，以保证资料档案的安全。

（6）档案管理员要对档案进行分类、编目、登记，做必要的加工整理，妥善保管。

（7）存档时间：见《临床试验资料档案管理制度》（编号：机构-RR-006）。

（四）参考依据

《药物临床试验质量管理规范》。

（五）附件

附件1：药物临床试验归档保存文件明细表　编码：IN. AF/SOP-FM-002。

药物临床试验归档保存文件明细表

	序号	临床试验保存文件	要求
药物临床试验准备阶段	1	递交信：含所递交文件清单，注明递交文件的版本号和版本日期（如果适用）	原件
	2	本中心主要研究者资质 （1）简历（至少包含最近3年含GCP的培训，以及最近3年的研究经历）（原件） （2）执业证书复印件 （3）职称证书复印件 （4）GCP培训证书复印件	
	3	主要研究者的利益冲突声明	原件
	4	国家药品监督管理局（NMPA）临床试验批件或临床试验通知书或NMPA的受理通知书或药品注册批件（适合上市药物临床研究） 注：如有伦理前置审核，须提供NMPA的受理通知书	
	5	试验用药品检验合格报告（最迟在临床试验启动前提供） 注：提供有效期内的最新批次	
	6	试验用药品的制备符合临床试验用药品生产质量管理相关要求的证明文件（如药品生产许可证、GMP证书）	

（续表）

	序号	临床试验保存文件	要求
药物临床试验准备阶段	7	药品说明书（如果适用）	
	8	申办者资质证明：营业执照复印件	
	9	CRO 资质证明：营业执照复印件（如果适用）	
	10	监查员的资质证明（含 GCP 培训证书、身份证复印件）、简历及委托函（如果适用）	
	11	申办者或 CRO 委托临床试验机构进行临床试验的委托函（委托内容包括机构和主要研究者）（纸质版需要提供盖章原件）	原件
	12	申办者给 CRO 的委托函（如果适用，纸质版需要提供盖章原件）	原件
	13	临床研究方案（含版本号和版本日期、方案签字页相关方的签字和盖章）	原件
	14	知情同意书样表（含版本号和版本日期）/免除知情同意的申请/免除知情同意书（含版本号和版本日期）签字的申请	
	15	受试者招募材料（如果适用，含版本号和版本日期）	
	16	研究病历样表（如果适用，含版本号和版本日期）	
	17	病例报告表样表（如果适用，含版本号和版本日期）	
	18	研究者手册（含版本号和版本日期）	
	19	主审单位的伦理审查批件（适用于参与单位）	
	20	中心实验室或第三方实验室资质（如果适用）	
	21	我国人类遗传资源采集、保藏、利用、对外提供的既往审批/备案材料（申请书、受理文件、批件、备案证明等） 注：如不涉及人类遗传资源审批，或单中心研究（或多中心研究的组长单位）通过伦理后才申报遗传批件的，须提交说明	
	22	保险凭证或者保险全文（如果适用，尽可能提供全文）	
	23	方案讨论会议纪要（如果适用）	
	24	受试者日记卡、受试者联系卡、受试者评分表、受试者须知等提供给受试者的材料（如果适用，含版本号和版本日期）	
	25	其他资料：临床试验项目承接意向书	原件
	26	其他资料：临床试验项目主要研究者（PI）承诺书	原件
	27	其他资料（如果适用）	

（续表）

	序号	临床试验保存文件	要求
药物临床试验准备阶段	28	本中心伦理委员会批件、成员表	
	29	财务规定	
	30	协议（另设文件夹存档）	原件
	31	项目启动申请	原件
	32	启动会记录及参会人员签字	原件
	33	研究者签名样张及授权分工表	原件
	34	研究协助人员签名样张及授权分工表	原件
	35	被授权研究者（研究团队成员）资质 （1）简历（至少包含最近3年含GCP的培训，以及最近3年的研究经历）（原件） （2）执业证书复印件 （3）职称证书复印件 （4）GCP培训证书复印件	
	36	研究者声明	原件
	37	保密协议	原件
	38	临床试验有关的实验室检测正常值范围	原件
	39	药物信息表（一式两份，试验期间由机构办公室和药房分别保存，试验结束后留档一份）	原件
	40	临床试验用药品分发回收登记表样表	
	41	受试者鉴认代码表样表（适用于不入试验系统的项目）	
	42	受试者筛选/入选表样表（适用于不入试验系统的项目）	
	43	药物入库单（每次入库资料清单）	原件
		（1）临床试验用药品从申办者出库清单	原件
		（2）药物信息表	原件
		（3）试验用药品检验合格报告和药品说明书（如果适用）（含试验药、阳性对照药、模拟剂、导入期用药等）（与接收药物相对应）	
		（4）药物运输过程中的温度记录	原件
		（5）试验用药品运输过程质量合格证明（必要时）	原件
		（6）药物稳定性研究报告	
		（7）试验用药物运货单	原件及复印件

（续表）

	序号	临床试验保存文件	要求
药物临床试验准备阶段	44	药物出库单(仅适用于卫星药房管理的试验项目)	原件
	45	试验相关物资的交接登记表	原件
	46	试验相关物资的运货单	原件
	47	方案讨论会资料(通知、议程及相关资料等)	
	48	CRA 监查计划表(含姓名、计划、电话、E-mail)	原件
	49	CRC 工作计划表(含姓名、计划、电话、E-mail)	原件
	50	药物临床试验项目质控计划(机构办公室)	原件
	51	盲底(适用于我院为牵头单位的项目)	原件
	52	在 NMPA 注册登记平台注册的证明文件(适用于本中心牵头或参与的Ⅱ、Ⅲ期项目)	
	53	在Clinical Trails 注册的证明文件(适用于本中心牵头或参与的Ⅳ期/上市后再评价/中药品种保护项目;本中心牵头的Ⅱ、Ⅲ期项目)	
药物临床试验进行阶段	1	伦理委员会批件、成员表更新文件	
	2	临床研究方案更新文件	原件
	3	知情同意书更新文件	原件
	4	受试者招募材料更新文件	
	5	研究病历更新文件	原件
	6	病例报告表更新文件	原件
	7	研究者手册更新文件	原件
	8	书面情况通知(人员变更申请)	原件
	9	新被授权研究者授权分工及签名样张	原件
	10	新被授权研究者资质(内容同"准备阶段第35项")	原件
	11	新被授权研究者研究者声明	原件
	12	新被授权研究者保密协议	原件
	13	新被授权研究者培训记录	原件
	14	临床试验有关的实验室检测正常值范围更新文件	原件
	15	药物入库单更新文件[每次入库资料清单(内容同"准备阶段第43项")]	原件

（续表）

	序号	临床试验保存文件	要求
药物临床试验进行阶段	16	药物出库单更新文件(仅适用于卫星药房管理的试验项目)	原件
	17	临床试验用药品分发回收登记表更新文件	原件
	18	发药处方更新文件	原件
	19	退药处方更新文件	原件
	20	药物退药单更新文件(仅适用于卫星药房管理的试验项目)	原件
	21	药物回收单更新文件	原件
	22	试验相关物资的交接登记表更新文件	原件
	23	试验相关物资的运货单更新文件	原件
	24	监查员访视报告(PI签字)	
	25	本中心严重不良事件(SAE)报告	原件
	26	本中心及其他中心非预期严重不良反应(SUSAR)报告	
	27	中期或年度报告	
	28	稽查文件	
药物临床试验完成后	1	项目结束申请	原件
	2	受试者鉴认代码表	原件
	3	受试者筛选/入选表	原件
	4	专业内部质控表	原件
	5	机构质控表	原件
	6	数据疑问表	原件
	7	多中心临床试验小结表	原件
	8	完成试验受试者编码目录	
	9	统计报告	
	10	总结报告	
	11	总监查报告(PI签字)	
	12	总结会资料(通知、议程及相关资料等)	

注：药物临床试验准备阶段第43~44、进行阶段第15~22保存在临床试验药房，试验结束后归入机构档案室存档。

八、临床试验资料档案查阅与复印标准操作规程(机构-SOP-FM-005)

(一)目的

为临床试验资料档案的查阅与复印提供指导,并保护临床试验资料档案的机密性。

(二)适用范围

适用于对在研和已归档的临床试验项目资料档案进行查阅和复印。

(三)规程

1. 职责

(1)机构办公室档案管理员。

1)负责审核与批准本规程资格范围以内查阅和复印者资格。

2)负责调取、收回、存放试验项目资料。

(2)机构办公室主任。负责审核与批准本规程资格范围以外人员的查阅、复印。

2. 查阅/复印人员的资格与范围

(1)申办者及其授权代表查阅/复印其申办的项目(出具授权书)。

(2)研究者/CRC查阅其参与的项目。

(3)政府主管部门委派的视察员/稽查员查阅/复印其检查范围内的项目(出具视察/检查通知)。

(4)机构办公室人员可以查阅所有的临床试验资料档案。机构办公室档案管理员负责复印机构办公室日常管理工作所需要的资料档案,并于该项工作结束后收回。

3. 查阅/复印的申请

(1)申请者填写查阅/复印资料档案申请表,并签署姓名和日期。

(2)机构办公室工作人员查阅/复印机构办公室日常管理工作所需要的资料档案不需要填写申请表。

4. 资格审查与批准

(1)机构办公室档案管理员负责查阅/复印人员资格与范围的审查。

1)符合本规程"查阅/复印人员的资格与范围",档案管理员有权批准,并在"查阅/复印人员的资格与范围"批准项签署姓名和日期。

2)不符合本规程"查阅/复印人员的资格与范围",由档案管理员申请机构办公室主任批准并在"查阅/复印人员的资格与范围"批准项签署姓名和日期。

（2）申请者签署保密协议（已签署过保密协议的研究者、机构办公室工作人员除外）。

（3）档案管理员填写资料档案查阅/复印记录，并保存于机构办公室。

5. 资料档案的调取　临床试验项目资料档案由机构办公室档案管理员调取。

6. 查阅/复印

（1）申请者必须在指定的地点查阅，不允许将资料档案带离指定地点。

（2）资料档案复印由机构办公室档案管理员代办。

（3）查阅/复印完成后，立即归还资料档案室。

（4）机构办公室档案管理员审查资料的完整性，在查阅/复印资料档案申请表签署姓名和日期，并保存于机构办公室。

（5）机构办公室档案管理员将资料档案重新归档保存。

（四）参考依据

《药物临床试验质量管理规范》。

（五）附件

（1）附件1：查阅/复印资料档案申请表　编码：IN. AF/SOP-FM-005。

（2）附件2：资料档案查阅/复印记录　编码：IN. AF/SOP-FM-006。

查阅/复印资料档案申请表

项目简称		项目分期	
申请人类别	□申办者　　□CRO　　□研究者　　□其他：		
资料档案名称		档案编号	复印份数（必要时）

（续表）

查阅/复印的目的			
申请者签名		日期	
批准者签名		日期	
归还者签名		日期	
临床试验机构办公室档案管理员审查资料完整性：			
审查者签名		日期	

资料档案查阅/复印记录

序号	资料档案名称	查阅人	复印	日期
			是　　否	
			是　　否	
			是　　否	
			是　　否	
			是　　否	
			是　　否	
			是　　否	
			是　　否	
			是　　否	
			是　　否	
			是　　否	
			是　　否	
			是　　否	
			是　　否	
			是　　否	
			是　　否	
			是　　否	
			是　　否	
			是　　否	
			是　　否	

第七节 临床试验质量管理相关制度及 SOP

一、临床试验质量管理制度（机构-RR-002）

（一）目的

保证临床试验的质量控制和质量保证系统的实施，确保临床试验遵循临床试验方案，保障受试者的权益。

（二）适用范围

适用于所有临床试验，包括药物临床试验（上市前评价和上市后观察）和医疗器械（包括诊断试剂）。

（三）规程

1. 质量管理的基本原则

（1）保护受试者的权益始终是第一位的。

（2）所有涉及临床试验的人员必须遵照《药物临床试验质量管理规范》《医疗器械临床试验质量管理规范》《药品注册管理办法》《医疗器械注册管理办法》等法规。

（3）严格遵守试验方案和相关制度/标准操作规程（SOP），确保试验过程规范、数据真实可靠。

2. 质量管理的要求

（1）建立完善的、符合 GCP 的管理制度及 SOP（包括人员职责、工作制度、试验规范和 SOP），并逐步加以完善，是保证临床试验质量的基础。

（2）严格执行我院药物（器械）临床试验管理制度及 SOP 是保证临床试验质量最有效的方法。

（3）保证临床试验专业及相关人员的资质。

1）注册类药物临床试验保证在 NMPA 备案的专业中进行。

2）机构办公室对主要研究者（PI）进行资格审核。

3）研究人员必须按照《临床试验人员培训标准操作规程》（编号：机构-SOP-HR-001）培训并达到合格标准。

（4）各临床专业及相关科室必须按照《临床试验仪器设备管理制度》（编号：机构-RR-005）管理，保证仪器设备的正常运作。

（5）药物临床试验严格按照《药物临床试验运行管理制度和流程》（编号：机构-RR-001）运行，医疗器械临床试验严格按照《医疗器械临床试验运行管理制度和流程》（编号：机构-RR-014）/《体外诊断试剂临床试验运行管理制度和流程》（编号：机构-RR-015）运行，保证临床试验全过程符合法规规范的要求。

（6）建立和完善临床试验机构质量控制管理体系。

1）建立机构临床试验质控体系，由项目质控员、PI、机构质控员共同组成，在临床试验的不同阶段对质量进行控制和监督。

2）项目质控员认真履行其职责。负责临床试验全过程的质量控制，保证严格按照临床试验方案和 SOP 执行。

3）主要研究者认真履行其职责，领导项目质控员的质量控制工作，在试验前期、中期、后期负责检查、监督和把关。

4）机构成立质量控制管理小组，负责临床试验全过程的质量控制管理。质控员认真履行其职责，制订项目质控计划，分阶段检查临床试验方案和 SOP 执行情况。

（四）参考依据

（1）《药物临床试验质量管理规范》。

（2）《药物临床试验质量管理·广东共识》（2014）。

（五）附件

无。

二、机构对临床试验项目质量控制的标准操作规程（机构-SOP-QA-001）

（一）目的

建立机构对临床试验项目质量控制的标准操作规程，以保证临床试验能按照 GCP、试验方案、本机构制度和操作规程顺利完成，保证我院临床试验的质量，保障受试者权益和安全。

(二)适用范围

适用于本机构开展的所有药物临床试验。

(三)规程

1. 职责

(1)质控员应具有医药学相关专业背景,本科以上学历,经过临床试验技术和 GCP 相关法规的院外培训。

(2)质控组长统筹管理临床试验项目质控,指派 1 名质控员负责该项目具体质量控制工作,并对质控员的工作进行监督和考核。

2. 工作程序

(1)发起质控。

1)有因质控。例如,来自研究者或利益相关方的对不依从的抱怨涉及临床研究项目质量风险,伦理委员会的审查决定提示临床研究项目有质量风险等。质控员在收到来自 HRPP、伦理委员会等关于临床研究项目有质量风险的通知后,应在 10 个工作日内组织有因质控。

2)临床试验项目常规质控。质控员按临床研究项目分别制订针对此项目的质控计划,对临床研究项目的执行情况进行检查和评估,每个项目至少检查 2 次(实施周期短的项目除外)。

3)临床试验药房常规质控。每季度质控临床试验药房,重点质控试验用药品的保管、药物存储条件、药物存储过程的记录、温湿度记录和档案管理情况。临床研究项目的药物管理情况在临床试验项目质控中进行检查。

(2)质控前的措施。

1)当本单位为组长单位时,机构质控员参加方案讨论会,对临床试验方案、知情同意书及 CRF 设计提出意见。

2)药物管理员对研究者制订的试验用药品的使用和管理计划、对涉及药物安全的高风险临床研究项目给予咨询意见。

3)质控员、药物管理员参加临床试验项目院内启动会,熟悉临床试验方案及该项目的标准操作规程。

4)项目实施前,质控员按临床研究项目分别制订针对此项目的质控计划,对临床研究项目的执行情况进行检查和评估(参考附件中的药物临床试验项目质控计划)。

(3)临床试验项目常规质控。

1)通常在项目进行的早期、中后期进行质控检查,每个项目至少检查 2 次

（实施周期短的项目除外）。

2）质控比例。对受试者招募、入组和知情同意书进行100％质控。对注册研究的原始病历、CRF等文件进行30％质控。对非注册研究的原始病历、CRF等文件抽查比例不小于20％；如总例数少于5例则全部检查；如在检查中发现较多问题则增加检查数，并注意对发现的典型问题进行取证。

3）质控内容。项目原始资料（包括招募、入组和知情同意书、研究病历、日记卡、试验用药/器械使用记录等）、CRF、结题报告和档案保管情况等，可参考附件中的临床试验在研项目检查内容。

4）记录和反馈。填写临床试验在研项目质控检查记录（机构办），将发现的问题汇总、反馈至研究者。

（4）临床试验药房常规质控。

1）质控员每季度对临床试验药房的药物管理情况进行检查。

2）质控内容。重点质控试验用药品的保管、药物存储条件、药物存储过程的记录、温湿度记录和档案管理情况，临床研究项目的药物管理情况在临床试验项目中体现。可参考附件中的临床试验用药品管理质控要点。

3）记录和反馈。填写药房质控记录（机构办），将发现的问题汇总、反馈至药物管理员。

（5）质控后整改。

1）对于质控中发现的需要及时告知或需要特别向研究者、药物管理员强调的问题，利用现有最便捷的沟通手段（如电话、微信）直接进行沟通和解释。

2）质控后整改要求研究者、药物管理员在规定时间内（一般为反馈结果后10个工作日内）完成，研究者、药物管理员将临床试验在研项目质控检查记录（机构办）中整改情况的记录反馈至机构办公室。

3）质控员对整改情况再次检查，直至质量合格，并在质控检查表中记录项目整改审核情况。

4）对于质控中发现的严重和持续违背方案、严重不良事件、涉及受试者和其他人员风险的非预期事件，应督促研究者向伦理委员会报告，视情况直接汇报给伦理委员会和HRPP。

5）对于质控中发现的方案偏离，如由于方案描述产生歧义或启动会培训不充分而引起的，应与教育培训委员会尽快组织研究者进行再次培训并做培训记录。

6）对于质控中发现的普遍问题、典型问题，应与教育培训委员会一起将这些问题列入教育培训计划，有侧重地安排后续院内培训、启动会培训中质量控制培训的内容。

7）针对前一阶段发现的普遍问题、典型问题和严重问题，制订下一年的培训计划,有侧重地调整下一年的质控重点、培训内容,以促进临床试验质量持续提升。

(6)资料归档。质控检查表在机构办公室存档。

(四)参考文献

无

(五)附件

(1)附件1:药物临床试验项目质控计划　编码:IN. AF/SOP-QA-001。

(2)附件2:临床试验在研项目检查内容　编码:IN. AF/SOP-QA-003

(3)附件3:临床试验在研项目质控检查记录(机构办)　编码:IN. AF/SOP-QA-004

(4)附件4:临床试验用药品管理质控要点　编码:IN. AF/SOP-QA-005

(5)附件5:药房质控记录(机构办)　编码:IN. AF/SOP-QA-007

药物临床试验项目质控计划

项目名称				随机号	—
承担科室		PI	CI	Tel	
监查员		Tel	质控员	计划制订 日期	
质控计划				落实情况	
时间节点	核查内容			日期、人员、病例号、 完成情况	
第1例 □入组 □完成 质控时间:	■核对本中心伦理批件中所有审批文件版本号与现使用文件是否一致 □ICF　□研究病历　□日记卡　□CRF □AE/SAE　□住院病历　□筛选/入选表 　□鉴认代码表 □专业内部质控表　□专业档案盒 □住院病历及医嘱 □药物接收记录　□药物分发、回收记录 □药物退回和销毁记录　□不合格试验用药品处置记录(如有) □试验用药品温湿度记录表 □科室二次发药管理记录　□科室试验用药品温湿度记录表				

（续表）

	□检验检查报告单 □热敏纸报告单复印件 □影像资料(□影像检查底片 □照片 □其他： ＿＿＿＿＿＿) □其他：＿＿＿＿＿＿	
第＿＿至＿＿例 □入组 □完成 预计质控时间：	■核对本中心伦理批件中所有审批文件版本号与 现使用文件是否一致 □ICF □研究病历 □日记卡 □CRF □AE/SAE □住院病历 □筛选/入选表 □鉴认代码表 □专业内部质控表 □专业档案盒 □住院病历及医嘱 □药物接收记录 □药物分发、回收记录 □药物退回和销毁记录 □不合格试验用药品处 置记录(如有) □试验用药品温湿度记录表 □科室二次发药管理记录 □科室试验用药品温 湿度记录表 □检验检查报告单 □热敏纸报告单复印件 □影像资料(□影像检查底片 □照片 □其他： ＿＿＿＿＿＿) □其他：＿＿＿＿＿＿	
第＿＿至＿＿例 □入组 □完成 预计质控时间：	■核对本中心伦理批件中所有审批文件版本号与 现使用文件是否一致 □ICF □研究病历 □日记卡 □CRF □AE/SAE □住院病历 □筛选/入选表 □鉴认代码表 □专业内部质控表 □专业档案盒 □住院病历及医嘱 □药物接收记录 □药物分发、回收记录 □药物退回和销毁记录 □不合格试验用药品处 置记录(如有) □试验用药品温湿度记录表 □科室二次发药管理记录 □科室试验用药品温 湿度记录表 □检验检查报告单 □热敏纸报告单复印件 □影像资料(□影像检查底片 □照片 □其他： ＿＿＿＿＿＿) □其他：＿＿＿＿＿＿	

（续表）

第___至___例 □入组 □完成 预计质控时间：	■核对本中心伦理批件中所有审批文件版本号与现使用文件是否一致 □ICF　□研究病历　□日记卡　□CRF □AE/SAE　□住院病历　□筛选/入选表 　　□鉴认代码表 □专业内部质控表　□专业档案盒 □住院病历及医嘱 □药物接收记录　□药物分发、回收记录 □药物退回和销毁记录　□不合格试验用药品处置记录（如有） □试验用药品温湿度记录表 □科室二次发药管理记录　□科室试验用药品温湿度记录表 □检验检查报告单　□热敏纸报告单复印件 □影像资料（□影像检查底片　□照片　□其他：_____） □其他：_____	
最后1例 □入组 □完成 质控时间：	■核对本中心伦理批件中所有审批文件版本号与现使用文件是否一致 □ICF　□研究病历　□日记卡　□CRF □AE/SAE　□住院病历　□筛选/入选表 　　□鉴认代码表 □专业内部质控表　□专业档案盒 □住院病历及医嘱 □药物接收记录　□药物分发、回收记录 □药物退回和销毁记录　□不合格试验用药品处置记录（如有） □试验用药品温湿度记录表 □科室二次发药管理记录　□科室试验用药品温湿度记录表 □检验检查报告单　□热敏纸报告单复印件 □影像资料（□影像检查底片　□照片　□其他：_____） □其他：_____	
随时	□SAE	
特殊情况	□检查　□稽查　□其他：_____	
备注：		

临床试验在研项目检查内容

类目	内容及要求	内容	要求
研究者资质		参与本项目的研究者是否均已取得 GCP 合格证书	审核研究者资质 (1)每个研究者均有近3年的 GCP 培训证书 (2)研究者授权分工表及签名样张中的研究者须在启动会研究者签名表中
		参与本项目的研究者是否已参加项目培训会并签署研究者授权分工表及签名样张	
		参与本项目的研究者是否均为本院医师	
项目过程质控	知情同意	是否签署知情同意书	(1)填写内容不可空项 (2)受试者与研究者签署时间须一致 (3)研究者留有有效联系电话(尽量留手机号码) (4)签署时间应在临床试验项目启动会日期之后,且在检验检查和用药日期之前 (5)先签署知情同意书,后在药物临床试验管理系统中添加受试者
		知情同意在时间、程序上是否规范	
		知情同意内容是否完整	
		知情同意是否已交受试者	
	方案执行	受试者入选是否均符合纳排标准	查看基线期受试者基本信息、症状评分、病史、检验检查及合并用药是否符合纳排标准
		受试者入选是否正确随机入组	发药表中的随机号、姓名拼音缩写、发药日期与研究病历、筛选/入选表、鉴认代码表一致
		受试者筛选与入选表或鉴认代码表是否准确及时记录并签字、保存	(1)研究病历数量(包括筛选失败病例及入选病历)是否与受试者筛选与入选表中的人数一致 (2)CRF 数量与受试者鉴认代码表中的人数一致 (3)受试者筛选与入选表中入组人数与受试者鉴认代码表中人数一致 (4)记录至最新入组时间,签字齐全 (5)受试者筛选与入选表中筛选失败病例、脱落病例信息维护及时、准确

（续表）

内容及要求 类目		内容	要求
项目过程质控	方案执行		（6）受试者筛选与入选表、受试者鉴认代码表中受试者姓名的拼音缩写与研究病历一致、拼写规范 （7）受试者筛选与入选表中的筛选时间、入组时间、筛选失败时间、脱落时间与研究病历一致
		研究者是否遵循时间窗完成受试者随访	（1）研究病历与受试者日志卡记录时间相对应 （2）在时间窗内访视 （3）超窗者有处理记录及说明
	检验检查	实验室检查报告单是否齐全并规范保存	（1）检验检查无漏项 （2）治疗前检查时间在签署知情同意之后、用药之前 （3）检验检查时间遵守时间窗
		实验室检测疗前正常疗后异常情况是否随访复查并附说明	（1）有临床意义判断 （2）有不良事件判断及记录 （3）随访至正常或疗前水平，特殊情况失访者附说明 （4）研究者在所有检验检查报告单上已签字、标注异常值 （5）热敏纸报告单已复印
	数据记录	研究者是否及时、准确、完整记录试验数据	（1）记录时间为随访当天 （2无空项
		研究者是否同步填写研究病历、CRF	记录时间一致
		试验数据记录是否与原始数据一致、可溯源	与原始病历、检验检查结果、受试者日志卡记录内容相对应
		在医院住院病历中是否有住院受试者参与该临床试验的记录	
		住院受试者在医院住院病历中是否有试验用药医嘱、不良事件、合并用药相关信息的记录	住院病历记录及时、完整、准确

（续表）

类目	内容及要求	内容	要求
项目过程质控	数据记录	在数据勘正处,研究者是否规范修正并签名	修改规范,符合研究病历填写修改要求
		研究者是否确认签名	签名无漏项
	不良事件	有无新发不良事件,是否及时将不良事件记录在案及妥善处理	(1)AE/SAE 记录时间为发生/发现时间 (2)检验检查异常导致的 AE/SAE 与检验检查报告单一致 (3)有处理记录 (4)有随访记录和相应复查结果 (5)SUSAR 有按要求报告的证明文件
	用药依从性	用药依从性符合实际情况,计算准确	(1)用药依从性的计算有统一计算标准 (2)剩余药物未交回要有说明 (3)服用药物是否与方案要求一致 (4)药物分发、使用、回收与原始记录是否一致 (5)药物分发、使用和回收的数量相吻合
	专业内部质控	专业质控员在项目进行早期、中期分别进行质控,抽查入组病例应不少于20%	(1)质控表记录时间为试验前期及中期,不可后补 (2)研究者已被告知并整改、签字 (3)PI 已了解情况并签字
专业二次发药		研究护士是否及时、准确、完整记录临床试验用药品分发和使用记录表、病房试验用药品温湿度记录表、病房试验用药品清查登记表	(1)病房试验用药品清查登记表:每天清查一次 (2)临床试验用药品分发和使用记录表:内容完整,发药时间具体至分钟 (3)剩余试验用药品处置登记表、不合格试验用药品处置登记表:记录完整 (4)病房试验用药品温湿度记录表:每天记录一次,温湿度符合方案要求,超湿有相应处理措施
		专业药品柜是否由专人管理并加锁,药品储存是否符合方案要求	(1)药品柜内无试验用药品及相关记录以外的其他物品 (2)有锁、钥匙、温湿度表

（续表）

类目 \ 内容及要求	内容	要求
试验用药品/试验器械管理	储存条件是否符合方案要求，是否及时、准确、完整记录	试验用药品管理参考临床试验用药品管理质控要点（试验器械管理参考药物管理 IN. AF/SOP-QA-005）
专业档案保存	专业档案是否规范	（1）设有专业临床试验档案柜并加锁，专人保管 （2）每个项目单设档案文件夹，注明项目简称和分期，按目录整理文件 （3）有人员资质、GCP培训证书、启动会记录等文件
其他说明		

临床试验在研项目质控检查记录（机构办）

质控年度		质控阶段	□第1例 □前期 □中期 □项目结束		
项目简称、分期		承担科室		PI	CI
合同例数		质控随机号			
研究进度	第1例入组日期为_____，目前筛选____例，入组____例，完成____例，脱落____例				

	质控员填写	研究者填写	质控员填写
抽查病例（随机编号/姓名/登记号）	发现的问题	采取的措施	整改情况
其他问题			

已告知研究者质控中发现的问题。　　　　质控员：　　　　日期：

以上问题已知晓，将于10个工作日内改进。　研究者：　　主要研究者：　　日期：

已审核改进情况。　　　　　　　　　　质控员：　　　日期：

临床试验用药品管理质控要点

1. 药检报告
- 各批次试验用药品都应有相应的检验报告。
- 内容包括:检品名称、规格、批号、数量、剂型、有效期、报告日期、检验依据、检验内容、结论、签名和盖章等。
- 药物检验报告中批号、有效期应与接收记录一致,检验报告结论为合格。

2. 药物运输条件
- 药物运输条件应与贮藏要求或运输注意事项一致,如需冷链运送的,运送条件(保温盒、干冰等)应符合方案要求并有温度记录。

3. 药物入库信息表
- 应填写完整、准确,信息与药物实物一致。
- 应有申办单位委托人和机构办公室签字。

4. 药物接收记录(如入库单、出库单、退药接收单)
- 项目信息、药物信息、数量、批号、有效期、贮藏要求、交接各方签字及日期等。
- 已使用药物回收记录应为药物最小单位,如粒。

5. 剩余药物处置
- 退回申办者的剩余试验用药品应留有交接记录。
- 记录内容应包括:项目信息、药物信息、数量、批号、交接各方签字及日期等。
- 退回数量应与接收数量及分发/回收数量对应。
- 交接各方签字及注明日期。

6. 药物分发、回收记录
- 内容应包括:项目名称、药物名称、药物规格、受试者编号、数量、分发/回收日期、药物包装编号、发药人/退药人签字、接收人签字等。

7. 药物存储
- 常温库、阴凉库、冷藏库温湿度记录完整,并符合药物储存要求。
- 清查登记完整,并按时进行清查。
- 临床试验用药品存放于专门区域。

附:温湿度要求

《中华人民共和国药典》规定:储存药品相对湿度为 35％～75％;遮光系指用不透光的容器包装;密闭系指将容器密闭,以防止尘土及异物进入;密封系指将容器密封,以防止风化、吸潮、挥发或异物进入;阴凉处系指不超过 20 ℃;凉暗处系指避光并不超过 20 ℃;冷处系指 2～10 ℃;常温系指 10～30 ℃;除另有规定外,贮藏项下未规定贮藏温度的一般系指常温。

　　8.档案管理

　　·专人、专柜保存档案,分类存放。

药房质控记录(机构办)

表1:

临床试验用药品管理总体情况(合格打"√";如存在问题,请在空格处详细记录)			
质控年度: 年度	质控季度:第 季度		
质控内容	质控问题(合格打"√";有问题,详细记录)		整改情况
试验用药品按照方案要求的储存要求存放			
各药物存储区域是否符合规定的要求	常温库		
	阴凉库		
	冷藏库		
温湿度记录完整,并符合药物储存要求			
清查登记完整,并按时进行			
未分发药物与回收药物应分区域存放			
档案专人、专柜保存,分类存放			
其他存在问题:			
已告知药物管理员质控中发现的问题。　质控员:　　日期: 以上问题已知晓,将于10个工作日内改进。药物管理员:　日期:			已审核改进情况 质控员:　日期:

药房质控检查记录(机构办)

表2:

项目质控(合格打"√";如存在问题,请在空格处详细记录)						
项目名称	药物分发、回收记录表				处方		整改情况
	填写/修改是否规范	药物分发是否按方案	药物回收是否规范	其他	处方内容是否完整	医生是否手写签名	

已告知药物管理员质控中发现的问题
以上问题已知晓,将于10个工作日内改进。

质控员:　　　　日期:
药物管理员:　　日期:

已审核改进情况
质控员:
日期:

附件一:缩略语

缩略语	英文	中文
CFDI	center for food and drug inspection of NMPA	国家药品监督管理局食品药品审核查验中心
Co-PI/Co-I/CI	co-principal investigator or co-investigator	合作研究者
CRA	clinical research associate	监查员
CRC	clinical research coordinator	临床研究协调员
CRO	contract research organization	合同研究组织
CTMS	clinical trial management system	临床试验信息化管理系统
FDA	food and drug administration	美国食品药品监督管理局
GCP	good clinical practice	药物临床试验质量管理规范
GSP	good supply practice	药品经营质量管理规范
HIS	hospital information system	医院信息系统
HRPP	human research protection program	人类研究保护体系
ICF	informed consent form	知情同意书

（续表）

缩略语	英文	中文
ICH	international council for harmonization	人用药品注册技术要求国际协调会议
IEC	independent ethics committee	独立伦理委员会
IRB	institutional review boards	机构审查委员会
LIS	laboratory information system	实验室（检验科）信息系统
PI	principal investigator	主要研究者
QA	quality assurance	质量保证
QC	quality control	质量控制
SMO	site management organization	临床机构管理组织
SOP	standard operating procedure	标准操作远程